NOUVEAUX
ÉLÉMENS
DE
LA SCIENCE DE L'HOMME.

NOUVEAUX
ÉLÉMENS
DE
LA SCIENCE DE L'HOMME,

PAR P. J. BARTHEZ,

Médecin de S. M. l'Empereur et Roi, et du Gouvernement ; ci-devant Chancelier de l'Université de Médecine de Montpellier ; Professeur Honoraire de l'École de Médecine de Montpellier ; ci-devant Membre de l'Académie Royale des Sciences de Paris, et de l'Académie Royale des Inscriptions et Belles-Lettres de Paris ; Membre des Académies des Sciences de Berlin, de Stockholm, de Gottingue, de Lausanne, etc. ; Correspondant de l'Institut National de France ; Associé des Académies et Sociétés de Médecine de Madrid, de Paris, de Montpellier, de Toulouse, de Bordeaux, etc.

SECONDE ÉDITION,
REVUE, ET CONSIDÉRABLEMENT AUGMENTÉE.

TOME PREMIER.

A PARIS,

Chez GOUJON, Libraire, rue du Bac, n° 34 ;
Et BRUNOT, Libraire, rue de Grenelle S. Honoré, n° 15.

M. DCCC. VI.

A

MONSIEUR CHAPTAL,

Membre et Trésorier du Sénat Conservateur, Grand Officier de la Légion d'Honneur, de l'Institut National de France, Professeur Honoraire de l'École de Médecine de Montpellier, etc. etc.

MONSIEUR,

Vous m'avez exhorté à donner une Seconde Édition de ces Nouveaux Élémens de la Science de l'Homme, avec les applications convenables ; et à tracer dans toute son étendue la ligne que j'avois marquée.

Cette invitation a été un ordre pour moi ; et depuis que je l'ai reçue, je me suis livré constamment au travail qu'ont exigé les Supplémens de la Première Édition de cet

Ouvrage, qui m'ont semblé pouvoir être les plus utiles.

Si ma santé et les circonstances me laissent assez de forces, je donnerai successivement d'autres Traités qui feront suite à celui-ci ; et dont j'ai publié une ébauche il y a trente ans (a). J'y exposerai en détail la Doctrine qui m'est propre, sur les Fonctions principales de la vie dans le Corps Humain, sur la Génération, sur les Sens, et sur l'Ame de l'Homme.

Je vous prie de recevoir l'hommage que je vous fais de ce Livre, comme un tribut de la reconnoissance que je vous dois.

La Révolution avoit détruit ma fortune, et anéanti la plupart des titres honorables que j'avois réunis pendant le cours d'une longue et pénible carrière. Vous seul avez voulu me dédommager d'une partie de mes pertes, par un bienfait que je n'avois pu prévoir, et que vous m'avez fait obtenir du plus grand des Hommes vivans.

La reconnoissance est un sentiment na-

(a) *Dans ma* Nova Doctrina de Functionibus Naturæ Humanæ. Monspelii, 1774.

turel et très-doux pour les hommes d'un caractère vraiment libre. Mais ce que ce sentiment a d'élevé, ne peut être connu de ceux dont l'Ame est faite pour l'esclavage ; et qui ne sauroient porter, sans se dégrader, la chaîne de leurs obligations. Il en est même qui pensent ne pouvoir s'en affranchir parfaitement, qu'en donnant des preuves de leur extrème ingratitude.

Des exemples de cette déraison volontaire et coupable étoient devenus fréquens dans les années désastreuses dont nous sommes sortis depuis peu ; dans cette lie des derniers temps, où nous aurions vu se perdre tous les sentimens humains et vertueux ; si le Génie Réparateur qui a plané sur ce Chaos, n'eût eu la puissance et la volonté de recommencer la création d'un nouveau Monde Politique et Moral.

Sans doute dans le renouvellement d'une Grande Nation, où les Ames étoient encore plus énervées que corrompues ; on verra se multiplier le nombre des hommes qui attachent leur bonheur à l'exercice des sentimens généreux, tel qu'est celui de la reconnoissance. Je crois pouvoir être compté dans ce nombre ; et je suis plus jaloux qu'on me rende cette justice , que je ne puis l'être d'attirer sur mon nom le bruit de la célébrité , qui me devient de jour en jour plus indifférent.

Dans le rang très - distingué que vous occupez parmi les Savans , votre suffrage a garanti que mes travaux pouvoient mériter la grace qui m'a été accordée. Mais l'estime dont vous m'honorez seroit trop imparfaite , si vous n'aviez une opinion également avantageuse des affections que mon cœur se plaît à cultiver. Croyez que mon Ame sensible et vraie , est remplie pour vous d'un attachement tendre et respectueux , que rien ne peut altérer , et qui me sera cher jusques au dernier de mes jours.

BARTHEZ.

DISCOURS

PRÉLIMINAIRE.

La Science de l'Homme est la première des sciences, et celle que les Sages de tous les temps ont le plus recommandée.

Ils ont eu sans doute principalement en vue la connoissance des facultés intellectuelles et des affections morales de l'homme. Mais cette connoissance ne peut être assez exacte et lumineuse, si l'on n'est très-éclairé sur le Physique de la Nature Humaine.

Indépendamment de son utilité dans la Métaphysique et la Morale, la Science de l'Homme physique présente à la curiosité un aussi grand attrait qu'aucune autre science, et elle acquiert le plus grand degré d'intérêt,

Tome I. A

lorsqu'on voit qu'elle fait la base des connoissances nécessaires à l'art de guérir.

Quelque importante que soit la Science de l'Homme, ceux qui l'ont cultivée profondément sont forcés de reconnoître qu'elle a fait peu de progrès jusqu'à présent, et même beaucoup moins à proportion que n'en ont fait d'autres sciences utiles.

La cause de cette différence me paroît être qu'on a négligé, dans l'étude de l'homme, les règles fondamentales de la vraie Méthode de Philosopher.

On ne peut attendre de grands progrès dans une science où la Méthode Philosophique a été négligée, que lorsqu'on y renouvelle le corps entier de la doctrine, conformément aux vrais principes de cette méthode.

C'est ainsi que le vice essentiel de la manière de philosopher, qui régnoit

au temps de Bacon, avoit rendu nécessaire une semblable réforme dans
les sciences, et faisoit dire, avec juste
raison, à ce philosophe : « C'est en
» vain qu'on espère de grands accrois-
» semens dans les sciences, lorsqu'on
» se borne à y sur-ajouter ou à enter
» les connoissances nouvelles sur les
» anciennes : mais il faut en recons-
» truire le système entier, depuis leurs
» premiers principes, si l'on ne veut
» y être toujours borné à un mouve-
» ment comme circulaire, qui ne per-
» met que des progrès presque insen-
» sibles (a) ».

Je me propose de donner dans cet

(a) *Frustra magnum expectatur augmentum
in scientiis ex superinductione et insitione no-
vorum super vetera : sed instauratio facienda
est ab imis fundamentis, nisi libeat perpetuo
circumvolvi in orbem cum exili et quasi con-
temnendo progressu.* Bacon, Nov. Org. Aphor.
XXXI.

Ouvrage, un essai de la forme nouvelle
que doit prendre la Physiologie, ou la
Science de la Nature Humaine.

L'objet de ce Discours Préliminaire
est de rendre plus sensible la nécessité
de cette réforme, et d'annoncer la manière dont je me propose de la com-
mencer.

Je partagerai ce Discours en trois
Sections.

Dans la Première, j'exposerai ce que
je pense sur les principes fondamentaux de la Méthode de Philosopher
dans les Sciences Naturelles.

Dans la Seconde, j'indiquerai combien s'éloignent de ces principes, les
sectes les plus célèbres dans la Science
de l'Homme.

Dans la Troisième, je marquerai
comment la doctrine de cet Ouvrage
sera conforme à ces vrais principes de
la Méthode Philosophique.

PREMIÈRE SECTION.

Des Principes fondamentaux de la Méthode de Philosôpher dans les Sciences Naturelles.

La Philosophie Naturelle a pour objet la recherche des causes des phénomènes de la Nature; mais seulement en tant qu'elles peuvent être connues d'après l'expérience.

L'expérience ne peut nous faire connoître en quoi consiste essentiellement l'action d'une de ces causes quelconque (comme, par exemple, celle du mouvement des corps qui est produit par l'impulsion) : et elle ne peut manifester que l'ordre et la règle que suivent, dans leur succession, les phénomènes qui indiquent cette cause.

On entend par cause ce qui fait que tel phénomène vient toujours à la suite

A 3

de tel autre ; ou ce dont l'action rend nécessaire cette succession qui est d'ailleurs supposée constante.

Lorsque l'homme voit qu'un tel phénomène succède constamment à tel autre, il est généralement porté à croire que le phénomène qui précède a une force productrice du second ; quoiqu'il ne puisse comprendre la nécessité d'action qu'il attribue à cette force productrice.

L'idée de la force nécessaire qu'un phénomène a pour en produire un autre, qu'on voit lui succéder constamment, n'est point sans doute une idée innée : mais elle est une notion que l'homme est porté à se former spontanément, à l'occasion des idées qui nous viennent par les sens.

Les phénomènes de la Nature ne peuvent nous faire connoître la *causalité* (1) ou l'action nécessaire des causes dont ils sont les effets ; mais seulement nous manifester l'ordre dans lequel ils se succèdent ; nous dire quelles sont les règles que suit la production de ces effets, et non ce qui constitue la nécessité de cette production.

De-là il suit que dans la Philosophie Naturelle, on ne peut connoître les causes générales que par les lois que l'expérience réduite en calcul a découvertes dans la succession des phénomènes. On peut donner à ces causes générales, que j'appelle expérimentales, ou qui ne sont connues que par leurs lois que donne l'expérience ; les noms synonymes, et pareillement indéterminés, de principe, de puissance, de force, de faculté, etc.

Toute explication des phénomènes naturels ne peut en indiquer que la cause expérimentale. Expliquer un phénomène, se réduit toujours à faire voir que les faits qu'il présente se suivent dans un ordre analogue à l'ordre de succession d'autres faits qui sont plus familiers, et qui dès-lors semblent être plus connus.

C'est ainsi qu'après avoir trouvé que la pesanteur et la force centripète de la Lune suivent une même loi dans leurs effets ; Newton a dit que leur cause commune est la gravitation.

Les progrès de l'Astronomie ont ramené à un petit nombre de causes expérimentales l'immense variété des effets observés dans la Physique Céleste : et la simplicité de ces ressorts nous présente maintenant dans tout son jour la beauté du plus grand spectacle de la Nature.

Dans les premiers pas de toute science naturelle, les causes expérimentales que font connoître les lois observées dans la succession des phénomènes ne peuvent être qu'en grand nombre. Les grands progrès de cette science dimi-

nuent le nombre de ces causes expérimentales, en liant deux de ces causes
par une troisième, qui est aussi expérimentale : ce qui découvre une loi plus
générale de succession entre des phénomènes analogues.

Ainsi les Physiciens sont fondés à
regarder le Magnétisme et l'Électricité
comme deux causes distinctes. Cependant tout semble annoncer que le progrès des expériences du même genre
que celles qu'ont faites Æpinus et mon
célèbre ami M. Coulomb, réunira dans
la suite ces deux causes en une troisième, qui produit tous leurs effets par
des modifications différentes.

L'état présent de chaque science naturelle doit y faire reconnoître un certain nombre de causes expérimentales
des phénomènes qui s'y rapportent. Il
est également nuisible à la marche de
cette science, d'y trop étendre le nombre de ces causes, ou de le trop resserrer.

Les Anciens ont eu trop de facilité à multiplier, dans l'étude de la Nature, le nombre des causes expérimentales. Ils ont introduit souvent une cause ou faculté nouvelle, pour rendre raison des phénomènes qu'ils auroient pu expliquer, par leur analogie avec d'autres phénomènes dépendans des facultés qu'ils avoient déjà admises.

Ils ont aggravé encore cette multiplication vicieuse des causes données par l'expérience; lorsqu'au lieu d'énoncer simplement une de ces causes, ils l'ont définie par une affection morale, ou autre qu'ils ont supposée arbitrairement dans un principe inconnu. C'est ainsi qu'ils ont donné pour cause de l'ascension de l'eau dans les pompes, l'horreur du vuide, qu'ils attribuoient à la Nature ou au Principe universel.

Les Modernes ont porté trop loin leurs préjugés sur l'imperfection de la

Philosophie ancienne. Elle n'est pas répréhensible pour avoir établi des causes ou des facultés occultes ; mais elle l'est pour n'avoir pas limité le nombre de ces facultés d'après l'état présent des connoissances positives sur les résultats des faits.

La plupart des Modernes sont tombés dans un défaut opposé, en diminuant dans les sciences naturelles le nombre des causes expérimentales, fort au-dessous de celui qu'indique l'observation. Quelques-uns d'entre eux ont voulu rapporter toutes les forces motrices des corps à la seule force de communication du mouvement par l'impulsion ; et ils ont ainsi voulu réduire à une seule force les facultés occultes des Anciens, qu'ils croyoient d'ailleurs pouvoir détruire entièrement.

Mais ce n'est qu'en multipliant de vaines hypothèses qu'on peut diminuer à ce point le nombre des causes expérimentales.

C'est pourquoi il est, par exemple, infiniment mieux d'admettre comme autant de causes, les affinités particulières qu'indiquent les phénomènes de la Chimie, jusqu'à ce qu'on ait découvert successivement des principes généraux de ces affinités. C'est inutilement qu'on voudroit expliquer ces phénomènes par des applications arbitraires des lois du seul principe de l'attraction, lorsqu'elle a lieu entre les particules des corps (ainsi que Freind l'a tenté vainement pour expliquer les opérations de la Chimie).

Dans toute science naturelle, les hypothèses qui ne sont point déduites des faits propres à cette science, et qui ne sont que des conjectures sur des affections possibles d'une cause occulte, doivent être regardées comme contraires à la bonne Méthode de Philosopher. Leur introduction ne peut devenir utile que par un hazard heureux, dont les chances sont trop rares.

De ce genre fut le hazard qui conduisit Kepler à découvrir la loi qui est fondamentale en Astronomie : que les quarrés des temps périodiques des révolutions des Planètes sont comme les cubes de leurs distances moyennes au Soleil.

Il pressentoit qu'il devoit exister une relation constante entre ces distances, et les temps de ces mouvemens. Il la chercha d'abord par plusieurs essais arbitraires, en appliquant aux nombres qui expriment ces mouvemens et ces distances, des rapports tels que ceux des dimensions des *cinq solides géométriques* qui sont terminés par des polygones réguliers; et ensuite des rapports tels que ceux qui ont lieu entre des corps *harmoniques* sonores.

Après avoir reconnu, d'après les

observations astronomiques, l'inutilité de ces applications de la Musique et de la Géométrie à la Physique Céleste, Kepler poursuivit la même recherche, en comparant des rapports des *puissances*, ou semblables ou diverses, des *nombres* qui expriment les temps des mouvemens des Planètes, et leurs distances moyennes au Soleil. Ce fut ainsi que, par des tâtonnemens toujours incertains, il réussit enfin à fixer la loi des révolutions de ces Astres, qui depuis a été expliquée par Newton.

Dans chaque science naturelle, on ne doit point se proposer de deviner la Nature par des hypothèses, où l'on emploie des principes étrangers aux faits qui sont l'objet de cette science ; d'autant qu'on néglige, ou qu'on altère trop souvent ces faits, selon qu'ils se refusent, ou qu'ils peuvent être pliés à ces hypothèses.

C'est en combinant et en calculant

les faits bien observés , qui se rapportent à chaque cause générale ou faculté expérimentale une fois établie; qu'on parvient à la découverte des lois secondaires de cette cause.

Dans la recherche de ces lois secondaires d'une cause ou faculté expérimentale, il est utile d'employer le nom de cette faculté, comme si cet élément étoit connu : par exemple , le nom de la faculté *plastique* dans les théories des phénomènes de la génération.

Une semblable expression indéterminée (2) abrège le calcul analytique des phénomènes; dans lequel on ne peut lui substituer aucune explication ou paraphrase qui ne soit hypothétique, et qui ne rende les propositions où on la fait entrer , embarrassées et incertaines.

C'est en formant , par des *inductions* (3) entre les faits qui se rapportent à chaque cause expérimentale ,

des analogies, qui sont d'abord très-
limitées, et qu'on généralise successivement de plus en plus; qu'on réussit
à découvrir les lois secondaires de
cette cause : et chacune de ces lois
devient ensuite la clé d'un nouvel
ordre de faits, qui dépendent de cette
loi, et qu'on n'y avoit point rappelés.

Dans cette manière de procéder, pour
faire des progrès solides dans la Philosophie Naturelle, il faut donc employer
successivement une Méthode Analytique et une Méthode Synthétique.

Cotes et d'Alembert ont bien vu que,
suivant Newton (d'après ce qu'il a dit
dans la Préface de ses *Principes*), la
Méthode *Analytique* consiste à procéder des expériences et des observations sur les phénomènes du mouvement, aux forces qu'emploie la Nature pour les produire, et aux lois les
plus simples de ces mêmes forces; et
qu'ensuite, par la Méthode *Synthétique*,

que, on explique l'ordre et la disposition d'autres phénomènes qui dépendent immédiatement des premières lois de ces forces, qu'on prend comme déjà connues et constatées (4).

Le développement successif qu'on peut donner aux phénomènes, en les rapportant à des lois qui sont propres à une cause ou faculté expérimentale ; peut seul manifester des liaisons nouvelles entre cette cause et les autres causes ou facultés qui sont données semblablement par l'observation ; préparer la diminution du nombre de ces causes occultes ; et donner à la science entière une face nouvelle et plus lumineuse.

SECONDE SECTION.

Des obstacles que les Sectes les plus célèbres dans la Science de l'Homme mettent aux progrès de cette science, en s'éloignant des principes de la bonne Méthode de Philosopher.

LE plus grand nombre des Physiologistes du dernier siècle a cru pouvoir expliquer tous les phénomènes de la Physique des animaux, par des principes de Mécanique ou de Physique générale. Ils ont tâché d'étendre suffisamment par des hypothèses, les suites manifestes d'effets mécaniques que présentent les phénomènes des fonctions de l'économie animale ; et ils n'ont pas voulu reconnoître que les communications des forces vivantes qui produisent ces effets, ne peuvent être rapportées aux lois de l'impulsion.

Cette secte des Mécaniciens a été très-bien réfutée par Stahl et les autres Animistes, dont les opinions sont aussi fort répandues. Ces derniers ont prouvé que les principaux phénomènes de la santé et des maladies ne peuvent être expliqués avec vraisemblance par des mouvemens mécaniques. Pour rendre raison de ces phénomènes, ils ont cru qu'il suffisoit de recourir à l'influence de l'Ame pensante, qui étoit la seule cause d'action spontanée dans toutes les parties du corps.

Mais les faits ne démontrent d'aucune manière, que tous les mouvemens qui s'exécutent dans le corps vivant (sans être sensiblement dépendans de la volonté), soient causés par le même Être pensant dont l'influence détermine les mouvemens volontaires.

Cela est même d'autant moins probable , que la nature et les facultés essentielles de cet Être n'ont été jusqu'ici définies que par des notions purement métaphysiques ou théologiques.

Dans l'état actuel de nos connoissances sur l'Homme, on doit rapporter les divers mouvemens qui s'opèrent dans le corps humain vivant , à deux Principes différens , dont l'action n'est point mécanique , et dont la nature est occulte. L'un est l'Ame pensante , et l'autre est le Principe de la Vie.

La bonne Méthode de Philosopher dans la Science de l'Homme , exige qu'on rapporte à un seul Principe de la Vie dans le corps humain, les forces vivantes qui résident dans chaque organe, et qui en produisent les fonctions, tant générales, de sensibilité, de nutrition, etc. que particulières, de digestion, de menstruation, etc.

Van-Helmont prétendoit que chaque

organe du corps humain , comme la matrice , la rate , etc. a une vie qui lui est propre et innée depuis le commencement du fœtus ; et que la vie commune de tout le corps doit être considérée comme distincte, et comme existant séparément de ces vies particulières (5).

Mais rien ne prouve que les causes des fonctions de ces organes ne puissent être rapportées aux facultés d'un seul Principe Vital , modifié et déterminé dans ses opérations par l'organisation propre à chacun d'eux ; et que ces causes particulières doivent exister hors de ce Principe. La supposition de ces êtres fictices ne peut que multiplier vainement le nombre des causes occultes , et le porter au-delà de ce qui peut être utile aux vrais progrès de la Science de l'Homme (6).

Le siècle dernier a produit une secte nouvelle de Médecins , qu'on a désignés communément par le nom de Solidistes, qui rejettent la doctrine des Animistes et celle des Mécaniciens. Cette secte s'est fort étendue, et a eu parmi ses partisans des hommes célèbres.

Les divers Auteurs Solidistes s'accordent à faire dépendre les principaux phénomènes du corps vivant, de la sensibilité, de l'irritabilité, ou bien d'une force innée de ressort des fibres (a).

Ils admettent dans ces causes productives des mouvemens des solides vivans, une énergie extrêmement supérieure à l'intensité des impressions que ces solides reçoivent, et qui leur sont extérieures.

(a) On peut voir ce qu'a dit, sur cette force de ressort innée, Baglivi, dans le Premier Livre de son *Specimen de Fibrâ Motrice*, sur-tout aux Chap. V, VI, VII et VIII.

D'ailleurs , après avoir exposé des considérations vagues sur les causes ; lorsqu'ils viennent à rendre raison de chaque fonction ou affection du corps vivant , ils ont perpétuellement recours à des hypothèses de tels ou tels ensembles de mouvemens qu'ils conçoivent comme étant simplement mécaniques.

Ainsi , ils expliquent les fonctions du corps vivant , par des mouvemens de traction ou de ressort que divers organes voisins exercent les uns sur les autres ; par des courans ou suites d'oscillation qui se succèdent dans le tissu cellulaire , et dans les membranes qui lient diverses parties , etc.

La plupart des Solidistes ont pensé que les oscillations des fibres dont ils dérivoient les principaux phénomènes du corps vivant , se propageoient , en partant de certains centres d'efforts qu'ils ont supposés , ou dans la dure-mère avec Baglivi (7), ou dans les viscères de la région épigastrique avec La Case.

Ces opinions singulières ont semblé être appuyées sur des faits qui sont faciles à observer, ou même qui peuvent être sentis par tout le monde. Mais on a donné à l'interprétation de ces faits, qui sont en petit nombre, une extension immodérée : et faute de connoissances assez vastes, on a voulu plier tous les phénomènes de la Nature vivante de l'homme, à des formes qui sont infiniment trop étroites.

La doctrine de ces Solidistes est radicalement affectée d'un vice semblable à celui des théories des Médecins Mécaniciens, tels que Bellini et Boerhaave.

En effet, cette doctrine considère principalement dans les phénomènes de la santé, des *antagonismes* ou des actions et réactions mécaniques que les divers organes exercent entre eux.

Elle rapporte à de semblables efforts réciproques des organes, un très-grand nombre de symptomes des maladies, qui se marquent par des sensations intérieures, qu'il est sans doute important d'observer, mais qui doivent presque toujours être conçues d'une manière entièrement différente.

Dans les cas où il faut reconnoître de véritables antagonismes, ou des résistances mécaniques que s'opposent dans leur jeu les organes du corps vivant ; la considération doit toujours en être extrêmement subordonnée à l'étude des déterminations essentielles du Principe de la Vie ; que la seule expérience nous fait connoître, et dont les lois sont d'un ordre transcendant par rapport aux lois de la Physique ou de la Mécanique.

Dans le cours de cet Ouvrage, je ne

m'arrêterai presque jamais à combattre les opinions que je crois erronées, des Auteurs de différentes sectes. Si ma doctrine est fondée, elle suffira pour les réfuter ; car sur les points les plus importans de la Physiologie, elle est très-souvent diamétralement opposée aux dogmes qui sont propres aux Mécaniciens, à Van-Helmont, à Stahl, à La Case ; et elle est toujours essentiellement différente de toutes les doctrines connues jusqu'à ce jour ; avec lesquelles on ne pourra la confondre, après qu'on m'aura lu avec l'attention nécessaire (8).

TROISIÈME SECTION.

De la conformité de ma Doctrine dans la Science de l'Homme, avec les vrais principes de la Méthode de Philosopher.

Le premier objet de nos recherches dans la Science de l'Homme, doit être la connoissance des lois du Principe de Vie dont il est animé.

Je prouverai qu'on doit se réduire à un Scepticisme invincible sur la nature du Principe de la Vie dans l'homme. L'utilité des conceptions abstraites sur cette Nature inconnue est de nous garantir des vues trop limitées qu'ont eu tous les sectaires, et des erreurs où ils sont tombés en voulant définir ce Principe de Vie par des notions plus déterminées.

Pour approcher plus qu'on n'a fait

jusqu'à présent de la connoissance des lois générales que suivent les forces du Principe de Vie dans l'homme, les facultés de ce Principe qui servent à chaque fonction, et les modifications de ces facultés; je tâcherai de n'employer que des analogies simples et étendues que donne le rapprochement convenable des faits bien observés dans l'homme sain et malade.

L'Histoire des divers genres de Maladies et des effets qu'y produisent les différentes Méthodes de leur traitement, renferme un très-grand nombre de faits, qui sont de la plus haute importance pour former de justes idées sur l'économie de la santé. Hippocrate a vu avec génie, que la Nature Humaine ne peut se manifester pleinement par aucune de ses faces, qu'à celui qui possède le système entier des connoissances de l'Art de guérir (a).

______

(a) *Censeo verò, quod de Naturâ (Hominis)*

Dans les masses de faits qui doivent être employés pour former un corps de doctrine nouvelle et sûre dans une science de faits, il faut considérer comme particulièrement utiles ceux qui sont rares et singuliers, pourvu que leur crédibilité soit suffisamment appuyée.

Cette crédibilité est sans doute proportionnée aux lumières et à la véracité des observateurs qui attestent chaque fait. Mais elle est plus particulièrement motivée ; lorsque ce fait étant bien développé, présente un rapport intime avec un très-grand nombre d'autres faits déjà connus, mais imparfaitement observés ; et lorsqu'il se rattache à des

---

manifestum quidpiam cognoscere non aliundè possibile fuit, quam ex Arte medicâ : quod quidem facile erit penitùs nosse, si quis ipsam artem medicam universam probè complexus fuerit.

Hippocrates, *Libro de Priscâ Medicinâ.*

chefs d'*analogies essentielles* , avec d'autres faits pareillement nombreux, qui ne sont pas contestés par les hommes instruits.

C'est lorsqu'on n'estime point d'après ces principes , la crédibilité des faits sur lesquels se fonde la Science de l'Homme sain et malade, que se vérifie la maxime : *Periculosum est credere et non credere* (a).

Mais lorsqu'on sait fixer, par le calcul que j'indique, la probabilité suffisante des faits relatifs à cette science; on peut en faire des combinaisons exactes, dont on applique les résultats à d'autres faits, qui n'avoient pas été vus comme analogues aux premiers , auxquels on démontre qu'ils se rapportent.

C'est ainsi qu'un homme doué de la

______

(a) Phèdre, *Fabul. L. III. Fab. 10, v. 1.*

force de jugement et de la sagacité nécessaires, peut contribuer beaucoup plus aux progrès réels d'une Science de faits; que celui qui est principalement occupé à ajouter à cette Science, par des tentatives expérimentales. Car il est d'observation que les savans qui se bornent presque uniquement à multiplier les expériences, ne peuvent ajouter que peu à la masse totale des faits importans déjà connus dans une Science, et ne peuvent la renouveler jusques dans ses fondemens.

Si l'on réussit à rassembler, avec sagacité et avec méthode, un très-grand nombre de faits, qui doivent servir à l'une des bases d'une Science naturelle; on voit arriver ce qu'a dit M. de Fontenelle (a), « que des vérités de fait qui » existoient séparées, offrent si vive-

____

(a) Préface de l'Histoire de l'Acad. des Sciences, année 1699.

» ment à l'esprit leurs rapports et leur
» mutuelle dépendance ; qu'il semble
» qu'après avoir été détachées par une
» espèce de violence les unes d'avec
» les autres, elles cherchent naturelle-
» ment à se réunir en un corps, dont
» elles étoient les membres épars ».

Je ne chercherai point à épuiser tous
les faits qui sont relatifs à mes assertions. Je me proposerai plutôt d'imiter la manière d'Hippocrate que Valle-
sius a très-bien saisie. Elle consiste à
n'omettre aucune des parties utiles de
son sujet, mais à ne point suivre chaque
partie jusqu'aux moindres détails, à
exposer seulement les choses les plus
intéressantes qu'on peut offrir à considérer dans chaque objet, et à en
laisser suppléer beaucoup d'autres analogues, qui sont d'une moindre importance.

Dans les parties essentielles qui sont
les élémens de la Science de l'Homme,

le

le corps de la doctrine doit se former
uniquement en liant les faits *propres*
à cette Science par des combinaisons
simples et étendues, et en excluant
les applications qu'on voudroit y faire
des Sciences Mécaniques et Physiques.

Ainsi, l'on ne peut faire d'application utile de ces Sciences aux principaux objets dont je traite dans ce
Livre.

Ces objets sont les forces du Principe
Vital de l'homme, leurs communications ou sympathies, leur réunion en
système, leurs modifications distinc-
tives dans les tempéramens et les âges,
et leur extinction à la mort.

Dans les autres parties de la Science de
l'Homme, dont je pourrai traiter dans
la suite ; je rapporterai les applications
fondées qu'on a faites à cette Science
des connoissances Métaphysiques, Physiques et Mécaniques ; et je donne-

Tome I.   C

rai un très-grand nombre de semblables applications que j'ai faites le premier.

J'y ferai voir comment la Métaphysique de l'Ame Humaine doit être éclairée par l'exposition des fonctions des organes des sens, et par des considérations sur les rapports qu'ont entre elles les affections de l'Être pensant et celles du Principe de la Vie.

J'y confirmerai, par de nouveaux exemples, ceux que l'on connoît déjà, sur l'utilité qu'ont les applications de la Physique et de la Mécanique, non pour donner la raison suffisante des lois primitives des fonctions du corps humain vivant, mais pour déterminer la perfection des instrumens par lesquels chacune de ces fonctions s'exécute.

On doit cependant remarquer à cette occasion, qu'en général on ne sait point comment les affections essentielles du Principe Vital sont liées intimement avec tels mouvemens des fluides qui ne paroissent pas s'y rapporter , et avec telles perfections des organes dont l'effet semble étranger à ces affections.

On ignore , par exemple , comment la circulation du sang sert à entretenir la vie des humeurs ; comment la netteté de l'image peinte sur la rétine est nécessaire à la vue ; etc.

Entre les Sciences Physiques on regarde aujourd'hui la Chimie comme pouvant être appliquée très-utilement à la Science de l'Homme. Mais quelque estimable que soit la Science de la Chimie , il paroît que jusqu'ici elle ne peut occuper une place dans l'ensemble des connoissances Physiologiques , que par les analyses qu'elle donne des humeurs et des substances animales , lorsqu'elles ne sont plus vivantes ; tandis que la Science de l'Homme est essentiellement la connoissance des lois que suit le Principe de la Vie dans le corps humain.

Les affections du Principe Vital qui produisent et renouvellent, dans un ordre constant, les fonctions nécessaires à la vie, sont absolument différentes des causes productives des mouvemens qui ont lieu dans la Nature morte, comme sont ceux que déterminent les opérations de la Chimie.

La Mécanique n'est point une science seulement accessoire à la Science de l'Homme, mais elle en est une branche fort importante. Elle y doit être employée assidûment pour déterminer, autant qu'il est possible, en quoi consistent les avantages des organes du corps vivant, dans le mécanisme des fonctions auxquelles il est destiné.

C'est en vain qu'on a cru pouvoir assigner des causes qui déterminent la respiration d'abord après la naissance, et qui la continuent ensuite dans un certain rythme, etc. Mais c'est tou-

jours par les Principes de la Mécanique
qu'il faut expliquer les avantages de la
structure des côtes, et de leurs appen-
dices cartilagineuses pour augmenter
la grandeur des inspirations, etc.

Plusieurs des avantages Mécaniques
de la structure des organes du corps
humain ont été négligés ou mal vus
jusqu'à présent. Je crois avoir démontré un grand nombre de ces usages des
parties, qui n'ont point été indiqués
avant moi; et j'espère que ces découvertes frayeront la route à beaucoup
d'autres du même genre.

L'Anatomie des animaux ou l'Anatomie comparée est très-importante
pour appuyer les observations déjà
faites sur les usages des organes du
corps humain, et pour en faire naître
de nouvelles.

Telle partie dont l'utilité nous
échappe dans le corps humain, parce
qu'elle y est foiblement dessinée et

produite comme par hazard , se montre dans les animaux avec des variétés
de forme et de grandeur , qui sont manifestement relatives aux variétés des
besoins et des mouvemens de chaque
animal : et le dessein fondamental se
découvre par cette diversité d'exécution.

Pour mieux juger les effets de la Nature , il faut la voir en grand le plus
qu'il nous est possible. Il faut tâcher
de nous placer à ce point de vue, d'où
nous pouvons saisir le mieux , l'ensemble des objets que présente ce grand
tableau. Si nous nous rapprochons
d'une partie de ce tableau, de manière
à perdre l'effet de l'ensemble, nous ne
découvrons plus le dessein de l'Auteur ;
nous n'apercevons que des traits gros-
siers , et qui ont souvent l'apparence
de la confusion et du hazard.

Baglivi a très-bien dit (a) , que pour

____

(a) *Praxeos Medicæ , Lib. I, Cap. VI.*

assurer plus de commodité au jeu des organes du corps humain ; le Créateur semble avoir seulement ébauché par des coups de pinceau , les suites des mouvemens qui s'y exécutent. En effet dans la Mécanique du corps humain, les précisions sont négligées; parce que les organes sont destinés à être mûs par un agent beaucoup plus libre ou plus variable que les agens physiques connus, et parce qu'ils ont été formés par un Artiste sûr du succès et fécond en ressources.

Mais si l'on considère dans diverses espèces d'animaux la structure des organes semblables , leur Mécanique manifeste une extrème *simplicité* de fins , et une immense *variété* de moyens. On reconnoît dans cette Mécanique des beautés sensibles , et infiniment supérieures aux perfections imaginaires qu'y ont voulu montrer Galien et beaucoup d'autres ; lorsqu'ils ont cherché à

C 4

prouver que la forme de chaque organe du corps humain est la plus parfaite de toutes celles que cet organe a pu avoir.

Je termine ici ce que j'avois à dire sur les principes que j'ai suivis dans la composition de cet Ouvrage, où je me propose de donner une *Nouvelle Science de l'Homme*. Si ce plan est adopté, je ne doute point que dans la suite on ne le remplisse mieux que je n'ai pu faire ; mais j'aurai l'avantage d'avoir indiqué le *vrai genre* dans lequel on doit travailler sur cette Science, et d'avoir donné dans ce genre plusieurs essais nouveaux et utiles.

Je ferai voir par divers exemples, qu'on peut classer des faits relatifs à la Science de l'Homme, qui sont restés comme isolés, ou qui n'ont pas été mis à leurs places ; de manière à en faire sortir des faits généraux, ou des résultats d'expérience, dont on a ignoré jusqu'à présent la formation et les applications naturelles.

C'est ainsi que je donne dans ce Traité la vraie théorie, ou l'exposition la plus simple et la plus exacte des faits connus sur les forces musculaires : et cette version littérale des faits me découvre l'existence d'une force musculaire, qui étoit inconnue avant moi, et qui n'a point d'analogue dans les forces mécaniques.

Ce dernier résultat donne ensuite les vraies idées qu'on doit se former de la rupture du tendon d'Achille par des causes légères, de la maladie qui fait qu'on ne peut parler ou marcher qu'avec précipitation, etc.

De semblables résultats qui n'ajoutent rien aux faits, et qui en sont déduits le plus simplement possible, ne sauroient être confondus avec des hypothèses. Il faudroit manquer d'intelligence pour ne pas voir qu'ils ne sont

que des énoncés des faits rapprochés,
et qu'ils excluent nécessairement toute
hypothèse.

Lors même que les résultats que je
donnerai dans cet Ouvrage seroient imparfaits, ils seront utiles dans la suite
pour en former de plus généraux : car
tout résultat de faits qui est exact, est
encore un fait ; et comme dit M. l'Abbé
de Condillac, chaque fait étant toujours certain, ne peut cesser d'être
principe des phénomènes dont une fois
il a rendu raison.

Le renouvellement qui est nécessaire dans la Physiologie, doit avoir
de grandes influences sur le perfec-
tionnement de la Médecine-Pratique.

C'est ainsi que la doctrine qui m'est
propre, et que j'ai exposée dans cet
Ouvrage, m'a servi à éclairer, à coor-
donner, et même à rectifier les règles
qu'on trouve éparses chez les Médecins Anciens et Modernes, sur le trai-

tement des Fluxions; qu'elle m'a paru devoir diriger le traitement de la Paralysie rebelle qui succède à la Colique du Poitou; etc.

Ma Théorie étant déduite le plus simplement et le plus rigoureusement qu'il est possible, des faits qui appartiennent à la Science de l'Homme; a une utilité qui s'étend sur toute la Science de la Médecine-Pratique.

D'après cette Théorie, les Maladies sont essentiellement des suites d'affections du Principe de la Vie dans l'homme; qui ne sont, que par des accidens rares, corrélatives aux volontés de l'Ame pensante : ou bien elles sont des suites nécessaires de lésions physiques primitives dans l'organisation des parties du corps. Mais d'après la même Théorie, les Maladies sont en général déterminées automatiquement par l'action de causes morbifiques, soit externes, soit internes; conformément à des Lois qui sont établies pour le Principe Vital, et qui ne sont ni mécaniques ni arbitraires.

D'ailleurs, un art merveilleux, ordonné par l'Être suprème, fait que dans les diverses Maladies qui affligent le Genre Humain ; il en est plusieurs, sur-tout de celles qui sont simples et ne sont pas très-graves ; où les affections même qui constituent la Maladie, peuvent produire des effets, qui en changeant la manière d'être du Principe Vital, introduisent d'autres affections qui le ramènent à l'état de santé.

En suivant cette doctrine, on n'est point borné pour la cure des divers genres de Maladies, aux Méthodes de traitement trop vagues, et trop uniformes, qu'y ont prescrites les Médecins Animistes ; et les Médecins Mécaniciens, ou Solidistes, ou autres. Ces Méthodes n'étant formées que d'après des vues extrêmement limitées, sont généralement imparfaites , et très - souvent pernicieuses dans leurs applications.

Mais ma doctrine nouvelle sur les facultés et les fonctions du Principe Vital de l'Homme , étant sévèrement déduite des faits , et indépendante de tous les systèmes des différentes sectes dans la Science de l'Homme; elle n'exclut aucune des vues qui sont essentielles pour reconnoître, perfectionner, et multiplier utilement toutes les Méthodes (Naturelles , Analytiques , et Empiriques), que l'Art de guérir peut embrasser dans le traitement des divers genres de Maladies (9).

Il est un grand nombre d'hommes bornés, ou jaloux, qui refusent de reconnoître la liaison intime qu'ont dans leurs progrès la Science de l'Homme, et celle de la Médecine-Pratique. Mais de même qu'il suffit de marcher pour répondre aux Sophistes qui combattent l'existence du mouvement; on ne doit opposer à ceux qui nient le rapport nécessaire et réciproque, que ces deux Sciences ont entr'elles, que des nouveaux pas qui le démontrent.

NOUVEAUX ÉLÉMENS
DE LA SCIENCE
DE L'HOMME.

CHAPITRE PREMIER.

Vue générale des Principes de Mouvement et de Vie qui animent la Nature.

I.

Je donne le nom de Principes aux causes générales des phénomènes du mouvement et de la vie, qui ne sont connues que par leurs lois que manifeste l'observation.

Ainsi j'appelle Principe Vital de l'Homme, la cause qui produit tous les phénomènes de la vie dans le corps humain. Le nom de cette cause est assez indifférent, et peut être pris à volonté. Si je préfère celui de Principe Vital (1), c'est qu'il présente une idée moins limitée que le nom d'*im-*

petum faciens (το ενορμουν) que lui donnoit Hippocrate, ou autres noms par lesquels on a désigné la cause des fonctions de la vie.

Il paroît que les Principes de vie ne diffèrent des Principes de mouvement, qu'en ce que les premiers déterminent et modifient, par des lois beaucoup plus compliquées, l'action des parties de la matière. On peut observer une échelle de gradations assez marquées depuis les Principes de mouvement les plus simples, jusqu'aux Principes de vie qui engendrent et conservent les corps organisés des végétaux et des animaux.

I I.

Le premier coup-d'œil que les hommes jettent sur l'Univers, leur présente une étendue immense et fixe sur laquelle ils rapportent tous les mouvemens des animaux, des élémens, et des corps célestes. Ils ne reconnoissent de l'activité que dans ces êtres mobiles, et tout le reste de la Nature leur paroît brute et inanimé.

Mais à mesure que l'intelligence s'élève, elle découvre que toutes les parties de la

matière

matière ont une activité qui leur est propre, et qu'y manifestent les divers Principes de mouvement qui les animent (2).

Cette activité qui réside essentiellement dans la Matière, n'est pas seulement indiquée par les divers Principes de mouvement qu'on observe dans les différens corps. Elle peut l'être encore par la Nature propre de cette substance; où, suivant un grand nombre de Philosophes Anciens et Modernes, il faut reconnoître que toutes les parties ont une faculté vitale et même une sorte de perception; si l'on veut trouver une raison générale et suffisante des phénomènes de l'Univers.

III.

Le Principe de mouvement dont les lois sont les plus simples, est la force d'impulsion. L'action de cette force semble être facile à concevoir, parce que l'imagination voit le mouvement comme un être qui peut se partager aux corps unis par le choc, quoiqu'il ne puisse franchir un espace intermédiaire.

Cependant, dès qu'on écarte cette fausse

Tome I.   D

image du mouvement, la force d'impulsion, quelque simple qu'elle soit, reste incompréhensible, aussi bien que les forces de la Nature qui suivent les lois les plus compliquées (3).

La force d'attraction, dont la manière d'agir est pareillement inintelligible, paroît cependant être moins simple que celle d'impulsion. On croit aujourd'hui communément qu'elle perpétue le système du Monde par la gravitation des Astres, une fois projettés dans l'espace immense des Cieux (4).

Mais cet effet de l'attraction n'est pas produit nécessairement, et il est toujours difficile à concevoir, soit que l'on suppose l'Espace vuide ou plein. Sans doute, c'est le sentiment intime de semblables difficultés qui a persuadé si généralement aux Anciens, que dans les Astres étoient des ames qui continuoient et régissoient tous leurs mouvemens.

Les forces d'attraction opèrent peut-être, en agissant sur des fluides différens, tous les phénomènes du Magnétisme et de l'Électricité. Mais telle est la profonde obscurité de la manière d'agir de ces forces que ces phénomènes semblent manifester ; que dès la naissance de la Philosophie, Thalès donnoit une ame à l'aimant et au succin.

IV.

Un genre de forces plus composées que celles de l'impulsion et de l'attraction , est celui des forces d'affinités qui lient entre elles , les parties intégrantes des corps élémentaires et des corps mixtes. On reconnoît que les lois de ces forces sont entièrement différentes de celles de l'attraction des Corps Célestes.

Ces forces d'affinités , en formant plusieurs espèces diverses de corps solides, impriment aux parties qu'elles unissent pour les former , des directions spéciales , qui produisent des assemblages d'une figure constante et propre à chacune de ces espèces.

M. Haüy, qui a fait des découvertes très-curieuses sur la formation des cristaux primitifs et secondaires dans diverses espèces de sels ; reconnoît qu'il ne nous a point été donné jusqu'ici de dévoiler les lois auxquelles sont soumises les forces qui produisent les diverses formes de ces cristaux , suivant différentes circonstances de la cristallisation. Mais il faut ajouter qu'on ignore, de même que par rapport à la formation des cristaux primitifs ou secondaires ; comment opèrent les forces d'attraction entre des molécules , soit similaires , soit de nature dissemblable ; lorsque ces forces produisent et unissent les molécules propres à chaque sel avant qu'il ne se cristallise (5).

V.

On peut regarder comme la plus simple des cristallisations, celle qui forme les étoiles de la neige ; et qui dépend manifestement de ce que les particules de l'eau qui se gèle, affectent un mouvement qui les incline l'une à l'autre sous un angle de soixante degrés. Cette tendance angulaire des particules de la glace a été bien prouvée par l'illustre M. de Mairan. Il a pensé qu'il faut reconnoître qu'elles sont déterminées à cet arrangement, par une cause active , par un mécanisme caché, et par une espèce d'organisation (a).

____

(a) Dissertation sur la Glace , p. 169.

C'est d'après une idée semblable que Bourguet (*a*) a demandé si l'on s'éloigneroit beaucoup de la vérité, en disant que les molécules, qui sont de figure cubique dans le sel marin, pyramidale dans l'alun, etc.; sont des corps organisés de diverses classes, qui varient entre elles autant que celles des plantes et des animaux ; et que leur organisation est infiniment simple, quoiqu'elle soit accompagnée d'un principe de force.

Mais cette idée d'une organisation quelconque, qui ait lieu dans les cristaux de sels et autres, est une fiction qu'aucun fait ne rend vraisemblable. Ce n'est point par le moyen d'aucun organe ou instrument, mais directement et en obéissant à des lois primordiales des forces qui les meuvent, que les parties des corps qui se cristallisent, se situent les unes par rapport aux autres, de manière à donner à leurs masses telle ou telle forme régulière.

C'est par l'habitude de voir dans tous les corps vivans, des organes intérieurs, dont

-----

(*a*) Dans ses Lettres sur la formation des sels et des cristaux, pages 70 , 71.

les fonctions font varier l'état extérieur de ces corps, et les opérations qui leur sont propres ; qu'on a été conduit à supposer dans ces corps, des organes dont rien n'indique l'existence, la structure, ni la manière d'agir.

VI.

LES rapports fixes de situation nouvelle que des forces productrices donnent aux parties composantes des cristaux de sels, sont analogues à ceux que des forces semblables donnent aux parties de plusieurs métaux natifs, sur-tout de l'argent, qui affectent ordinairement des formes régulières en filamens simples ou ramifiés, et en végétations de différentes figures (*a*). C'est ce qui a fait dire à Guillaume Granger (*b*), que les métaux végètent et sont vivans à leur manière.

Il est évident que toutes ces forces génératrices des cristaux de sels, et des masses

---

(*a*) Voyez la Minéralogie de Wallerius.

(*b*) Dans son paradoxe, au second volume de la Métallurgie d'Alonzo Barba, traduit de l'Espagnol.

de métaux natifs, agissent sans aucun organisme ; qu'elles sont toujours comme superficielles , par rapport à ces cristaux et à ces métaux, et comme ne procédant point de leur nature intime ; qu'elles sont des forces attractives simples ou composées, des forces expansives , et même des forces végétatives , dont elles sont le premier degré.

VII.

DES Principes de mouvement d'un ordre supérieur, sont les forces vitales des végétaux et des animaux : forces dont les fonctions ne peuvent s'expliquer par des lois de Statique, d'Hydraulique ou de Chimie.

En suivant les plans que l'Auteur de la Nature a tracés pour chaque espèce, ces Principes produisent et conservent dans les divers individus, une extrême variété de formes superficielles et d'organisation intérieure.

Les Principes de Vie dans le Règne Végétal, sont analogues à ceux du Règne Animal, et semblent ne leur être inférieurs que par des degrés de moindre complica

tion de leurs lois, et des organes sur lesquels ils agissent.

Entre les anciens Philosophes (*a*), quelques-uns ont admis dans les Plantes un Principe de Vie qu'on a pu appeler Ame ; et
d'autres leur ont même attribué, sans aucune vraisemblance, une Ame semblable
à celle de l'Homme.

De nos jours, M. Bonnet a reconnu qu'il
existe dans les Végétaux une Puissance
Vitale, qui imprime le mouvement aux
solides et aux fluides ; et il s'est borné à
dire que nous sommes fort peu éclairés sur
ce qui la constitue (*b*).

J'ajoute que cette Puissance Vitale est
douée de Forces motrices, et de Forces sensitives. Il me paroît essentiel de distinguer
ces deux sortes de Forces dans la Science de
l'Économie des Plantes, ainsi que dans

––––––––––––––––

(*a*) Dont les opinions ont été recueillies par
Gassendi, dans le Livre de sa Physique, où il
traite des Plantes.

(*b*) Contemplation de la Nature, Tome 1,
pag. 302-3.

celle de l'Économie des Animaux, où j'établirai cette distinction des Forces Vitales :

De considérer séparément les opérations des Forces motrices, et suivant qu'elles sont déterminées directement par des lois primordiales du Principe de la Vie, et suivant qu'elles sont excitées par l'influence des Forces sensitives (6) :

De reconnoître que c'est par le concours de ces différentes Forces toujours agissantes suivant les lois qui leur sont propres, que s'opèrent les fonctions de la Vie dans les Végétaux, leur génération, leur nutrition, les mouvemens de leur sève, les sécrétions de leurs diverses humeurs.

VIII.

L'ESPRIT humain est porté généralement à voir, comme ayant hors de lui une existence réelle, les résultats des notions abstraites qu'il produit. Cette disposition générale a fait qu'on a presque toujours voulu séparer, par des limites précises, les deux classes des Animaux et des Végétaux ; mais la Nature se joue de ces vaines distributions créées par l'Art des Hommes (7).

On peut sans doute , avec assez de vrai-semblance , réunir les Êtres de ces deux Classes , en les disposant sur une échelle commune des Êtres vivans. Sulzer, Bonnet, et d'autres ont admis cette échelle , qu'ils ont cru pouvoir s'étendre depuis l'Homme jusqu'à la Trémelle et à la Mousse (8).

Dans une semblable échelle , il faut , comme l'a dit Linnæus (*a*), comparer et lier les Végétaux les plus imparfaits avec les Animaux qui sont aussi les plus imparfaits. Mais c'est dans les êtres parfaits de ces deux classes , que sont bien marquées les grandes différences des facultés de la Nature Animale , et de la Nature Végétale.

Ces deux Natures existent dans les Zoo-phytes (Animaux-Plantes) , où elles sont unies par un lien qu'il me semble qu'on n'a pas bien conçu et exposé jusqu'ici (9).

IX.

JE crois qu'on s'est fait communément une fausse idée des Zoophytes, en disant

---

(*a*) *Philos. Botan.*

qu'ils sont animés par un Principe de Vie, dont la nature est comme moyenne ou mixte, par rapport au Principe de Vie de l'Animal et à celui du Végétal.

Il me semble résulter des observations (ce que j'ignore qu'on ait remarqué jusqu'à présent), que le Zoophyte est composé de deux parties distinctes, l'Animale et la Végétale, qui ne se confondent point, mais qui sont unies par un rapport intime : et que ce rapport n'est point établi par leur seule contiguïté, mais qu'il est lié avec une correspondance harmonique dans les développemens, et les changemens simultanés de l'organisation de l'une et de l'autre. C'est ainsi que ces Parties animées par des forces vitales d'une nature si diverse, sont unies par un nœud qui fait qu'elles ne forment qu'un seul Tout.

Au-dessus des forces génératrices et vitales des animaux, nous ne voyons que les forces de la Nature Universelle. C'est ce qui a fait dire à des Sages de l'antiquité, que les animaux sont des miroirs où se peint l'image de la Nature (10).

X.

L'homme s'élève au-dessus de tous les animaux par la perfection de ses organes, et la perfectibilité de son intelligence.

Sans doute, le Principe Vital de l'Homme est uni étroitement aux organes ; et ses fonctions ont des rapports intimes avec celles de l'Ame.

Mais pour mieux connoître les forces de ce Principe , il faut les considérer séparément des affections de l'Ame pensante, et de celles du Corps simplement organisé. Car dans l'étude des sujets fort compliqués, la foiblesse de l'esprit humain lui rend de semblables abstractions absolument nécessaires.

La doctrine des forces du Principe Vital de l'homme , doit naturellement être précédée de l'histoire des opinions qu'on a eues , et qu'on peut avoir sur la nature de ce Principe. Quoique la discussion de ces opinions ne doive mener qu'à des doutes et à des vraisemblances, elle sera utile pour empêcher qu'on ne se fasse de ce Principe des

idées fausses , et nuisibles aux progrès de
la Science.

XI.

C'est pourquoi je consacrerai à cette recherche le Second et le Troisième Chapitres
de cet Ouvrage.

Dans le Second , je ferai voir que les
différentes sectes de Philosophes et de Médecins ont toujours été partagées sur cette
question fondamentale, concernant la nature du Principe Vital de l'homme ; savoir,
s'il est, ou non, un Être distinct du Corps
et de l'Ame.

Dans le Troisième Chapitre, je prouverai
que le Principe Vital doit être conçu par
des idées distinctes de celles qu'on a du
Corps et de l'Ame ; et que nous ignorons
même si ce Principe est une substance, ou
seulement un mode du corps humain vivant.

CHAPITRE II.

Exposition des diverses opinions des Philosophes et des Médecins, relatives à cette question : Si le Principe de la Vie dans l'Homme y a son existence propre, distincte de celle du Corps organisé qu'il vivifie, et de celle de l'Ame pensante.

XII.

JE partagerai ce Chapitre en deux Sections. Dans la première, j'exposerai les opinions qu'ont eues, par rapport à la question présente, les Philosophes et les Médecins, qui ont cru que le Principe de la Vie dans l'Homme n'est point un Être distinct du Corps et de l'Ame : dans la seconde Section, j'indiquerai les opinions relatives qu'ont eues les Philosophes et les Médecins qui ont été d'un sentiment contraire.

PREMIÈRE SECTION.

XIII.

Dans le premier âge de la Philosophie , on n'a point cherché à connoître si le Principe Vital de l'homme avoit une existence distincte de celle du corps , puisqu'on ignoroit qu'il pût exister des êtres immatériels.

Ce n'est que par des gradations lentes et fort remarquables, que l'esprit humain est parvenu à se faire des idées de la Nature immatérielle, qu'il a attribuée aux principes du mouvement et de la vie.

L'homme n'a connu d'abord d'autres êtres que les corps visibles et palpables. Il a observé ensuite l'inertie des corps durs et des grandes masses, et la mobilité qui est propre aux corps subtils et fluides.

Les mouvemens sensibles de l'air qui est invisible, ont fait imaginer que l'être caché qui donnoit le mouvement et la vie à chaque animal, et qui s'évanouit à sa mort, étoit une substance aërienne. On sait que l'esprit (même celui de Dieu) a le nom de *souffle*, dans la langue hébraïque et dans beaucoup d'autres (1).

Par une semblable association d'idées, d'autres hommes ayant remarqué les effets puissans que produit l'élément de la chaleur, qui ne frappe point la vue, ont cru que l'Ame de tout corps vivant étoit de la nature du feu élémentaire.

Ainsi Hippocrate a pensé que l'Ame de l'homme est une *chaleur innée*, qui est continuellement tempérée par la respiration (*a*). Il a été jusqu'à attribuer à l'élément même de la chaleur, l'immortalité divine, et la science universelle.

Héraclite a combiné cette opinion avec la précédente, lorsqu'il a dit que l'air qui forme la substance spirituelle est une vapeur de l'élément du feu. Cet éther igné, qu'Héraclite croyoit incorporel ; qu'il disoit être l'ame universelle, dont celle de l'homme faisoit une partie, ne pouvoit être conçu

____

(*a*) Voyez sur cette opinion, que Galien a développée, l'*Hippocrate de Foësius*, Tom. II, page 1167.

que

que par abstraction des qualités sensibles
de l'air et du feu , dont il réunissoit les natures élémentaires.

XIV.

Ces abstractions qu'on a faites successivement des différentes qualités sensibles
des corps , ont pu faire présumer enfin
que l'étendue même pouvoit n'être qu'une
qualité accidentelle à la matière.

On eût pu aussi être conduit à cette opinion par la considération de la lumière ,
qu'on a toujours regardée comme matérielle. Car il ne paroît pas possible d'expliquer comment la lumière, si elle est essentiellement étendue et impénétrable , peut
dans chaque point de l'espace éclairé ,
transmettre les images qui y parviennent
dans tous les sens possibles et même contraires (2).

C'est par quelque chaîne semblable d'idées
métaphysiques qu'on a pu parvenir à supposer une abstraction générale de tous les
attributs sensibles de la matière ; et enfin
à former le concept d'une substance immatérielle.

Tome I.   E

XV.

Depuis que cette notion des substances immatérielles a été généralement établie, elle a été encore rejettée par un grand nombre de Philosophes, auxquels on a donné le nom de Matérialistes.

On peut regarder comme leurs chefs, Démocrite et Épicure. Ces auteurs du Système des atomes ont distingué dans l'Ame humaine deux parties ; l'une raisonnable, placée dans la poitrine ; et l'autre irrationnelle répandue dans toute la machine (a) : mais ils ont cru que ces deux parties n'en faisoient qu'une (b).

Dicæarque a pensé qu'il n'existe point dans l'homme ni dans les animaux d'Ame séparée du corps vivant ; mais que les formes et la combinaison des parties y produisent la sensibilité et la vie (3).

(a) Plutarque, *de Plac. Philosoph.*, *L. IV, C. IV.*

(b) Diogène Laërce, Vie de Démocrite. — Lucrèce, L. III.

XVI.

Entre les Philosophes qui ont reconnu l'existence des substances immatérielles, il n'y a que deux Sectes qui n'ayent point distingué dans l'homme d'être différent de l'Ame et du corps. Ainsi, l'on peut assurer que l'opinion qui fait du Principe Vital de l'homme une troisième partie de la Nature humaine, a été admise par le plus grand nombre des Sectes de Philosophes et de Médecins : quoique le défaut d'érudition, qui est si général dans ce siècle, fasse croire communément que cette opinion a été introduite par Van-Helmont.

Les deux Sectes qui n'ont distingué dans l'homme que l'Ame et le Corps, sont l'Aristotélisme et le Cartésianisme. Il suffit d'indiquer la doctrine Cartésienne sur ce point. Mais je m'arrêterai à expliquer les dogmes d'Aristote, sur l'Ame et sur l'homme vivant, qui ne me paroissent point avoir été bien éclaircis par aucun de ses Interprètes et de ses Commentateurs.

XVII.

ARISTOTE a dit de l'Ame en général :
« qu'elle est la première entéléchie du corps
» naturel et organisé, qui a la vie en puis-
» sance ». La principale obscurité de cette
définition vient de ce qu'on ignore le sens
qu'Aristote a attaché au mot *Entéléchie*,
auquel on a donné beaucoup de significa-
tions différentes, et qui me semblent toutes
être mal fondeés.

Pour découvrir quel est le vrai sens de
ce mot fameux, je crois qu'il suffit de lire
avec attention le premier chapitre du second
Livre d'Aristote, *De Animâ*, où il a donné
la définition que je viens de rapporter. On
y voit qu'Aristote, en disant que l'Ame est
une entéléchie, a entendu qu'elle est dans
le corps actuellement vivant, par rapport
au corps naturel organisé, qui a la vie (ou
l'animation) en puissance, ce que la forme
est dans un corps quelconque, par rapport
à la matière première dont ce corps est
formé (4).

La fiction de cette entéléchie est un exemple remarquable du vice radical qui règne

dans la métaphysique d'Aristote. Je crois pouvoir caractériser ce vice avec précision ; en disant qu'Aristote avoit une grande force de tête, mais que cette puissante intelligence l'a induit souvent en erreur, par rapport aux résultats qu'il devoit se former sur les causes des faits qu'il avoit d'ailleurs observés avec beaucoup de sagacité.

Ainsi, au lieu de se borner aux analogies vraies et circonscrites, qu'il devoit fonder sur les observations, il croyoit pouvoir en généraliser les résultats d'une manière solide et la plus étendue possible ; en les rapportant à des notions d'une Métaphysique aussi vague que subtile ; pour lesquelles il créoit des termes qu'il plioit aux formes de la Logique, et auxquelles il supposoit qu'on dût attribuer une existence nécessaire et réelle hors de l'entendement.

Dans cette entéléchie qui ne fait point un être séparé du corps vivant de l'homme, Aristote réunit plusieurs facultés : la sensitive, la nutritive, la génératrice, et l'intelligence passive : facultés qu'il croit ne pouvoir exister sans le corps auquel leurs actions se rapportent. Il attribue les mêmes facultés à tous les animaux vivans, comme coexistantes dans l'entéléchie qui constitue la vie animale. Il accorde même aux animaux les plus imparfaits (qui n'ont d'autre sens que celui du tact), les sensations, l'imagination, les appétits ; et leur refuse seulement la faculté délibérative (*a*).

XVIII.

Aristote enseigne qu'au corps vivant de l'homme, doué de toutes ces facultés animales, advient l'intelligence active, qu'il reçoit d'une source commune des intelligences humaines ; et qui seule peut être séparée du corps vivant et périssable auquel elle est étrangère (*b*). Il croit que, lorsque l'homme est parvenu à un certain âge, son entéléchie se combine avec cette intelligence, et que cette réunion peut seule rendre l'homme susceptible de raisonnement et de passions.

Ce n'est point, dit-il, l'Ame (ici l'Ame si-

(*a*) *De Animâ, L. III, C. II.*
(*b*) *De Animâ, L. II, C. II.*

gnifie l'intelligence active) qui raisonne, etc.; mais c'est l'homme qui remplit ces fonctions par le moyen de cette Ame, et en tant qu'il la possède. Cette Ame est une substance incorruptible, qui n'est point empêchée de voir dans la vieillesse, parce que cet âge l'affoiblit ; mais parce qu'il affoiblit l'organe de la vue, de même que font l'ivresse et la maladie. La force même de contemplation ne languit alors, que par une corruption des organes internes auxquels l'Ame est jointe. Lorsque cette union est altérée ou détruite, la mémoire et les passions le sont en même temps., mais l'intelligence est quelque chose de divin et d'impassible (a).

D'après cette exposition des dogmes d'Aristote sur l'Ame et sur le corps vivant de l'homme, on a lieu de conjecturer quel a pu être le motif de cette obscurité dont il paroît s'être enveloppé dans ses livres sur l'Ame, plus que dans aucun autre de ses écrits. Il a pu craindre d'expliquer trop nettement son système sur l'Ame, qui ne

---

(a) *De Animâ*, *L. 1*, *C. v.*

Tome 1.   * E 4

pouvoit s'accorder avec les opinions religieuses sur la vie future.

XIX.

Descartes n'ayant distingué dans la Nature que deux sortes d'êtres, les esprits et la matière, doit être mis à la tête des Philosophes et des Médecins modernes, qui n'ont distingué que l'Ame et le Corps dans l'homme vivant.

Les Médecins qui ont suivi cette opinion de Descartes, se sont partagés en deux sectes : celle des Mécaniciens, et celle des Animistes.

Les premiers, dont les chefs ont été Bellini et Boerhaave, ont cru que toutes les fonctions du corps humain vivant, hors celles que produit manifestement la volonté, s'exécutent par des mouvemens nécessaires, qui se succèdent dans les organes depuis que la vie a commencé.

Il est remarquable que les premiers des Médecins Animistes, ou qui ont attribué à l'Ame seule toutes les fonctions du corps humain, ont été des Aristotéliciens, tels que Télésius, Jules-César Scaliger, Sennert et autres (5).

Ceux-ci ont pensé qu'il faut rapporter à une seule Ame toutes les actions et les facultés de l'homme vivant ; sans quoi on ne reconnoîtroit plus dans l'homme d'unité de forme, ce qui seroit monstrueux.

X X.

Entre les Médecins Animistes qui, n'admettant dans la Nature que des esprits et des corps, ont rapporté toutes les fonctions de la vie aux opérations de l'Ame ; un des premiers a été le fameux Perrault, qui a cru que l'Ame est agissante dans toutes les parties du corps.

Stahl qui est venu ensuite, a travaillé à fonder sur un très-grand nombre de preuves l'opinion qui attribue à l'Ame pensante tous les mouvemens du corps vivant ; et il a donné son nom à la secte des Animistes.

Cette secte s'est fort répandue dans ces derniers temps. Les Stahliens rigides ont soutenu que l'Ame a toujours une fin utile dans la production des mouvemens des organes, quoique dans la poursuite de cette fin, elle soit très-sujette à des erreurs ; et que l'Ame est toujours libre de résister aux irritations du corps.

D'autres Médecins, semi-Stahliens, du nombre desquels ont été Porterfield, Mead, et Whytt, ont prétendu que les irritations violentes du corps ôtent à l'Ame sa liberté, et la contraignent à produire des mouvemens involontaires des organes.

Mais la liberté est un attribut essentiel de l'Ame pensante, à moins qu'on ne change les définitions reçues ; et quand même on les changeroit, comment les semi-Stahliens pourroient-ils démontrer l'identité qu'ils admettent entre le Principe pensant, et le Principe de la Vie dans l'homme ?

SECONDE SECTION.

XXI.

PYTHAGORE est le premier des Philosophes connus, qui ait admis plus d'une Ame dans l'homme. Il a dit, en général, que l'Ame humaine est l'harmonie du corps vivant ; qu'elle est nourrie par le sang, et fixée par les veines, les artères, et les nerfs, comme par autant de liens. Cependant il a distingué dans l'homme une Ame mortelle qui a des parties, et l'Ame raisonnable ou immortelle, qui est émanée de Dieu, ou de l'Ame du monde (qu'il a dit être l'Harmonie de l'Univers), et qui s'y rejoint après avoir été purifiée dans diverses transmigrations, etc.

La Philosophie de Pythagore, beaucoup plus subtile que celle des Sages qui l'avoient précédé, refusoit à tous les corps, même aux plus déliés et aux plus fluides, la mobilité spontanée; et n'admettoit pour principes de mouvement des corps, que des harmonies, des nombres, ou des êtres purement intelligibles (6).

Platon a distingué dans l'Ame de l'homme l'intelligence ou la partie raisonnable qui est immortelle, d'avec la partie irrationnelle qui en diffère essentiellement par sa nature. Il a pensé que l'Ame immortelle qui se meut, et qui produit par elle-même le mouvement et la vie, est émanée du Dieu suprême. Quant à l'Ame mortelle, il me paroît qu'il a voulu qu'elle fût une émanation d'une Ame ou d'un Principe de mouvement qui avoit toujours existé dans la matière, et même avant la formation du Monde (7).

Les Stoïciens ont distingué dans l'homme, l'Ame raisonnable d'avec les parties d'Ame qui sont transmises par la semence, et qui forment l'Ame irrationnelle, ou le principe sensitif (a).

L'empereur Marc-Aurèle, qui est un Auteur principal de cette secte, a distingué de la manière la plus précise, le Corps, l'Ame, et l'Esprit de l'homme (8).

XXII.

On peut mettre Bacon à la tête des Philosophes modernes, qui ont distingué dans l'homme le Principe Vital et l'Ame pensante, comme deux êtres séparés.

Bacon dit que l'homme a deux Ames; l'une raisonnable et qui lui vient du souffle de

_____

(a) Ainsi Sénèque a dit (*Epist. 71*) : *Memini ex duabus partibus illum esse compositum. Altera est irrationalis : hæc mordetur, uritur, dolet. Altera rationalis : hæc inconcussas opiniones habet, intrepida et indomita.*

Dieu ; l'autre irrationnelle, qui a été produite des matrices des élémens , et qui lui
est commune avec les Brutes. Il pense que
cette dernière Ame est une substance corporelle , atténuée et rendue invisible par
la chaleur ; qui tient de la nature de
l'air, dont elle a la mollesse pour recevoir
des impressions ; et de la nature du feu,
dont elle a la force , pour propager au loin
son action ; qui, dans les animaux parfaits,
a son siège principal dans la tête, parcourt
les nerfs, et s'entretient par le sang spiri-
tueux des artères , etc.

XXIII.

PLUSIEURS Philosophes ont singulièrement multiplié dans l'homme les Principes
de vie distincts de l'Ame pensante ; et ils diffèrent seulement entre eux , en ce que les uns
accordent, et que les autres refusent à ces
Principes la faculté de perception.

Léibnitz a été conduit , par des idées de
Jordanus Brunus et de Gassendi, à admettre
pour les Principes créés de toutes choses,
des monades ou des substances simples ,
douées de perfections moins distinctes que

celles de l'Ame, et non suivies de mémoire, etc.

Cudworth a admis dans l'homme, ainsi que dans les animaux et les plantes, des natures plastiques et vitales ; qui sont devenues célèbres par la dispute dont elles ont été le sujet entre Bayle et Le Clerc. Il a supposé que chacune de ces natures plastiques est un instrument actif, qui, sans aucune intelligence, produit et conserve l'homme ou le corps vivant, dans un ordre qui est réglé, et avec un pouvoir qui lui est donné par l'Être suprême.

XXIV.

Van-Helmont est de tous les Modernes celui qui a le plus indiqué de phénomènes, qui annoncent dans l'homme un Principe de vie distinct du Corps et de l'Ame pensante, et néanmoins doué de sentiment et de perception.

Mais ce grand Chimiste, quoiqu'il ait vu avec sagacité qu'il faut distinguer dans l'homme le Principe Vital et sensitif, n'a pu donner à la Science de l'Homme des fondemens solides ; parce qu'il a encore trop peu connu de faits relatifs aux fonctions et aux lois de ce Principe ; et sur-tout parce qu'il s'est livré à beaucoup de rêveries sur sa nature et ses opérations.

Il avoue que dans ses recherches, qui lui sembloient les plus heureuses, il avoit été entraîné par des méditations approchantes du délire (*a*). Aussi a-t-il eu sur les affections du Principe de Vie qu'il a nommé Archée, un très-grand nombre d'idées vaines ; auxquelles son imagination ardente et déréglée a imprimé une force de persuasion qui leur assure encore beaucoup de sectateurs.

L'Archée de Van-Helmont a été reproduit sous divers noms, par divers auteurs ; comme par Rivinus, et par Wepfer qui l'appelle *Præses systematis nervosi* (*b*).

____

(*a*) *Fateor me plus profecisse per imagines, figuras, et visiones phantasiæ somniales, quam per rationis discursus. Helmont. Cap. de Venatione Scientiarum.* Voyez sur la doctrine de l'Archée, *Archæus Faber.*

(*b*) Voyez ce qu'il dit (*Cicut. Aquat.*, p. 136-7) sur les efforts de cet Archée, et sur les moyens de calmer la violence de ses irritations.

Boerhaave a fait un bon usage de plusieurs dogmes analogues à ceux de Van-Helmont ; mais rectifiés, dans ses Leçons sur les maladies des nerfs : et ces Leçons me paroissent avoir de l'avantage sur ses autres livres de Médecine-Pratique, où il a suivi la secte des Médecins Mécaniciens.

XXV.

FRANÇOIS Hoffmann et d'autres Auteurs célèbres ont dit, que le Principe de Vie qui anime l'homme est d'une nature moyenne entre l'Ame et le Corps. Mais cet Être moyen est un Être de raison ; car on ne peut passer par gradations du Corps à l'Ame immatérielle : et la nature essentielle de ces deux substances fait qu'elles s'excluent nécessairement.

Entre les Médecins de l'Ecole de Boerhaave, il en est plusieurs, comme Kaau Boerhaave, Gorter, Gaubius, et autres, qui ont rapporté le Principe Vital au corps ; mais qui ont enseigné qu'il diffère de toute autre force motrice, et qu'il suit ses lois propres, que l'observation seule doit faire découvrir.

J'ai

J'ai publié au commencement de 1773, un Discours *de Principio Vitali Hominis :* dans lequel j'ai donné une ébauche de ma Doctrine sur les forces du Principe Vital, en établissant que ce Principe existe indépendamment de la mécanique du corps humain et des affections de l'Ame pensante.

———

Tome I.   F

CHAPITRE III.

Considérations sceptiques sur la nature du Principe Vital de l'Homme.

XXVI.

On ne peut donner que des assertions néga-tives, des doutes, et des conjectures sur la na-ture du Principe Vital de l'Homme. Il est utile de développer le scepticisme de ses consi-dérations, pour diriger plus sûrement l'étude des forces et des affections de ce Principe.

En effet (*a*), lorsqu'aucune opinion pré-jugée n'entrave la recherche des causes pro-chaines et immédiates des faits, l'on arrive d'une manière sans comparaison plus facile et plus directe, à des formules ou expres-sions générales des analogies de ces faits; et ces analogies sont toujours vastes et fé-condes, si elles ont été conçues avec une grande intelligence, et examinées avec une logique sévère.

***

(*a*) Comme je l'ai dit ailleurs, Discours Prélimi-naire de ma Nouvelle Mécanique des Mouvemens de l'Homme et des Animaux, pag. 11.

XXVII.

Je partagerai ce Chapitre en deux Sections.

Je montrerai dans la Première, que le Principe de Vie dont les fonctions s'exercent dans le corps humain, doit être conçu par des idées entièrement distinctes de celles qu'on peut avoir, soit de ce corps organisé, soit de l'Ame pensante.

C'est ce dont je donnerai des preuves, en observant que les idées qu'on se forme sur le Corps et sur l'Ame, doivent se rapporter à leurs attributs qu'on croit être essentiels, qui sont le Mécanisme du Corps, et la Liberté de l'Ame; d'autant qu'on ne peut se faire aucunes idées *à priori* sur la nature essentielle de la *Matière, et des Esprits.*

Dans la Seconde Section de ce Chapitre, je ferai voir qu'il n'est pas même possible de décider cette question, sur laquelle on n'a que des probabilités; si le Principe Vital de l'homme existe par lui-même, ou s'il n'est qu'un mode du corps humain vivant.

Je terminerai ce Chapitre en observant que pour les progrès de la Science de l'Homme, qui se borne à des combinaisons de faits bien vus, il suffit de concevoir d'une manière abstraite et sceptique, cet Être d'une nature inconnue qui est le Principe de la Vie dans l'Homme.

PREMIÈRE SECTION.

Le Principe Vital de l'Homme doit être conçu par des idées distinctes de celles qu'on a généralement, soit du corps organisé de l'Homme, soit de son Ame pensante.

XXVIII.

LE Principe du mouvement et du sentiment dans l'homme vivant, ne peut être conçu comme un résultat mécanique de l'organisation du corps ; à moins qu'on ne rejette les opinions communément reçues.

Suivant ces opinions, des qualités *essentielles* à la Matière sont l'étendue qui en elle-même est exclusive de toutes perceptions ; et l'inertie qui l'empêche de se donner des mouvemens spontanés, quelque mobile qu'elle puisse être.

Les écrits de Stahl et de ses sectateurs renferment une infinité d'objections victorieuses contre ceux qui ont voulu expliquer toutes les fonctions de l'économie animale, par des lois physiques et nécessaires. Ces objections peuvent être réduites à cette observation générale ; que chaque mouvement vital des organes est constamment supérieur à celui que produiroit l'action de toute cause mécanique qu'on peut lui assigner avec vraisemblance.

La doctrine des Mécaniciens a donc été bien réfutée d'après l'état présent de nos connoissances sur les forces motrices des corps. Mais il paroît être encore nécessaire de combattre la doctrine des Animistes, qui ayant succédé à celle des Mécaniciens, a été fort répandue dans ces derniers temps ; et de faire voir que si l'on adopte les notions *reçues* sur la nature de l'Ame, le Principe Vital ne doit pas être conçu comme une de ses facultés (1).

XXIX.

Lorsqu'on n'est point entraîné par l'esprit de système, on ne peut s'empêcher d'attribuer à un Principe sensible et moteur, tous les mouvemens qui se font dans le corps de l'homme vivant, et particulièrement dans les organes des fonctions vitales, sans aucune apparence du concours de l'Ame pensante.

1°. L'Ame n'a point ce sentiment intérieur, que Locke dit être le signe caractéristique et nécessaire de ses opérations ; lorsque le Principe Vital produit dans l'homme tous les mouvemens nécessaires à la vie.

On a répondu que l'Ame perdoit ce sentiment par l'effet de l'habitude. Mais un homme à qui l'habitude ôte souvent la perception réfléchie des mouvemens qu'il exécute, peut se donner cette perception, lorsqu'il veut répéter et modifier ces mouvemens : et l'Ame au contraire, ne peut jamais se donner une perception réfléchie des mouvemens vitaux, en les répétant ou en les modifiant.

Ainsi, comme Lamy (*a*) l'a objecté contre Perrault ; on peut rapprendre aisément les

____

(*a*) Dans son Explication de l'Ame Sensitive, pag. 411.

règles d'une langue qu'on a oubliée ; mais l'Ame ne peut de même, en s'y appliquant, connoître des ressorts qu'on prétend qu'elle fait agir continuellement, et dont on dit qu'elle a seulement perdu le souvenir.

Une réponse plus directe à ce subterfuge des Animistes, consiste à dire ; qu'ils y supposent ce qui est en question : savoir, que les mouvemens qu'on parvient par l'habitude à exécuter sans un sentiment réfléchi, restent toujours dépendans de la volonté de l'Ame pensante.

Au contraire, tout porte à croire que l'action immédiate d'un Principe Vital opère seule tous les mouvemens des organes, soit avec le concours et le vœu de l'Ame, dans les mouvemens volontaires ; soit sans ce concours, comme dans les mouvemens que l'habitude fait exécuter automatiquement, ainsi que dans les mouvemens vitaux et autres involontaires.

J'observe que les principaux faits sur lesquels se sont appuyés les Animistes, peuvent être conçus et expliqués de la manière la plus simple et la plus rigoureuse, en admettant seulement qu'il existe entre les affections du Principe de la Vie dans l'Homme, et celles de son Ame pensante, une influence réciproque qui est très-étendue.

XXX.

2°. La volonté ne peut suspendre ni changer les mouvemens du cœur et des artères (2). Elle ne peut arrêter la palpitation du cœur qui est causée par des passions vives; même chez ceux à qui l'idée de cette palpitation suffit pour la réveiller.

Cette limitation constante de l'influence de l'Ame sur le corps, étoit nécessaire pour assurer la durée de la vie, que les passions fortes auroient trop abrégée.

Les déterminations du Principe Vital ne sont point variables, de même que le sont essentiellement les volontés de l'Ame supposée libre; et dans chaque cas donné, elles sont généralement semblables pour tous les hommes.

Quand même on voudroit supposer (quoique sans preuve) que dans les cas rares de déviation des directions ordinaires du Principe de la Vie, ses opérations indiquent

quelques degrés de prévoyance et de liberté;
il faudroit absolument reconnoître que les
facultés supposées dans le Principe Vital y
sont à des degrés *infiniment* au-dessous de
ceux des facultés analogues dans l'Ame raisonnable (ce que n'avouent point les Stahliens et autres Animistes).

3°. Les Stahliens ont reconnu les maux
que le Principe de la Vie cause dans le développement et le cours de différentes Maladies ; et ils ont regardé ces maux comme
n'étant que des erreurs de l'Ame.

Mais dans cette manière de voir, il faut
qu'ils avouent que les erreurs de l'Ame sont
perpétuelles dans presque toutes les Maladies. En effet, il n'est presque point de Maladies où les forces du corps soient combi-
nées et dirigées de la manière la plus avantageuse dont elles pourroient l'être ; si ce
n'est dans les fièvres éphémères et autres
légères indispositions, que la Nature guérit
seule et avec peu d'effort.

X X X I.

4°. L'opinion qui est la plus généralement
reçue , et qu'admettent les Stahliens, est

que l'Ame est un être simple. Or cette simplicité paroît impossible à concilier avec la multiplicité immense de mouvemens et de sentimens qui existent dans l'homme à chaque instant de la vie ; et avec les oppositions que l'homme trouve souvent en lui-même, entre les volontés de son Ame raisonnable, et d'autres tendances spontanées auxquelles il est déterminé.

A. M. Haller a très-bien vu (*a*) que si l'Ame produisoit tous les mouvemens des organes qui concourent à la vie de l'homme, il faudroit que dans chaque instant de la vie, l'Ame ressentît et effectuât un nombre prodigieux de volontés particulières.

En effet, dans chacun des mouvemens d'un organe, chacune des fibres qui le composent, et qui sont en nombre indéfinissable ; doit être mue en particulier, et distinctement de ses voisines, suivant la direction qui concourt au mouvement total de l'organe , et avec un degré de force proportionné aux dimensions relatives de cette fibre.

––––––––––

(*a*) *Prim. Lin. Physiol.* , n° 56o.

Il faudroit donc admettre que l'Ame exécute par autant de volontés distinctes tous les mouvemens qu'ont, suivant des lignes diverses, toutes les fibres de l'organe supposé, ou plutôt toutes les molécules vivantes de chacune de ces fibres. Il faudroit lui supposer de plus autant de perceptions, quoique sans conscience, des effets que produisent toutes ces volontés distinctes, etc. (3).

XXXII.

B. C'EST en reconnoissant que deux tendances contraires imprimées simultanément aux mêmes organes, ne peuvent convenir à un Principe simple, tel qu'est l'Ame; qu'on peut rendre raison des contradictions que l'homme éprouve si souvent entre les déterminations que lui donne sa volonté raisonnée, et celles où l'entraînent des appétits non raisonnés.

Quoique ces tendances opposées ne nous semblent avoir existé que successivement, lorsque l'une ou l'autre vient à prédominer, cependant il est manifeste qu'elles doivent se combattre, et par conséquent coëxister

quelque temps ; car chacune de ces tendances ne cède point d'elle-même, puisqu'elle est accompagnée d'un grand effort
pour persévérer ; et elle ne cède que parce
qu'elle est vaincue par la force d'une tendance contraire.

L'opposition des tendances simultanées de
l'homme est portée au plus haut point dans
certains états de Maladie, où l'homme cède
à une détermination simple que cause une
affection pernicieuse ; comme dans l'hydro-
phobie, dans les envies des femmes grosses, etc. (4).

Mais de semblables tendances contradictoires chez l'homme, sont aussi très-mar-
quées dans le cours ordinaire de la vie. Les
hommes sensibles et éclairés éprouvent très-
fréquemment les combats de la raison et des
appétits qui lui sont contraires (*a*) (5).

(*a*) Galien a dit (*L. V, de Dogmat. Hippocratis et Platonis*), que ces combats montrent
qu'il existe en nous deux natures de facultés différentes, qui sont alors opposées entre elles.

XXXIII.

On peut prouver rigoureusement, d'après des faits nombreux, que le Principe Vital de l'Homme produit souvent, en même temps et dans un même organe, deux tendances à des fonctions en sens opposés; tendances dont l'une résiste à l'autre, et en rend manifestement l'effet plus difficile.

C'est ce qu'on peut observer dans tous les cas où la tendance à telle fonction d'un organe est excitée par une sympathie qui est tournée en habitude, en même temps qu'une tendance à une fonction contraire est imprimée à cet organe par l'influence de la volonté.

On éprouve alors que cette dernière fonction est rendue d'autant plus foible, et plus difficile à proportion de la résistance que lui oppose la tendance simultanée qu'a habituellement le même organe à une fonction qui est dirigée en sens divers ou contraire.

C'est par cette raison que l'habitude faisant sympathiser dans leurs directions les mouvemens simultanés des muscles dans les deux yeux, de même que dans les deux paupières, on ne peut qu'avec peine tourner un œil d'un côté, et l'autre œil vers un côté différent : et l'on ne peut, sans y mettre plus d'effort qu'à l'ordinaire, fermer un œil en même temps qu'on ouvre l'autre, et qu'on le tient bien ouvert.

Plusieurs observations analogues ont été indiquées par Winslow, que je citerai ci-dessous à ce sujet (*a*) (6).

XXXIV.

D'APRÈS toutes ces preuves, il me paroît qu'on ne peut s'empêcher de distinguer le Principe Vital de l'Homme d'avec son Ame pensante. Cette distinction est essentielle, soit qu'on imagine que ces deux Principes existent par eux-mêmes, ou sont des substances ; soit qu'on suppose qu'ils existent comme des attributs et des modifications d'une seule et même substance, qu'il est indifférent qu'on veuille appeler Ame.

Je finis sur ce sujet en observant (ce que

____

(*a*) Dans la Seconde Section du Neuvième Chapitre.

j'ai dit ailleurs) qu'il est à-peu-près indifférent qu'on donne au Principe Vital les noms d'Ame, d'Archée, de Nature, etc.: mais ce qui est absolument essentiel, c'est qu'on ne rapporte jamais les déterminations de ce Principe à des affections dérivées des facultés de prévoyance, ou autres qu'on attribue à cette Ame; ni à des passions que l'on prête à cet Archée. Or c'est à cette condition essentielle que Van-Helmont, Stahl, et leurs sectateurs, ont dérogé dans une infinité de cas; aussi bien que ceux qui ont employé, avant ou après moi, le nom de Principe Vital.

X X X V.

Il résulte de ce qui a été dit dans cette Section, que les opérations du Principe de la Vie de l'Homme, ainsi qu'elles ne peuvent être expliquées par des mouvemens mécaniques et nécessaires du corps organisé, ne sauroient l'être par des volontés libres et raisonnées de l'Ame pensante (7).

Ce qui a fait adopter si généralement la division nécessaire de tous les êtres en corps et en esprits, c'est qu'on a cru que la manière d'exister des corps et des esprits étoit parfaitement connue : et que l'ignorance et la vanité de l'esprit humain lui ont persuadé que tout pouvoit être rappelé à cette distinction intelligible.

Cependant il est difficile de ne pas penser avec Gundlingius, que nous ignorons ce que c'est que le Corps, et que nous ne pouvons savoir rien de solide sur les Esprits (8).

Tout homme sage doit reconnoître avec Gassendi (a), que nous ne voyons que l'écorce des choses, et que Dieu seul les voit en elles-mêmes (9). L'esprit humain veut assujettir tous les êtres à ses conceptions : mais plus il prend un essor élevé, plus il sent fortement ses bornes; plus il voit la grandeur de la Nature, comme étant dans toutes ses faces également immense et inaccessible.

_____

(a) *Oper. T. III, pag. 653.*

SECONDE

SECONDE SECTION.

Le Principe Vital a-t-il une existence qui lui soit propre, ou n'est-il qu'un mode du corps humain, qui rend ce corps vivant?

XXXVI.

J'observe avant tout, qu'il est inutile de discuter, comme on peut faire en suivant les idées ordinaires, si le Principe Vital de l'Homme est, ou n'est pas une substance; parce qu'il me paroît impossible de donner un sens clair au mot *Substance*, quoique ce terme soit communément employé en Métaphysique (10).

La question que je dois me proposer dans cette Section, est donc seulement, si le Principe de la Vie dans l'Homme a son existence propre et individuelle; ou s'il n'est qu'un mode inhérent au corps humain, auquel il donne la vie (11)?

Il se peut sans doute que d'après une loi générale qu'a établie l'Auteur de la Nature, une faculté vitale douée de forces motrices

Tome I.   G

et sensitives , survienne nécessairement (d'une manière indéfinissable) à la combinaison de matière dont chaque corps animal est formé : et que cette faculté renferme la raison suffisante des suites de mouvemens qui sont nécessaires à la vie de l'animal dans toute sa durée.

Mais il peut être aussi que Dieu unisse à la combinaison de matière qui est disposée pour la formation de chaque animal, un Principe de Vie qui subsiste par lui-même, et qui diffère dans l'homme de l'Ame pensante.

XXXVII.

On ne peut avoir sur ces opinions diverses que des probabilités, dont la discussion donne matière à des spéculations curieuses, et n'est pas inutile pour aider à voir dans leur vrai jour les opérations du Principe Vital ; en montrant comme possible ce qu'on ne soupçonne pas dans les théories les plus reçues.

Il paroît comme superflu de recueillir des probabilités en faveur de la première opinion, qui a été la plus généralement suivie dans ces derniers temps, et qui semble être la plus naturelle par sa simplicité : savoir, que le Principe Vital , quoique différent des Principes mécaniques connus , peut de même n'avoir point d'existence séparée de celle du corps animal qu'il vivifie.

Ainsi, je me bornerai à indiquer des probabilités qu'on a négligées jusqu'ici, et par lesquelles on peut rendre fort vraisemblable le sentiment de ceux qui croient que le Principe Vital a son existence distincte de celle du corps qu'il anime.

Je vais exposer et développer quelques faits généraux qui donnent beaucoup de vraisemblance à cette opinion. Quoique la plupart de ces faits n'aient été observés que dans les Animaux, ils ne peuvent être rapportés qu'à des affections primordiales ou essentielles de leurs Principes de Vie. Mais de semblables affections peuvent être attribuées, par des analogies manifestes, au Principe Vital de l'Homme.

XXXVIII.

1°. Le Principe de Vie dans les animaux peut être détruit sans aucune altération sensible dans l'intégrité et dans les conditions physiques des organes. Il est des poisons, et il en est même de caustiques, qui font périr très-promptement, et dont la force délétère ne laisse point de trace de lésion dans aucune partie du corps.

Réciproquement, le Principe Vital survit long-temps à des lésions très-considérables des organes les plus essentiels, comme du cœur et du cerveau; et à la suspension de fonctions qui paroissent indispensables, comme est la digestion des alimens.

2°. Dans des états violens de danger ou d'irritation que le Principe Vital ressent obscurément, il imprime au corps des mouvemens que ne peut opérer aucun changement mécanique et nécessaire dans les organes ; mouvemens qui sont tout autres que ceux produits dans l'état naturel par ce Principe; et qui sont contraires à ceux qu'une ame libre et prévoyante devroit et pourroit imprimer au corps, pour le soustraire au danger.

La terreur cause souvent dans un animal, des tremblemens et des contractions violentes des organes extérieurs, qui lui ôtent tout pouvoir de se dérober par la fuite à l'objet qu'il redoute.

Haller a observé que ces effets de la terreur, qui empêchent la fuite, ne peuvent être produits par une Ame prévoyante, comme est celle dont Stahl fait dépendre tous les mouvemens du corps; et il les a rapportés ingénieusement à cette loi suprême de la Nature, qui a voulu que l'Animal foible devînt la proie du fort.

XXXIX.

3°. Une sorte d'*harmonie préétablie* entre les affections du Principe Vital et l'organisation du corps qu'il anime, fait que ce Principe essaye dans les diverses espèces d'animaux, des mouvemens relatifs à des organes qui n'existent point encore, ou dont la formation est trop imparfaite. L'oiseau que la chaleur a fait éclore de son œuf loin de sa mère, et par conséquent loin du modèle qu'il pourroit imiter, s'essaie à voler lorsque ses ailes sont encore trop foibles pour

G 5

le soutenir ; le jeune veau fait l'effort de tête avec lequel il doit un jour frapper des cornes, même avant qu'elles soient nées; etc. (a).

Le petit canard qui a été couvé sous une poule, et qui est tenu loin de l'eau, témoigne de l'inquiétude et de l'impatience. M. Percival a remarqué qu'on le voit faire les mêmes mouvemens que s'il nageoit, sans qu'il connoisse sa destination, ni l'élément pour lequel ses plumes onctueuses et ses pattes membraneuses sont préparées.

Swammerdam a tiré un limaçon d'eau tout formé de la matrice de sa mère : à peine ce petit animal fut jetté à l'eau, qu'il se mit à nager et à se mouvoir en tous sens, et à faire usage de tous ses organes aussi bien que sa mère. Il montra tout autant d'industrie qu'elle, soit en se retirant dans sa coquille pour aller à fond, soit en en sortant pour remonter sur la surface de l'eau.

___

(a) *Cornua nata prius vitulo quam frontibus extant*
Illis iratus petit, atque infensus inurget. Lucret.

X L.

CETTE sorte d'harmonie préétablie, que je dis exister entre les mouvemens singuliers qu'affecte le Principe Vital, et l'organisation particulière du corps qu'il anime; paroît se marquer à un certain point, même dans les individus humains, dont les organes présentent une variation extraordinaire de leurs formes les plus constantes.

Je rapporte à cette vue générale, ce qu'on a observé : que des hommes chez qui on a trouvé l'estomac comme double, parce que le corps de cet organe étoit lié par un grand resserrement transversal ; et par conséquent d'une structure analogue à celle des estomacs multipliés qu'ont les animaux ruminans ; étoient sujets à des mouvemens de rumination, qui précédoient le passage des alimens de l'estomac dans les intestins (a).

(a) Voyez Th. Bartholin, *Hist. Anat. Cent. V, Obs. 61.* — Voyez aussi, sur les Hommes qui ruminent, Morgagni, *De Sedibus et Causis Morborum, Epist. XXIX, Art. 4.*

Tandis que les organes ne se perfectionnent et ne se fortifient que par degrés ; le Principe de la Vie est parfait dans les fonctions génératrices et vitales qu'il exerce, dès les premiers temps de la formation de ces organes.

X L I.

4°. A la naissance de ses appétits, chaque animal est dirigé par son Principe de Vie, de manière à chercher confusément les objets de ces appétits, et à les choisir lorsqu'ils se présentent. Il n'est pas probable que ce que ces impulsions ont d'aveugle, et ce que ce choix a d'exclusif, soient des effets résultans de la seule organisation.

On connoît l'observation curieuse de Galien, sur un chevreau qu'il avoit tiré vivant (et à terme) du ventre de sa mère ; et qui d'abord, après qu'il eut respiré, préféra pour sa nourriture le lait à tous les autres alimens liquides qu'on lui présenta. Après avoir été ainsi nourri quelque temps, on mit à sa portée des fruits et des plantes, entre lesquelles il choisit exclusivement celles qui conviennent aux chèvres, et les digéra parfaitement avec rumination (*a*) (12).

La Nature présente communément à l'animal l'objet qui doit satisfaire l'appétit qu'elle lui inspire. Mais si des circonstances moins heureuses l'éloignent alors de l'aliment qui devoit lui être offert ; il est réduit à des essais vicieux qui substituent à l'objet auquel il tend aveuglément, quelqu'autre objet qui peut être en sa puissance.

C'est ainsi que l'enfant nouveau-né suce sa main, si on ne lui donne point de lait.

On connoît les méprises que la saison de l'amour produit dans quelques espèces d'animaux ; lorsque les mouvemens tumultueux dont ils sont agités alors, ne s'expliquent point par la présence de l'objet naturel de leurs desirs (13).

(*a*) Voyez Galien, *De Locis Affectis, L. VI* (*Oper. Galen. Edit. græc. Basil. T. III, p. 139*) : et comparez ce qu'il dit, *L. V, in VI Epidem. Hippocratis (ibidem T. V, p. 509).*

Tome I.   *

XLII.

QUELLE que soit la manière d'exister du Principe de la Vie; on a une preuve très-vraisemblable que ce Principe a une existence distincte de celle du corps qu'il anime, dans les résurrections de divers insectes et d'autres animaux, qui sont opérées par l'humectation ou la chaleur, après une très-longue interruption de toutes les apparences de la vie (14).

On pourroit multiplier beaucoup le nombre des genres de faits, qui (de même que ceux que je viens d'indiquer) donnent lieu de croire que le Principe Vital existe par lui-même. Mais je crois devoir répéter qu'il est de même possible que ce Principe ne soit qu'une faculté innée, ou qui advient au corps animal; et qui y produit et dirige, suivant des lois primordiales, toutes les chaînes de mouvemens spontanés dont ce corps est susceptible.

Un art divin peut faire que dans un système de matière, les mouvemens automatiques de chaque partie concourent à la formation et à la réparation du tout; et que le corps animé ressemble (suivant la pensée ingénieuse de Galien) à la forge de Vulcain, où les soufflets même étoient vivans (15).

XLIII.

Dans tout le cours de cet Ouvrage, je personnifie le Principe Vital de l'Homme, pour pouvoir en parler d'une manière plus commode. Cependant comme je ne veux lui attribuer que ce qui résulte immédiatement de l'expérience; rien n'empêchera que dans mes expressions qui présenteront ce Principe comme un Être distinct de tous les autres, et existant par lui-même, on ne substitue la notion abstraite qu'on peut s'en faire comme d'une simple faculté vitale du corps humain, qui nous est inconnue dans son essence, mais qui est douée de forces motrices et sensitives.

Il ne m'importe qu'on attribue, ou qu'on refuse une existence particulière et propre à cet Être que j'appelle *Principe Vital*. Mais je suis la vraie Méthode de Philosopher, lorsque je considère les fonctions de la Vie dans l'homme, comme étant produites par les forces d'un Principe Vital, et régies suivant ses Lois primordiales. Ces lois, qui règlent l'usage et les directions des forces vitales, doivent toujours être déterminées d'après des résultats de faits propres à la Science de l'Homme, et peuvent ensuite être confirmées par leurs applications à d'autres résultats de faits analogues.

XLIV.

Il me paroît essentiel pour la bonne Méthode de Philosopher dans l'état actuel de la Science de l'Homme, et pour les véritables progrès de cette Science ; de reconnoître un Principe Vital qui produit dans les organes du corps humain une infinité de mouvemens nécessaires aux fonctions de la vie, d'après des sentimens aveugles, et par des volontés non réfléchies ; et de bien séparer ces mouvemens de ceux qui sont opérés dans l'Homme vivant, d'après les sentimens éclairés et les volontés raisonnées de l'Ame pensante.

On manque aux règles de la Méthode Philosophique, lorsqu'on assure à présent qu'une seule Ame, ou un seul Principe de Vie produit dans l'Homme la pensée, et les mouvemens des organes vitaux. Cependant on ne doit pas affirmer qu'il soit impossible que la suite des temps n'amène la connoissance de faits positifs, qui sont ignorés aujourd'hui; et qui pourront prouver que le Principe Vital, et l'Ame pensante sont essentiellement réunis dans un troisième Principe plus général.

Si ce cas a lieu un jour, ce sera seulement alors qu'en se conformant aux règles de la Méthode Philosophique, on pourra réduire ces deux causes ou facultés occultes, à une seule Cause ou Faculté occulte, indiquée par l'Expérience (a).

X L V.

L'unité du Principe de la Vie, qui est répandu dans le corps de l'Animal, me semble pouvoir être bien établie;

1°. Par la *correspondance* intime qui lie toutes les parties de ce corps, et qui les fait concourir aux fonctions utiles ou nécessaires de la vie (16);

(a) Voyez le Discours Préliminaire de cet Ouvrage, p. 10-11.

2°. Par *l'individualité* que le corps de chaque Animal reçoit de son Principe de Vie. Quand toutes les parties de ce corps ont été usées et détruites au bout d'un certain nombre d'années (qu'ont voulu calculer Keil et Jean Bernoulli), un Principe de Vie commun à toutes les parties, a pu seul réparer leurs pertes, en y renouvelant sans cesse des modifications de forme et autres convenables au tout qu'il anime (*a*).

On n'a pas su ou voulu m'entendre, quand on a assuré que je fais consister la nouveauté de ma Théorie (ou manière de voir) en Physiologie et en Médecine, dans l'adoption d'un Principe Vital, comme d'un Être dont il suffisoit de supposer l'existence et l'action pour expliquer toutes les fonctions de la vie (17).

Mon objet est de rappeler les faits que présentent les phénomènes de la vie, à des analogies simples et très-étendues, pour

---

(*a*) Ainsi, c'est ce Principe inconnu qui constitue essentiellement la personnalité du Corps vivant. Il y est, je crois, ce que les Grecs ont appelé το ιδιας ποιουν.

approcher de plus en plus de connoître les forces, les fonctions et les affections de ce Principe Vital inconnu. Si ces analogies que je proposerai sont bien formées, il en résultera un corps de doctrine nouvelle, qui sera du genre le plus utile pour assurer les progrès de la Science de l'Homme, et pour fonder solidement les Méthodes de l'Art de guérir (18).

CHAPITRE IV.

Des forces motrices du Principe de la Vie dans les solides du corps animal.

XLVI.

Tous les solides du corps vivant sont *animés*, ou vivifiés par des forces motrices. Mais ces forces ne se manifestent dans les os et dans les autres parties les plus dures, que par le travail de la nutrition de ces parties, et de leur régénération lorsqu'elles ont été divisées. L'activité du Principe Vital s'affoiblit dans les organes à proportion de leur solidité ; elle semble avoir pour termes les masses terreuses qui sont élémentaires dans la substance organisée des os, et des autres parties solides.

Les mouvemens de tous les solides vivans se font de deux manières ; ou avec un progrès rapide, et que nos sens ne peuvent suivre ; ou avec une marche trop tardive

pour

pour que l'imperfection de nos sens nous permette de l'apercevoir.

Le dernier de ces mouvemens est le mouvement tonique. On peut donner au premier le nom général de mouvement musculaire. Quoiqu'il s'exécute principalement dans les muscles, il a lieu aussi dans des organes dont la structure n'est point musculaire; comme sont l'iris, les houpes nerveuses de la langue et des intestins, les troncs des vaisseaux biliaires, les artères (*a*), la matrice, les trompes de Fallope, etc. (1).

XLVII.

Les expériences de Van Doeveren faites en divers temps, et répétées avec soin devant plusieurs témoins; lui ont prouvé l'irritabilité, non-seulement des organes qui ont des fibres musculaires rouges, comme les muscles rouges, l'œsophage, le diaphragme;

(*a*) On attribue aux artères une tunique musculeuse; mais les fibres de cette tunique ne ressemblent point aux fibres charnues des muscles, ni aux tendineuses, suivant Albinus, *Acad. Annot. L. IV, Cap. VIII, p. 32-33.*

Tome 1.   H

mais encore celle des parties qui ont des fibres très-déliées, ou à peine visibles; comme l'estomac, les intestins, la vessie urinaire, les veines-caves inférieure et supérieure, la peau, etc.

Rien n'empêche que des mouvemens de contraction vive dont le progrès peut être suivi de l'œil, n'aient lieu dans plusieurs organes qui ne sont pas de nature musculeuse. Le polype se contracte dans toute son étendue, aussi vivement que les organes musculaires; quoiqu'il soit formé par un sac purement membraneux.

On peut comparer ces mouvemens musculaire et tonique, à ceux des deux aiguilles dans les montres à secondes. On voit le muscle se raccourcir comme on voit dans ces montres courir l'aiguille des secondes. Mais les vaisseaux lactés d'un animal vivant, se vuident sous les yeux de l'Anatomiste, sans aucun mouvement sensible (a); de même que l'aiguille des minutes se

____

(a) Haller a été forcé d'admettre qu'ils avoient une véritable irritabilité, quoiqu'ils n'aient rien de musculeux. (*Phys. T. VII, p. 234.*)

trouve avoir changé de place manifestement, quoiqu'on ne l'ait pas vue se mouvoir.

XLVIII.

Ce Chapitre sera partagé en trois Sections.

Dans la Première, je traiterai des forces
musculaires ; en comprenant sous ce nom,
toutes celles qui produisent les mouvemens
à progrès sensibles, soit dans les muscles,
soit dans les autres organes.

Dans la Seconde, je parlerai des forces
toniques, ou qui opèrent dans tous les organes mous, des mouvemens dont la progression est insensible.

Dans la Troisième, je montrerai l'influence que les forces toniques et musculaires ont sur le degré de cohésion permanente du tissu des parties molles.

PREMIÈRE SECTION.

Des Forces Musculaires.

XLIX.

MON objet dans cette Section est de donner la vraie théorie de la contraction sensible des muscles, et des autres mouvemens qu'opèrent les forces musculaires.

Lorsqu'on examine au microscope un muscle qui se contracte : on voit, dit Haller, que ses fibres se rident, qu'elles forment des ondulations ; que leurs parties se meuvent des extrémités vers le milieu, et du milieu vers les extrémités ; et que le premier mouvement, qui est celui de la contraction, l'emporte à la fin de ces alternatives.

Haller qui a donné cette description de la manière dont se font les contractions de la fibre musculeuse, a cité à l'appui de ses expériences celles de Pagani et de Bonioli, qui y sont conformes (*a*).

(*a*) *Physiol. T. IV, p. 471.*

Mais en admettant dans la fibre musculeuse vivante qui se contracte, les oscillations alternatives des extrémités de cette fibre vers son milieu, et de ce milieu vers les extrémités ; il me paroît qu'il doit se produire alors mécaniquement un *frémissement ondulatoire* dans toutes les parties de cette fibre où l'on suppose que la force de contraction agit d'une manière uniforme.

L.

EN effet, chaque partie A plus voisine du milieu de la fibre, outre qu'elle est portée vers ce milieu, exerce une traction dans le même sens sur la partie B, qui la suit immédiatement, et qui est plus éloignée de ce milieu.

Dans chaque oscillation de la fibre, le mouvement qui a lieu dans la partie A, la contracte toujours un instant avant celui où cette partie A agit pour entraîner B vers le milieu de la fibre. Mais dans l'instant suivant, cet *entraînement* a lieu dans B, et concourt avec le mouvement spontané et semblable de B vers le milieu de la fibre.

Ainsi dans ce second instant, B se meut

H 3

vers le milieu de la fibre avec plus de force que A. D'où suit une inégalité des mouvemens de A et de B vers le milieu de la fibre ; et par conséquent une espèce de choc, ou de ressaut, entre les parties A et B de la fibre qui se contracte.

Une semblable cause d'inégalité des mouvemens vers le milieu de la fibre a lieu entre B et C ; C désignant une partie contiguë à B, et plus éloignée de ce milieu que B.

D'où l'on voit que dans chaque moitié de la fibre musculeuse qui se contracte, il se produit une suite de chocs ou de ressauts, de laquelle résulte nécessairement un frémissement ondulatoire dans la contraction de cette fibre (2).

L I.

JE pense que tous les mouvemens des muscles ; ceux qui sont, comme ceux qui ne sont pas, conformes à des volontés de l'Ame pensante (3) ; sont produits par le Principe Vital, ou par une Force Vitale Primordiale (de quelque nom qu'on l'appelle), qui agit immédiatement dans chaque partie des fibres musculaires.

Cette manière de voir l'action du Principe Vital, comme opérant immédiatement les mouvemens musculaires dans tous les points des fibres des muscles, auxquels il est inhérent; me paroît présenter les notions les plus sûres et les plus simples sur ce que disent les faits concernant le mouvement quelconque des muscles, et le passage qui peut se faire dans l'instant, de ce mouvement à un parfait repos (4).

Il est aussi facile de concevoir que le Principe Vital agit immédiatement sur les molécules de la fibre musculaire pour les rapprocher, ou les écarter, ou affermir leur position fixe relative ; que d'imaginer qu'il meut des fibrilles nerveuses, ou des esprits animaux à l'origine des nerfs ; comme on l'a prétendu dans les deux hypothèses vulgaires, par lesquelles on a cru pouvoir expliquer tous les phénomènes du mouvement musculaire.

L I I.

Divers Auteurs ont proposé contre l'une et l'autre de ces hypothèses, des difficultés nombreuses. Cependant tous les Physiologistes s'accordent depuis long-temps à croire qu'on ne peut que choisir entre ces deux hypothèses, et qu'on est forcé d'adopter l'une ou l'autre; parce qu'il est d'expérience constante, que le mouvement sensible et spontanément produit par l'animal, est intercepté dans un muscle, quand on lie ou coupe le nerf qui se distribue à ce muscle.

Mais je ferai voir dans la suite qu'on doit tirer des résultats beaucoup plus simples de cette expérience; qui est relative, ainsi que le sont d'autres expériences analogues et trop négligées sur les effets de la ligature ou de la section des troncs des vaisseaux d'un muscle, non à la faculté de mouvement de ce muscle, mais à la durée de cette faculté.

Ces expériences ne présentent autre chose que les conditions nécessaires pour la conservation de la faculté de contraction dans les muscles. Tout ce qu'on y ajoute dans les théories connues, est absolument fictif.

C'est en me bornant aux faits même qui sont essentiellement relatifs à l'action des forces musculaires, que j'établis une théorie

qui est expérimentale sur la force motrice
des muscles.

LIII.

Il est impossible d'expliquer par des conceptions mécaniques , les forces surpre-
nantes que le Principe Vital exerce dans
la contraction de divers muscles , et les
accroissemens comme arbitraires dont ces
forces sont susceptibles.

Aristote, Lucrèce, et Galien avoient cru
que par le moyen des muscles , les animaux
élèvent avec une petite force des fardeaux
considérables. Borelli a montré le premier ,
que pour vaincre la plus légère résistance ,
les muscles employent de très-grandes forces. Il s'est immortalisé par cette découverte, dont il a donné les développemens
dans la première partie (qui est la seule importante) de son Livre fameux *De Motu
Animalium*.

Il a connu le premier , que l'insertion de
chaque muscle se faisant sous un petit angle,
et étant beaucoup moins éloignée que n'est
le point de suspension du poids qu'il élève
(ou du centre de gravité de ce poids), du point

d'appui dans l'articulation sur laquelle ce mouvement d'élévation s'exécute ; la force de ce muscle doit être à proportion d'autant plus grande par rapport à ce poids.

Borelli a donné d'ailleurs, de cette proposition, une démonstration qui n'est pas assez simple. Cette démonstration doit être tirée de ce principe général de Mécanique prouvé par Varignon : que deux puissances qui sont en équilibre sur un levier, sont entre elles en raison réciproque des distances de leurs directions au point d'appui (5).

LIV.

APRÈS avoir prouvé que la Nature a dû prodiguer aux muscles des forces extraor-dinaires, Borelli a remarqué aussi que par ce moyen la Nature ménageant la masse des muscles avec beaucoup d'économie ; leur a donné une situation commode (ou très-convenable pour les mouvemens des os en divers sens), et la facilité de mouvoir avec une grande vîtesse les résistances qu'ils ont à surmonter (6).

Il est certain qu'en partant des principes de Borelli rectifiés, il seroit facile d'avoir démonstrativement des résultats étonnans sur les forces prodigieuses des muscles dans divers animaux (7).

On voit quelle doit être la force des crotaphites dans le lion et dans d'autres animaux féroces, dont les dents brisent les os les plus durs. Mais on n'auroit pas soupçonné l'énergie des muscles du gésier des oiseaux granivores, qu'ont démontrée les expériences de Réaumur sur la digestion dans ces oiseaux. L'intensité et la durée des mouvemens progressifs sont réunies à un degré surprenant dans les muscles du faucon, du requin, etc. (8).

On connoît les accroissemens prodigieux que prennent les forces des muscles dans des états violens de délire et de convulsion. Il n'est pas vraisemblable que l'énergie étonnante que déploie un phrénétique qui rompt ses liens, naisse de la supériorité des avantages mécaniques que son organisation acquiert lorsqu'elle est dans le plus grand désordre ; ou d'un pouvoir que son Ame obtient en perdant l'intelligence et la liberté.

Les faits de ce genre sont du nombre de

ceux qui démontrent que les forces du Principe Vital ne sont point limitées de la même manière que celles des agens qui nous sont connus ; et qu'elles se multiplient ou s'éteignent dans les diverses conditions du corps vivant, suivant des lois primordiales que l'expérience seule peut nous faire connoître (9).

L V.

LES mouvemens à progrès sensible que le Principe Vital produit dans les muscles ou autres organes mous, ne sont pas seulement des mouvemens de contraction, mais encore des mouvemens d'extension ou de dilatation. C'est dans ce sens qu'on peut dire avec M. Krause, que l'*élongation* même des fibres est due à leur irritabilité.

On n'a pu assurer que par conjecture, que la contraction des fibres est nécessairement le seul effet de l'action des forces motrices du Principe Vital ; et il paroît également possible que ces forces éloignent ou rapprochent les molécules des fibres. C'est par les faits seuls que nous pouvons déterminer si l'extension des fibres, qui est sensible dans son progrès, se fait avec un effort qu'on ne puisse attribuer à leur ressort, ni à leurs autres conditions physiques.

La nécessité dont il est que le Principe Vital étende les fibres musculeuses qu'il a contractées, et l'impuissance de leur élasticité pour leur restitution dans l'état naturel, me semblent démontrées par la rigidité constante des muscles, qu'on a souvent observée à la suite des morts subites et convulsives. Il est manifeste que la mort devroit rétablir la force physique de ressort (*a*).

La faculté de dilatation sensible des fibres ne sauroit surprendre ; quand on voit que divers zoophytes, et insectes sur-tout microscopiques, peuvent étendre, resserrer et varier singulièrement la surface et la forme de l'habitude de leur corps.

On ne peut expliquer que par cette force de dilatation, ce que Winslow a observé (*b*),

---

(*a*) Voyez les *Epist. Anat. Med.* de Morgagni.

(*b*) Traité des Muscles, n. 50 et 51.

et qu'on a négligé depuis lui : que l'action des muscles ne consiste pas moins dans le relâchement *déterminé* des fibres motrices raccourcies, que dans le raccourcissement *déterminé* de ces mêmes fibres relâchées.

LVI.

L'EXTENSION prompte des fibres, qui se fait avec un effort qu'on ne peut attribuer à leur ressort, ni à aucune autre condition physique, a lieu dans les dilatations du cœur, dans les érections de divers organes, et particulièrement de la verge, etc.

Pechlin a observé le premier (a) qu'on peut presser avec la main, et même fortement, le cœur d'un animal vivant, sans empêcher qu'il ne se dilate : ce qui ne peut être rapporté avec vraisemblance à l'élasticité des fibres du cœur.

Pour concevoir cette force d'expansion dans le cœur, il est inutile d'imaginer des fibres particulières qui servent à la dilatation de cet organe ; ainsi que l'ont supposé

______

(a) *De Fabrica et Usu Cordis, Art. XII.*

M. Hamberger et d'autres Auteurs. La communication et l'entrelacement des fibres du cœur s'opposent à ce qu'on puisse y distinguer des fibres dilatatrices.

LVII.

Les mouvemens soudains et considérables de dilatation et de resserrement de la prunelle, me paroissent devoir être conçus comme également produits par l'action immédiate du Principe Vital ; suivant qu'il rapproche ou qu'il écarte les parties du tissu de l'uvée, soit automatiquement, soit en obéissant à la volonté qui ordonne l'un ou l'autre mouvement.

On peut expliquer par un état convulsif, le plus souvent de constriction, et quelquefois d'expansion de l'uvée, qui survient au dernier instant de la vie : pourquoi, après la mort, la prunelle est le plus souvent fort dilatée, et quelquefois se trouve resserrée, comme Winslow l'a remarqué (10).

Il semble que l'on doit concevoir aussi comme des effets de la dilatation des fibres qui est produite par l'action immédiate du

Principe Vital : les érections par lesquelles s'ouvrent les tuyaux excrétoires du lait et de la semence ; l'érection des mamelons dans lesquels on ne trouve point de tissu caverneux ; la rougeur du visage qu'excitent la pudeur ou d'autres passions soudaines ; le déridement du visage, et l'expansion de l'habitude du corps, que causent des passions heureuses ; le gonflement de la partie antérieure de la gorge dans la colère, et dans des affections hystériques (11).

C'est sans doute par une dilatation analogue du tissu des cheveux, qu'il arrive (comme Nollet l'a vu) qu'on peut les faire dresser en les électrisant; que les cheveux de l'homme se redressent dans la terreur (comme la crinière du lion dans la colère), etc. (12).

LVIII.

M. Haller a reconnu que les muscles ischio-caverneux dits érecteurs, et les accélérateurs ou bulbo-caverneux, sont insuffisans pour produire l'érection de la verge. Il me paroît qu'elle doit être rapportée à l'action immédiate du Principe Vital, qui peut

peut non-seulement, dans l'état le plus ordinaire, contracter par ses forces toniques
les fibres des corps caverneux; mais encore
les dilater dans les émotions voluptueuses,
et dans d'autres circonstances dont l'influence n'est pas assez déterminée; de manière à admettre dans ces corps caverneux
plus de sang qu'ils n'en reçoivent ordinairement.

Indépendamment des causes naturelles
qui déterminent l'érection, lorsque les parties génitales sont violemment irritées par
une lésion très-vive ou très-profonde des
origines de leurs nerfs; il peut arriver que
le Principe Vital (suivant un procédé analogue à celui qu'il affecte dans d'autres
cas (13), où il est semblablement excité),
produise automatiquement une dilatation
à laquelle ces organes sont très-disposés,
quoique la contraction tonique de leur tissu
soit son opération la plus ordinaire.

J'ajoute qu'immédiatement après ce premier effet d'érection de la verge irritée par
la lésion des origines de ses nerfs, elle est
frappée par suite de l'interception de la
sympathie de ses nerfs avec le système ner-

veux, de la cessation du mouvement de contraction tonique de son tissu, au degré qui lui est ordinaire dans son état naturel; et son érection reste perpétuelle.

LIX.

Il paroît qu'on doit concevoir ainsi un fait d'observation générale, que Ruysch, Pacchioni et d'autres ont mal expliqué. C'est qu'on trouve souvent la verge dans un état d'érection chez les soldats qui ont péri d'une mort soudaine. On observe la même chose dans quelques cadavres d'épileptiques et de pendus. Ramazzini dit aussi qu'une pareille érection a lieu dans le clitoris des femmes qui ont été tuées tout d'un coup (14).

Il faut rappeler ici, non-seulement le pouvoir qu'ont pour causer l'érection de la verge, divers poisons, comme l'opium et l'arsénic même (a); mais encore un fait singulier qu'a raconté Marcellus Donatus.

____

(a) C'est ce qu'a vu après Stahl, Lindestolpe (*De Venenis*, p. 755).

Pline a parlé du satyriasis que cause la piqûre

Un homme étant tombé d'un toît fort
élevé, et s'étant heurté violemment le dos
contre le pavé, fut pris d'une paralysie générale des extrémités inférieures ; et néanmoins sa verge resta dans un état d'érection
continuelle, pendant quelques jours qui
s'écoulèrent depuis cette chute jusqu'à sa
mort. M. Sam. Musgrave a publié récemment un fait entièrement semblable (15).

L X

Après avoir considéré les mouvemens
sensibles de contraction et de dilatation
que les forces du Principe Vital peuvent
produire dans les fibres musculeuses ou
autres ; je passe à l'exposition d'une opération très-remarquable de ce Principe, qui
m'est indiquée par les faits, et que je ne
sache point que personne ait observée avant
moi.

L'action du Principe Vital peut déterminer et entretenir dans les fibres d'un

____

du scorpion. — Le gonflement du membre viril
peut encore être causé par des blessures empoisonnées. (V. Lister, *De Lue venerea.*)

muscle des degrés très-différens d'effort et de durée de position fixe de leurs molé-cules : de telle sorte que cette force de situa-tion permanente de ces molécules l'emporte sur des puissances très-considérables qui tendent à la surmonter.

D'après ce qui a été dit ci-dessus, l'on conçoit que le Principe de la Vie, suivant une loi primordiale, donne aux molécules de la fibre musculaire, des mouvemens qui les rapprochent ou les éloignent ; en leur faisant surmonter ce qui s'oppose à leur faire prendre cette relation de distance.

On peut concevoir de même, si les faits l'indiquent, que, par l'effet d'une autre loi primordiale, le Principe de la Vie donne aux molécules de la fibre musculeuse, qui ont pris une position relative déterminée ; un effort de résistance supérieur à des puis-sances très-considérables, qui tendent à opérer un plus grand écartement de ces molécules.

Or les faits nombreux que je recueillerai, montrent manifestement l'existence et les effets de cette force de situation fixe des molécules de la fibre musculeuse. Ils prou-

vent que cette force est entièrement distincte de celle de la contraction musculaire,
quoiqu'elle accompagne ou suive l'action
de celle-ci; puisque cette force de situation
fixe peut être portée à un très-haut degré
dans les fibres d'un muscle, où la force de
contraction reste toujours médiocre.

LXI.

Le fait suivant est un des plus propres à
démontrer directement et simplement, que
la force de situation fixe peut retenir constamment les parties des fibres d'un muscle,
dans une même position relative, en sur-
montant de grandes puissances qui tendent
à écarter ces parties; tandis que le muscle
est seulement dans un état de contraction
moyenne.

Entre les tours de force singuliers que
faisoit le fameux Athlète Milon de Crotone,
Pausanias (a) rapporte celui qu'on appe-
loit *le tour de la grenade.*

_____

(a) *Descriptio Græciæ, L. VI, C. 14.*
Pline (que Solin a suivi) raconte de même ce fait
de Milon : *Punicum malum ita compressa manu*

Milon tenoit une grenade assujettie dans sa main, de telle manière qu'il ne la lâchoit point, malgré tous les efforts que tout autre homme pouvoit faire pour l'en détacher; et cependant lui-même ne faisoit sur cette grenade aucune compression qui pût la déformer.

Ce fait est très-remarquable, quoiqu'il ne soit pas unique, sans doute. On voit que Milon donnoit alors aux muscles fléchisseurs des doigts de cette main, un degré de contraction qui étoit peu considérable en comparaison de la contraction qu'il leur eût donnée, s'il eût voulu comprimer violemment la grenade; et cependant il est clair que ce degré de contraction médiocre étoit rendu permanent par l'action de la force de situation fixe, qui agissoit dans les parties de ces muscles fléchisseurs des doigts, de sorte que personne ne pouvoit étendre ces doigts et ouvrir cette main.

---

tenebat, ut nemo ei malum hoc ulla vi extorqueret, neque ipse tamen elideret.

LXII.

Le résultat général des faits nombreux que je vais indiquer, et ceux que j'exposerai dans une Note relative qui est à la fin de ce Volume, lorsqu'ils sont vus de la manière la plus simple et la plus précise; est évidemment qu'il existe dans les muscles une force de situation fixe des parties des fibres musculeuses, et que cette force est entièrement différente de la force de contraction des muscles.

Ces faits, dont l'expression exacte donne cette conclusion générale, étoient connus; mais on peut dire qu'ils n'avoient pas été bien observés, ni comparés entre eux : ils restoient isolés et négligés, parce qu'on n'avoit point indiqué d'analogie qui dût en former un ensemble, et qu'il n'étoit pas possible de les rapporter aux théories reçues sur les mouvemens des muscles.

Ainsi lorsqu'on suit la bonne Méthode de Philosopher dans une Science de faits; un résultat produit le plus simplement possible par un rapprochement heureux d'un grand nombre de faits appartenant à cette

I 4

Science, qui restoient séparés et oubliés , lie
ces faits par un Principe général d'analogie : et ce Principe , qu'on doit regarder
comme formant un pas de plus dans la
Science, donne la vraie manière de voir les
faits nouveaux du même genre qui peuvent
s'y présenter.

LXIII.

Un des faits principaux qu'il faut rapporter à l'action de cette force de situation
fixe, est la rupture du tendon d'Achille,
lorsqu'elle a été (comme on l'a vu souvent)
produite après des efforts des muscles extenseurs du pié , qui se faisoient *pour des
causes légères.*

Les Auteurs les plus récens qui ont écrit
sur la rupture du tendon d'Achille, ont vu
que ce tendon peut casser par un contre-
effort des muscles extenseurs du pié qui
s'oppose au poids du corps , ou à la puissance qui tend à fléchir violemment le pié.

Mais ils négligent la considération essentielle , qui est de voir comment les extenseurs du pié ne sont pas rompus dans ces
cas de rupture de leurs tendons ; ou tom-

ment le tissu de ces muscles a toujours alors une force de cohésion plus grande que n'est la force de ténacité de leur tendon.

On conçoit que la force de cohésion des muscles extenseurs du pié peut l'emporter sur la tenacité de leur tendon, quand ces extenseurs font manifestement un effort de contraction violente ; en supposant (ce qui est fort douteux) que cet effort puisse leur donner une dureté ou solidité physique plus grande que n'est celle du tendon.

Mais on ne voit pas comment la force de cohésion des parties de ces muscles extenseurs l'emporte sur la tenacité de leur tendon dans les cas suivans.

LXIV.

AMBROISE PARÉ dit qu'on peut se casser le tendon d'Achille *pour bien légère occasion, comme quelque petit saut, pour une mal-marchure , pour avoir failli du pié en montant à cheval, ou pour y être monté trop allègrement ou trop brusquement.* M. Louis, qui cite (*a*) ce passage d'Ambroise Paré ,

____

(*a*) Dans son Édition du Traité des Maladies des Os par Petit.

ajoute : « Nous avons trois exemples récens
» de Danseurs qui se sont rompu le ten-
» don d'Achille en retombant fort légère-
» ment à terre, après avoir battu un entre-
» chat » (a).

Les muscles extenseurs du pié, lors même
qu'ils sont peu contractés, reçoivent du
Principe Vital une très-grande force de
situation fixe de leurs parties ; qui est supérieure à l'action du poids du reste du corps,
qu'on peut considérer comme suspendu
dans son centre de gravité à l'extrémité d'un
long levier. Le Principe Vital est alors déterminé à exercer cette faculté par une volonté de l'Ame ; qui s'oppose à ce que le pié
soit fléchi au-delà du degré où elle consent
que les muscles obéissent.

Dans *ces cas* de rupture d'un tendon, le
Principe Vital n'agit point (du moins aussi
puissamment) pour augmenter dans le tendon la force de situation fixe de ses parties ;
qu'il agit pour l'augmenter dans les muscles

______

(a) Dans ce dernier cas , les extenseurs du talon
sont contractés soudainement pour relever le poids
du corps lorsqu'il va toucher la terre.

qui peuvent ainsi surmonter les puissances
mécaniques qui tendent à les rompre (16).

Cependant, la contraction des muscles
extenseurs du talon est évidemment, dans
les cas susdits, beaucoup moins forte que
dans une infinité d'autres cas de contraction, qu'ils soutiennent sans que le tendon
d'Achille casse. D'où il est clair que lorsque cette rupture a lieu, c'est que les muscles extenseurs du pié (ou releveurs du
talon) résistent absolument par leur force
de situation fixe (suivant le vœu de la volonté), à ce que le talon soit fléchi au-delà
d'un certain degré (17).

Le Principe Vital peut donner aux muscles et à leurs tendons une force de situation de leurs parties, qui soit plus grande
que la force physique de cohésion des os
même.

Petit rapporte deux exemples de fracture
du calcaneum, causée dans un faux pas par
la seule rétraction du tendon d'Achille. On
a vu aussi plusieurs fois la rotule cassée
par l'effort violent des extenseurs de la
jambe, qui ayant porté à faux, étoit trop
fléchie par le poids du corps (18).

L X V.

J'EXPOSERAI dans une Note à la fin de ce Volume, divers autres faits relatifs à la force de situation fixe des parties des muscles; qui prouveront :

1°. Que, lorsque la force de contraction des muscles est exaltée à un degré extraordinaire, si son action n'est point accompagnée d'une force suffisante de situation fixe, dans toutes les parties de ces muscles; il peut survenir, dans quelques-unes de ces parties, des points de rupture.

2°. Que dans l'état ordinaire, la force de situation fixe des parties des fibres des muscles agit immédiatement après chaque effort de leur contraction, mais n'agit que pour peu de temps, et cesse par intervalles plus ou moins courts; de sorte qu'il peut être nécessaire pour la persévérance de l'effet de chaque contraction musculaire, que cette contraction soit assidûment renouvelée.

3°. Que dans le tétanos et les autres affections convulsives *toniques* , la force de situation fixe donne aux muscles affectés un degré et une constance d'énergie que ne pourroit leur donner la force de contraction.

L X V I.

CE n'est que par la considération de la force vitale de situation fixe qui existe dans les muscles, et qui est distincte de leur force de contraction ; qu'on peut parvenir à donner une réponse complètement satisfaisante à l'objection que Libertus et Pfeffinger ont faite contre ceux qui, d'après Borelli, attribuent aux muscles des forces extraordinaires.

Cette objection est que les puissances de contraction des muscles ne peuvent être supérieures à des poids qui déchireroient ces muscles, si ces poids y étoient suspendus.

J'ai dit le premier (a) que c'est à raison de l'accroissement de force physique ou de cohésion, que les fibres musculaires reçoivent de l'action du Principe de la Vie, qui en les contractant, resserre et presse leurs molécules les unes contre les autres ; que

(a) En 1773, *Oratio de Principio Vitali, p. 5.*
Tome 1.

ces fibres peuvent surmonter des causes de rupture qui seroient victorieuses après la mort (19).

Mais cette solution, qui est la même qu'a donnée depuis M. Fontana, me paroît incomplète.

LXVII.

Il n'est pas douteux qu'une contraction forte de la fibre musculaire, soit à progrès visible, soit tonique et produite lentement, en pressant fermement ses molécules les unes contre les autres, doit pendant le temps qu'elle dure, augmenter jusqu'à un certain point la cohésion du tissu de cette fibre; et par conséquent la résistance physique que cette fibre oppose à sa rupture.

C'est ainsi que par l'habitude des efforts, par lesquels ils contractent puissamment leurs muscles, les Chinois acquièrent une manière de roidir ces muscles, qu'ils appellent *se rendre dur*. Lorsqu'ils luttent, ils s'en servent avantageusement contre leurs adversaires, parce qu'ils roidissent la partie menacée du coup; et celui qui le donne, se fait plus de mal qu'il n'en fait à celui qui le reçoit (*a*) (20).

Mais en touchant un muscle qui fait les plus grands efforts de contraction, on peut reconnoître que, malgré l'accroissement de force physique de cohésion que ces contractions lui donnent, cette cohésion ou dureté sensible est toujours extrêmement inférieure à celle qu'il devroit avoir pour soutenir, sans être déchiré, des poids égaux aux puissances qu'il exerce alors (suivant des calculs analogues à ceux de Borelli rectifiés). C'est pourquoi il est manifeste que la force de ce muscle, pour résister à ces causes de rupture , est due principalement à la cohésion vitale que donne aux parties de ses fibres, leur force de situation fixe.

Il faut donc, pour résoudre pleinement l'objection de Libertus, considérer la force que le Principe Vital emploie à soutenir fixement le rapport de situation des molécules de la fibre musculaire , lorsqu'il la tient contractée. Cette force dont la nature

---

(*a*) V. Sonnerat, Voyage aux Indes et à la Chine, Tome ii, p. 35.

essentielle nous est inconnue (de même que celle des autres forces vitales), et dont l'énergie possible est encore indéfinie; est la seule qui animant les fibres d'un muscle, peut les faire résister sans rupture aux efforts nécessaires pour surmonter de très-grandes résistances.

SECONDE SECTION.

Des Forces Toniques.

LXVIII.

Les forces toniques qui animent toutes les parties molles du corps humain, y opèrent des mouvemens dont la progression n'est pas sensible, et qui sont d'autant plus cachés, qu'ils forment entre les divers organes un état perpétuel d'oppositions extrèmement variées (21).

Haller a supposé dans la fibre animale, outre la force de contraction que lui donne son élasticité, une autre force contractile *morte* (*a*), par laquelle cette fibre tend tou-

---

(*a*) *Physiolog. T. IV, p. 445.*

jours

jours à une contraction qui n'est point suivie d'un relâchement alternatif. Il dit que cette force n'a rien de commun avec la vie, et que c'est aux physiciens à en rendre raison, comme de la force de ressort.

Le besoin qu'il a eu de supposer cette force contractile *morte*, pour échapper à quelques-unes des objections sans nombre qu'on peut faire contre son opinion sur l'irritabilité ; l'a engagé à dire de cette force plusieurs choses mal vues, que je ne m'arrêterai point à réfuter.

Avec quelle vraisemblance Haller eût-il pu rapporter à cette force contractile morte, le changement si frappant qui se fait dans les maladies funestes, lorsque la face devient très-promptement hippocratique; les bouffissures qu'on voit naître en diverses parties des tégumens, par les effets des poisons ou des passions de l'ame ; etc. etc. ?

M. Blumenbach propose, comme une force qui n'est pas morte, ainsi que celle de l'élasticité ; une force vitale qu'il dit être la plus universelle, et comme le premier degré de toutes les autres. C'est, dit-il, la *contractilité* ou le simple effort de tendance

Tome I.   .K

à la contraction ; force vitale qu'il fait rési-
der dans tout le tissu cellulaire, et par conséquent dans presque tout le corps (22).

LXIX.

Les forces toniques qui agissent habituellement dans un organe, ne peuvent y
produire des mouvemens à progrès sensibles, semblables aux mouvemens musculaires, que lorsqu'elles prennent dans cet
organe une augmentation vicieuse ; soit absolue, à laquelle on peut donner le nom
général d'affection spasmodique ; soit relative et causée par l'affoiblissement d'un
autre organe antagoniste, ou qui lui oppose
une résistance particulière.

C'est par des effets semblables que nous
pouvons reconnoître l'existence des forces
toniques dans ceux des vaisseaux sanguins
qui n'ont point de fibres musculaires ; dans
le tissu cellulaire de la peau ; dans les membranes des vaisseaux sécrétoires (23) et des
viscères, et enfin dans les muscles même.

Haller, dans ses expériences sur le mouvement du sang ; a vu que si l'on ouvre
une veine, le sang y est dirigé des veines

voisines avec une vîtesse singulière. Pour expliquer ce mouvement du sang, Haller a admis une force de dérivation produite par le ressort des veines voisines de celle que l'on ouvre (*a*).

Il n'est pas vraisemblable que cette direction et cette accélération du cours du sang, dépendent des accroissemens peu considérables que peuvent recevoir alors les forces de ressort, ou les autres forces physiques des veines voisines. Ces effets doivent donc être rapportés à une augmentation extraordinaire des forces vivantes ou toniques de ces vaisseaux.

LXX.

LES forces de contraction tonique des veines sont sensiblement augmentées dans les fièvres aiguës, où le sang tiré par la saignée jaillit plus vivement que dans l'état naturel. Ces forces peuvent être excitées à tel point, qu'une veine qu'on ouvre ne donne point de sang jusqu'à ce que sa crispation ait été relâchée.

(*a*) *Physiol.*, *T. II*, *p. 215 et p. 328-9.*

K 2

Ainsi Baglivi rapporte que, dans une fille hystérique, on ouvrit douze fois la veine du bras, sans qu'on en pût faire couler du sang; et on ne réussit à lui en tirer par l'ouverture de la saphène, qu'après lui avoir fait prendre un bain tiède. Dans cet état de convulsion fixe et générale du système veineux, il ne pouvoit se former un spasme particulier des veines voisines, qui en dirigeât le sang vers l'ouverture de la veine piquée.

C'est à la contraction tonique des vaisseaux qu'il faut rapporter ce que Nicholls a remarqué; que le sang ne pénètre point, pendant la vie, les vaisseaux qui sont ouverts dans la cavité des ulcères, comme l'injection les pénètre dans le cadavre.

Une semblable contraction dans des gros vaisseaux avoit sans doute été portée successivement à un degré extrême, pendant la vie d'un homme, sur lequel Haller fit l'observation suivante (*a*). Il trouva dans cet homme, que le poumon gauche ayant

____

(*a*) Qu'il a rapportée dans ses *Opuscula Pathologica.*

été consumé, les grands vaisseaux de ce poumon étoient comme tranchés à leurs extrémités qui restèrent ouvertes ; de sorte qu'il étoit très-difficile d'imaginer ce qui avoit pu s'opposer, dans le sujet vivant, à l'épanchement du sang contenu dans ces vaisseaux (24).

LXXI.

L'EXCITATION des forces toniques dans le tissu cellulaire des tégumens, cause (comme Hippocrate l'a connu) le saisissement qu'un froid vif détermine à la surface du corps, quand la peau fait chair de poule. Il faut aussi rapporter à des variations de ces forces (et non au jeu des sphincters des pores de la peau, que Boerhaave avoit imaginés) la sécheresse de la peau dans les fièvres ardentes ; et les sueurs critiques ou colliquatives qui surviennent à la fin de ces fièvres (25).

On doit rapporter ici la corrugation du scrotum que produit l'impression d'un air froid. Schlichting a vu dans un gonflement des testicules, que le dartos avoit un mouvement vermiculaire très-distinct.

K 3

Bordeu a fait voir que l'action des forces toniques est la cause principale des mouvemens des vaisseaux excrétoires des glandes, qui peuvent seulement être aidés par les compressions des muscles voisins (*a*).

C'est ainsi que lorsque l'irritation causée par des matières âcres ou par des passions tristes, fait couler les larmes, ce flux est produit par l'augmentation du mouvement tonique dans les conduits excrétoires de la glande lacrymale, etc. (26).

Il est aisé de voir combien sont insuffisantes toutes les causes mécaniques qu'on a données du mouvement de la semence, dans les vaisseaux du testicule qu'elle parcourt après sa sécrétion. Ce mouvement de la semence dans ses vaisseaux propres dépend de leurs forces toniques, dont le Principe Vital dirige les impulsions. Il est accéléré par les vrais aphrodisiaques (qui agissent directement sur les vaisseaux séminaires, et non pas en augmentant la

---

(*a*) Dans ses Recherches sur les Glandes, où il a très-bien réfuté les explications mécaniques qu'on donnoit des excrétions des humeurs.

quantité de sperme); ainsi que par les passions amoureuses, au point que l'excrétion qu'elles sollicitent étant interceptée, peut causer des engorgemens soudains des testicules.

Il est des vaisseaux sécrétoires, dont on a vu le mouvement tonique ordinaire devenir un mouvement sensible et péristaltique.

Olaus Borrichius et Fanton ont observé ce mouvement péristaltique dans les conduits biliaires des pigeons vivans (et il est à remarquer que ces conduits n'ont point de fibres musculeuses). Le même mouvement peut avoir lieu dans le canal cholédoque de l'homme; ainsi qu'il est prouvé démonstrativement par une observation de Meekren, sur une invagination qui se forma dans ce canal à la suite d'une colique hépatique (27).

LXXII.

Van-Helmont, Stahl, et d'autres après eux, ont prouvé l'existence des mouvemens toniques dans les membranes et les viscères

parce que l'excès de ces mouvemens produit, dans différentes maladies, des constrictions spasmodiques , qu'un sentiment
intérieur fait rapporter aux endroits des
organes affectés. Ainsi Van-Helmont a allé-
gué entre autres faits de ce genre; ces constrictions qui se font sentir aux uretères
dans la néphrétique, aux vaisseaux séminaires dans la gonorrhée virulente , etc.

On peut donner un nouveau degré de
force à ces preuves des mouvemens toniques ; en observant qu'à la suite des maladies où de semblables constrictions spasmodiques se font communément ressentir,
on trouve fréquemment aussi dans les cadavres, des contractions et d'autres lésions
des organes affectés, qui sont relatives à ces
spasmes (28).

Van-Helmont dit que dans l'asthme sec,
la membrane qui enveloppe le poumon
entre dans une contraction très-forte ; ce
qu'il fonde sur la sensation que ces asthmatiques éprouvent comme d'une ascension
violente de tout le poumon. J'observe que
ce symptome est relatif à plusieurs observations qu'on a faites sur des cadavres

d'asthmatiques, où l'on a trouvé le poumon fortement retiré vers la gorge.

Morton a observé dans presque tous les sujets qu'il a vus mourir de la phthisie icté-rique, qu'ils souffroient, dans l'hypocondre droit, des douleurs spasmodiques terribles; et il a vu dans leurs cadavres, que le foie étoit beaucoup plus resserré que dans l'état ordinaire, et d'une substance aussi compacte que s'il eût été cuit.

Willis a vu dans une femme qui avoit péri de convulsions hystériques, que dans la partie supérieure du mésentère, les deux lames de cette membrane étoient décollées ou détachées l'une de l'autre en plusieurs endroits, où elles formoient des vésicules remplies d'air (29).

Il est plusieurs autres observations du même genre qu'on pourroit rapporter ; comme sont celles de Mead, sur ce que dans les cadavres des hydrophobes on trouve généralement les membranes beaucoup plus fermes et plus tendues que dans l'état ordi-naire : celles de MM. Barrère, Meckel, et autres Anatomistes ; qui ont trouvé que le cerveau est généralement d'une consistance plus ferme que dans l'état naturel, à la suite des affections maniaques : celles qui prouvent que la rupture du médiastin a eu lieu, par l'effet d'une distension spasmodique, chez quelques sujets qu'avoit fait périr la peste de Marseille, &c.

LXXIII.

On n'a attribué jusqu'à présent aux forces toniques que le pouvoir de raccourcir les fibres qu'elles animent. Mais sans doute elles peuvent aussi étendre ces fibres, en écartant leurs molécules. L'un de ces mouvemens est aussi simple à supposer que l'autre, et doit également être admis d'après les faits. Il faut seulement observer que le mouvement d'extension tonique des fibres, n'est produit par le Principe Vital, que dans des cas où il éprouve des affections fortes et insolites.

L'extension forcée que le Principe Vital donne alors aux fibres et au tissu cellulaire, fait pénétrer dans leurs interstices les humeurs séreuses, et l'air qui se dégage en partie de ces humeurs.

C'est ainsi qu'on doit concevoir les bouffissures que l'action des poisons produit fréquemment en différentes parties du corps ; les bouffissures semblables qu'a causé l'usage des fruits de bonne qualité, mais pris pour la première fois (ce que Boerhaave a mal expliqué) ; les gonflemens que Bordeu assure qu'on voyoit se reproduire au bras d'un malade, toutes les fois que son Ame souffroit quelque passion vive, ou faisoit simplement effort pour penser, &c. (30).

On peut rappeler ici l'opinion de Willis, à laquelle il revient dans plusieurs endroits de ses Ouvrages. Cet Auteur pense que dans plusieurs affections convulsives, les fibres des viscères membraneux s'écartent les unes des autres (écartement qu'il imagine être produit parce que ces fibres sont gonflées par les esprits animaux). Il appuye cette opinion sur diverses preuves ; et entre autres sur ce que l'on observe souvent dans les personnes hystériques et hypocondriaques, que l'éruption des vents ne soulage point, dans le temps où l'estomac est tout-à-coup distendu extraordinairement par une affection nerveuse ; et cependant que cette éruption est aussi forte que celle qui survient à la fin de l'attaque lorsque l'estomac s'affaisse soudainement.

LXXIV.

Je passe à ce qui concerne les forces toniques des muscles. Ces forces (dont Galien a parlé) se manifestent par le mouvement sensible qu'on observe dans un muscle, lorsque son antagoniste vient à être coupé, ou frappé de paralysie. Ce mouvement est alors soudain, quand ce muscle, ainsi que son antagoniste, étoient immédiatement auparavant dans un effort de contraction musculaire.

Une contraction tonique plus forte peut avoir lieu dans un muscle, sans que le Principe Vital y agisse avec plus de force qu'auparavant, et par le seul affoiblissement de la résistance du muscle antagoniste. Cependant un mouvement convulsif et accéléré est souvent alors excité dans un muscle, par le stimulus du sentiment que produit la section de son antagoniste.

Quoiqu'on ne puisse mesurer exactement les mouvemens toniques, qui échappent aux sens ; on a lieu de croire que les forces toniques sont partagées inégalement entre les muscles antagonistes dans les diverses articulations. Cela paroît indiqué, lorsqu'on examine quelle est la position la plus facile de chaque articulation dans un sommeil paisible.

On peut, dans ce sommeil, remarquer avec Du Verney, que les articulations du coude et du genou sont un peu fléchies ; que le pied demeure étendu (ce qui fait voir que l'état de demi-flexion n'a pas lieu alors dans toutes les articulations, comme on l'a dit) ; que le rayon est tourné en dedans, et que les doigts de la main sont pliés. J'ajoute que les doigts sont pliés d'autant plus fortement que le sommeil est plus profond ; de sorte qu'on voit les jeunes personnes fort fatiguées dormir en ayant les poings fermés (31).

LXXV.

Cependant cette proportion inégale des forces toniques , naturellement départies entre les muscles antagonistes , n'est pas prouvée assez rigoureusement par ces observations faites sur l'état de sommeil naturel. Il est possible que le Principe de la Vie soit déterminé automatiquement aux approches du sommeil, à produire un plus grand relâchement , ou à employer moins de forces toniques, dans les muscles extenseurs des articulations, que dans les fléchisseurs , leurs antagonistes. Le Principe de la Vie peut y être porté , à raison des fatigues plus grandes des extenseurs, qui travaillent plus que les fléchisseurs dans la station, et dans les mouvemens progressifs (a).

Il me paroît que c'est principalement d'après les phénomènes de diverses maladies paralytiques , qu'on peut reconnoître les rapports d'inégalité des forces toniques des muscles qui sont antagonistes entre eux , ou qui agissent en des sens différens, pour concourir à produire un mouvement composé. Il est naturel de penser que ces muscles , lorsqu'ils sont frappés d'une paralysie qui leur est commune , et qui est produite par la même cause , perdent de leurs forces toniques proportionnelle-

____

(a) V. ma Nouvelle Mécanique des Mouvemens de l'Homme et des Animaux, p. 34.

ment à celles qu'ils ont dans leur état naturel (52).

LXXVI.

J'EXPLIQUE, d'après des observations analogues aux précédentes, divers phénomènes
singuliers de la paralysie qui succède à la
colique de Poitou et au cholera-morbus.

Dans la paralysie incomplète des extrémités qui suit la colique de Poitou, on
observe que l'impuissance affecte principalement les muscles supinateurs et les
extenseurs des doigts; et qu'entre les muscles des jambes, les extenseurs sont sur-
tout affoiblis.

M. De Haën a donné des explications peu
vraisemblables de ces phénomènes, qu'il
a déduites des différences qui peuvent être
dans le trajet et dans la compression des
nerfs qui vont aux divers muscles d'une
même extrémité.

Voici quelle me paroît être la vraie raison
de ces phénomènes. L'affection paralytique
produisant dans tous les muscles d'une
même extrémité, une diminution de forces
analogue à celle que cause le sommeil, et

qui les empêche d'affecter aucune position qui demande de l'effort ; les muscles fléchisseurs et pronateurs sont contractés par la dominance de leurs forces toniques ; et dès-lors il se produit un relâchement relatif des muscles extenseurs des doigts et des jambes, ainsi que des supinateurs. Ces derniers muscles ont par ce relâchement un désavantage. toujours plus grand pour se contracter ; et à mesure que l'affection paralytique devient plus grave, ils doivent cesser plutôt que leurs antagonistes d'être susceptibles de contractions vives.

L'effet qu'ont alors les forces toniques dominantes dans les muscles fléchisseurs des jambes, peut s'accroître par degrés, jusqu'à devenir violent, et causer des crampes aux jarrets ; comme je l'ai vu dans un peintre qui avoit la colique de Poitou, et qui, pour remédier à ces crampes, étoit obligé de tenir les jambes étendues.

C'est par une raison semblable, que les extenseurs des piés étant facilement affectés de contractions vicieuses à la suite du cholera-morbus, on devient sujet à des crampes dans les gras de jambes, comme Galien l'avoit l'avoit remarqué , et comme je l'ai vu plusieurs fois.

TROISIÈME SECTION.

De l'influence que les forces toniques et musculaires ont sur le degré de cohésion permanente du tissu des parties molles.

LXXVII.

CHAQUE organe a un degré de cohésion de ses parties que les impressions des agens extérieurs tendent continuellement à affoiblir ; mais qui est toujours conservé et reproduit par l'action de la force plastique, et nutritive de cet organe.

Cette force plastique peut être spécialement altérée dans une seule classe d'organes. C'est ainsi que les chairs restent fermes dans les sujets qui souffrent la maladie rare du ramollissement des os.

Il semble que dans la maladie encore plus rare, où les chairs se séparent des os (33); il existe un vice de réparation convenable, qui affecte spécifiquement les parties du

Tome I.   .L

périoste que pénètrent les fibres des tendons dans leurs insertions aux os.

Il est remarquable que cette force plastique peut être pendant un certain temps extrèmement affoiblie dans un muscle ; de telle sorte, que les fibres de cet organe n'ayent point de cohérence , sans perdre néanmoins entièrement leur force de contraction musculaire ; et que cette force plastique peut ensuite se rétablir dans ce muscle, et lui rendre sa première fermeté. Cela est prouvé par un fait extraordinaire qu'a attesté M. De Haën.

Un homme ayant eu la colique de Poitou, fut attaqué de paralysie des extrémités supérieures. Le pouls et la chaleur de ces extrémités ne souffrirent point d'altération ; mais dans les bras paralysés, tous les muscles dans leur profondeur jusqu'aux os , furent réduits à la consistance d'une pulpe très - molle , sans être absolument privés d'une force de contraction ; et dans la suite ils recouvrèrent la même solidité qu'ils avoient eue avant cette maladie (34).

LXXVIII.

L'INFLUENCE des forces toniques des organes sur le degré de cohésion de leur tissu, est rendue très-sensible dans l'affoiblissement extrème et, soudain de ces forces.

Il faut attribuer à la chute rapide des forces toniques, les grands changemens qui se font dans les traits du visage, et qui en décomposent l'ensemble ; chez les hommes qui sont frappés de maladies funestes (35).

On sait que la mort détruit enfin toute la rénitence des fibres qui étoit due à leurs forces toniques ; qu'elle fait affaisser les abcès qui avoient resté distendus ; etc.

Lorsque l'action des forces toniques est radicalement affoiblie dans les derniers temps de la vie ; la cohésion des parties peut en être altérée, de manière qu'elles soient privées même de la consistance qu'elles ont d'ordinaire après la mort.

C'est ce qu'indiquent les observations de plusieurs Auteurs, et en dernier lieu de M. Hérissant; sur l'attendrissement extrème des chairs des animaux qu'on a fait mourir

très-vîte , en les blessant de flèches empoisonnées avec le suc d'aconit ; en faisant pénétrer dans leurs veines des sucs d'ellébore
blanc , ou de diverses autres plantes véné-
neuses (36).

Une affection semblable des forces toniques a lieu dans les animaux que fait périr
la morsure de la vipère , et dans ceux que
tue le coup foudroyant de l'électricité. Car
suivant les observations de M. Fontana ,
peu d'heures après la mort , les chairs de
ces animaux ont une tendance singulièrement rapide à la corruption ; au point
qu'elles sont aussi mortifiées au bout de
douze heures, qu'elles le seroient au bout de
six jours, après tout autre genre de mort.

Il paroît que dans ces morts extrèmement
promptes, les affections des forces toniques
n'agissent pas seulement en affoiblissant la
cohésion du tissu des fibres : mais qu'étant
agitées encore convulsivement, elles déterminent entre les molécules de ces fibres un
écartement violent et durable. Cet écartement rompant le tissu des parties molles, en
confond la masse, et accélère leur putréfaction (57).

LXXIX.

Diverses affections nerveuses des forces toniques peuvent altérer inégalement la force de cohésion naturelle dans les diverses membranes des parties du trajet des vaisseaux sanguins ; de manière à causer des anévrismes ou des varices. Ces lésions graves des forces toniques dans les vaisseaux sanguins peuvent être déterminées par l'énergie profonde des passions tristes de l'Ame qui est étroitement liée avec le Principe Vital. L'influence sensible de ces passions sur la production des varices et des anévrismes est prouvée par les observations de Lower et de Matani, etc.

L'action des forces musculaires influe beaucoup plus que celle des forces toniques, sur le degré de cohésion permanente du tissu des fibres. Cette cause contribue sensiblement à rendre les fibres musculaires d'un tissu très-dense dans les quadrupèdes dont les mouvemens ont beaucoup de force (comme dans le lion où les fibres des muscles sont tendineuses , suivant la remarque de Daubenton) ; ainsi que dans les oiseaux dont le vol est très-rapide.

I. 3

Réciproquement l'augmentation de densité qu'un muscle reçoit d'un exercice fréquent, étant portée jusqu'à un certain point, le rend d'autant plus susceptible de contractions.

On sait qu'un mouvement presque continuel dans les jeunes animaux sert au développement de leurs forces et de leurs organes ; et qu'à tout âge les hommes foibles peuvent accroître beaucoup leurs forces par un exercice gradué qu'ils répètent assidûment. Cheyne et Ramazzini ont observé que chaque Artisan a plus de force et d'épaisseur dans les muscles dont il fait le plus d'usage (38).

Il faut pourtant remarquer par rapport à cette assertion trop générale de Cheyne et de Ramazzini ; que lorsque l'habitude entière du corps est trop affoiblie par un défaut de réparation convenable, ou par une disposition consomptive ; les muscles dont un homme fait l'usage le plus assidu , ne prennent pas plus d'épaisseur , et perdent de leur force , relativement à l'état ordinaire (quoiqu'ils puissent acquérir plus de cohésion dans leur tissu).

LXXX.

L'on observe en général qu'après de longues habitudes de l'exercice d'un muscle, il se fait une augmentation permanente de la cohésion de ses fibres.

Je rapporte à cette cause un fait que De Haën a indiqué, et dont il dit qu'il est diffi-, cile de rendre raison (*a*). C'est que dans la consomption dorsale, causée par des excrétions excessives de semence, les muscles du dos et des lombes, non-seulement s'atrophient aussi bien que les autres muscles ; mais encore deviennent secs et durs comme du bois. De Haën se borne à douter vaguement, si cette dessication ne tient point aux agitations de ces muscles, qui ont lieu dans les plaisirs vénériens.

C'est sans doute parce que la moitié droite du corps, qui se meut plus fréquemment et avec moins de contrainte que la gauche, est en général plus *robuste ;* que les affections

---

(*a*) Dans ses *Prælectiones Pathologicæ in Instit. Boerhavii.*

L 4

paralytiques attaquent plus souvent la moitié gauche du corps que la droite , comme on peut le remarquer d'après De Haën, etc.

LXXXI.

CHAQUE répétition forcée des contractions vives d'un muscle est suivie d'un accroissement de cette cohésion, qui subsiste pendant un temps plus ou moins long. C'est ce qui résulte d'un grand nombre de faits que je vais indiquer.

Je dois observer que cet accroissement de cohésion des fibres d'un muscle , qui suit des contractions violentes et répétées de ce muscle , ne s'établit que lorsqu'elles ont été arrêtées à un degré fixe , pendant un certain temps. Car si ces contractions sont renouvelées de suite, à des degrés inférieurs, elles empêchent les parties des fibres de ce muscle de conserver une situation fixe, et de rester constamment plus cohérentes que dans leur état naturel (39).

La lassitude qu'on éprouve à la suite d'un exercice long et pénible , a pour principe l'accroissement de la cohésion dans les fibres des muscles dont les contractions ont été fortes et long-temps répétées. Cette augmentation vicieuse de cohésion produit une sensation fâcheuse dans chaque nouveau mouvement des muscles , et rend ce mouvement de plus en plus difficile : ce qui cause l'engourdissement dans les membres, et y occasionne , souvent par irritation lorsqu'on veut en forcer le jeu, des crampes et d'autres affections spasmodiques.

LXXXII.

On délasse parfaitement les membres qui sont fatigués par un exercice violent ; en employant un art singulier pour les comprimer et les frotter : art qui est pratiqué en diverses parties de l'Asie , et qui étoit connu des Anciens Romains (comme on peut voir dans Sénèque et Martial) (40).

Les pressions et les frictions douces qu'on exerce sur ces membres fatigués, que l'on pêtrit ainsi, ou que l'on *masse ;* ne peuvent qu'agiter dans tous les points les fibres des muscles affectés, ou faire mouvoir en divers sens toutes les parties de ces fibres : ce qui doit nécessairement diminuer et effacer l'accroissement de cohésion permanente qu'avoit introduit dans le tissu de ces muscles un exercice pénible et long-temps continué.

Après que cette cohésion extraordinaire a été ainsi dissipée par ce moyen excitant (et par-là préférable au bain tiède, dont l'effet seroit en même temps relâchant), on redonne aux muscles affectés plus de facilité, et plus de force pour exécuter les mouvemens auxquels ils sont destinés; ce qui établit le retour de la vigueur. On fait cesser en même temps la contraction assidue des efforts de mouvemens toniques, que l'exercice avoit déterminée dans les membres affectés; et d'autant que cette concentration y produisoit un excès de chaleur qui étoit ressentie par tout le corps; cet excès étant détruit, fait place à un refroidissement très-marqué.

Quant à la sensation agréable qui accompagne l'opération du masser, on sait qu'une pareille sensation est généralement attachée à la détente de tout état violent des organes; et il est vraisemblable que chez les Orientaux, cette sensation est exaltée jusqu'à produire une espèce de volupté, par l'effet d'un chatouillement presque insensible que l'art fait naître des frottemens les plus doux.

LXXXIII.

DUVERNEY a observé qu'il arrive quelquefois que le bras, par exemple, ayant été mû en divers sens avec des efforts extraordinaires ; se trouve dans une impuissance absolue de se mouvoir. L'attitude naturelle des muscles est alors fort contrainte ; et la situation de l'os est changée, sa tête ayant été contournée dans la cavité articulaire de l'omoplate.

Duverney n'a pas vu que cette affection des muscles, qu'on ne peut qu'imparfaitement regarder comme une sorte de luxation ; dépend de ce que la cohésion de leurs fibres est augmentée pour un certain temps par un exercice outré : de sorte que ces muscles doivent souffrir ce degré de torsion, que l'obliquité de leur direction permet, et qui tourne la tête de l'humérus en dehors.

LXXXIV.

JE rapporte à une cause semblable la crampe ; cette affection spasmodique et douloureuse dont on n'a point encore proposé d'autre explication que celle qu'ont donnée Cowper et Boerhaave. Ils l'ont attribuée à un écartement ou déplacement des tendons ou de leurs insertions, au-dedans des ligamens annulaires qui les assujettissent. Mais on n'a pas donné jusqu'ici des idées nettes de ce déplacement des tendons, et il n'est pas aisé d'en voir la possibilité.

La crampe est une affection presque toujours douloureuse, qui prend subitement ; et qui donne à celui qui la souffre, le sentiment d'un état convulsif mêlé d'engourdissement. Elle attaque le plus souvent diverses parties des extrémités supérieures et inférieures.

Je pense que la crampe, lorsqu'elle est douloureuse, est produite de la manière suivante.

Quand un muscle est attaqué de crampe, 1°. une partie dans chacune de ses fibres qui sont immédiatement affectées, est saisie d'une contraction involontaire et violente; dont la force et la direction ne s'accordent point avec celles qui sont propres aux mouvemens naturels de tout ce muscle, soit musculaires, soit toniques.

2°. Les contractions irrégulières qui sont produites dans la partie des fibres de ce muscle qui n'a point été affectée immédiatement, croissent avec un progrès qui est souvent sensible au malade; peuvent aller jusqu'à donner à ces fibres un degré de torsion; et causent fréquemment dans le corps de ce muscle, des renflemens et des déplacemens très-marqués.

3°. Les contractions vicieuses de ces fibres sont rendues permanentes par l'action de la force de situation fixe qui survient aux parties de ces fibres (41).

LXXXV.

Les muscles *complexus* et les *demi-épineux des lombes* sont sujets à souffrir, dans certaines circonstances, une contorsion qui est plus durable que la crampe; et plus forte que l'affection des muscles qui change la situation des têtes des os.

Lorsqu'un homme courbé fortement en avant, se relève tout à coup en tournant l'épine comme pour regarder derrière lui; il est exposé à ressentir une douleur vive dans les lombes, que suit la difficulté de se redresser; et qui peut se continuer avec un tel degré de force, qu'elle amène des défaillances et un mouvement fébrile dans le pouls.

La première cause de cet accident paroît être l'effort violent que font les muscles demi-épineux d'un côté des lombes, pour exécuter à la fois les deux mouvemens d'érection et de rotation de l'épine.

Ainsi ces muscles souffrent alors une contorsion, malgré l'expansion aponévrotique qui les recouvre; et cette contorsion est dans la suite rendue fixe par l'accroissement de cohésion qu'elle occasionne dans les fibres musculeuses.

La rotation de l'épine qu'ils produisent, affoiblit leur effort pour l'étendre; et leur contraction parvenue avec prestesse jusqu'à un certain point, ne peut être poussée plus loin assez promptement, qu'autant que ces muscles se tordent (42).

LXXXVI.

LES muscles *complexus* et *splenius* sont exposés à une pareille affection, toutes les fois qu'une personne qui tient la tête penchée en avant sur un côté, la retourne brusquement sur le côté opposé, et la redresse en même temps. Il survient alors une douleur vive et une difficulté extrème de relever la tête, qu'on soulage (avec une détente qui est sensible au malade) par des frictions douces et légères sur les digitations lésées de ces muscles (43).

Il me paroît très-probable qu'un des usages des énervations des muscles droits du bas-ventre, qui attachent ces muscles à la gaîne que forment les aponévroses des obliques ; est de fixer en plusieurs points ces cordes musculeuses droites très-étendues, de manière à empêcher qu'elles ne souffrent des contorsions dans leurs mouvemens violens.

Tous les muscles souffrent un degré de torsion, en se contractant soudainement avec une force extraordinaire ; et ils expriment alors le sang contenu dans leur tissu poreux, ou dans leurs vaisseaux qu'ils distendent et rompent quelquefois. Cette extravasation d'un sang qui s'altère tôt ou tard ; peut causer des inflammations, des suppurations , des abcès dans les corps de ces muscles.

C'est ainsi que se produit sans doute la plus grande partie des maux que le peuple appelle *efforts ;* quoique ces maux puissent avoir lieu aussi dans l'état passif des muscles qui sont à demi rompus par des puissances qui les tendent violemment en sens contraires.

CHAPITRE

CHAPITRE V.

Des forces sensitives du Principe de la Vie dans les solides du Corps Animal ; de leur distinction d'avec les forces motrices de ce Principe, et des différences de ces forces sensitives dans les différentes parties.

LXXXVII.

La sensibilité est une *force active*, et non un *état passif* du Principe Vital.

Je dis que la sensibilité est une *force active*, quoiqu'elle ne puisse être une force *motrice*; en ce sens qu'elle est une cause inhérente à l'animal des phénomènes du sentiment; que les effets en sont spontanés; et qu'elle survient à l'occasion des affections des organes, mais non pas d'une manière nécessaire, comme dans un état physique passif.

C'est par une suite des idées matérielles et grossières, dont l'esprit humain a peine à se dépouiller; qu'on a cru communément

Tome I.   M

que la sensibilité est une modification passive, et que tout sentiment doit être produit dans les organes du corps vivant par
un effet nécessaire des impressions que reçoivent ces organes.

L'idée du sentiment n'a rien de commun
avec l'idée du mouvement ; et par conséquent il est impossible de concevoir comment des ébranlemens quelconques, com-
muniqués à un organe quelconque par des
corps qui lui sont extérieurs, peuvent donner à cet organe la faculté de sentir.

Aucun sentiment ne peut avoir lieu dans
le corps vivant, que par l'exercice des forces
actives du Principe de la Vie : de même
que les sensations de l'Ame qui font distinguer les objets extérieurs, n'existent que
par l'effet d'une attention active que l'Ame
donne à ces objets ; comme Stahl l'a fort
bien remarqué.

Pour bien connaître la nature des forces
sensitives du Principe Vital, il faut en
marquer la distinction d'avec les forces
motrices de ce Principe ; et indiquer les
différences du degré et de l'espèce de ces
forces sensitives dans les différens organes.

LXXXVIII.

Il faut distinguer dans le Principe Vital les forces sensitives d'avec les forces motrices, parce que ces deux sortes de forces produisent des effets entièrement dissemblables (1). C'est ainsi que dans l'Ame qui est une, les Métaphysiciens distinguent l'entendement et la volonté ; parce que les opérations de ces facultés sont évidemment diverses (2).

On manque à ce que prescrit la bonne Méthode de Philosopher dans la Science de l'Homme, lorsqu'on soutient, avec quelques Physiologistes récens, cette opinion (qu'on a faussement attribuée à l'École de Montpellier) : que c'est la *sensibilité* qui est le Principe de la Vie dans l'Homme et dans les Animaux.

C'est sans aucun fondement qu'on affirme que les mouvemens du cœur dès l'origine, ceux de la respiration après la naissance, et autres qui sont nécessaires à la vie ; sont toujours le produit des impressions que la sensibilité reçoit de causes irritantes. Rien ne prouve que ces mouvemens vitaux dans

leur production primitive, et continuellement répétée suivant un ordre constant, ne
soient des effets de l'action directe et immédiate des forces motrices du Principe Vital,
excitées et dirigées par des lois primordiales
qui leur sont propres (3).

Le préjugé seul peut avoir persuadé,
d'après ce qu'on voit communément dans
les phénomènes de l'irritabilité des muscles;
que les opérations de la faculté motrice des
organes ne sont jamais *spontanées*, et imprimées directement par la nature même
du Principe Vital, et doivent toujours être
déterminées par des causes qui affectent la
sensibilité.

Lorsqu'on ne veut point aller au-delà de
ce que disent les faits, il est indispensable de
distinguer entre les mouvemens des fibres
des divers organes vivans ; ceux qui y sont
excités manifestement par des causes irritantes ; et ceux qui paroissent y être produits immédiatement et spontanément, par
les forces motrices du Principe Vital, qui
obéissent à des lois primordiales; sans qu'on
puisse assigner aucune irritation antérieure
qui détermine l'action de ces forces.

Haller, quand il traite de la sensibilité, et qu'il soutient que l'irritabilité des muscles dont les nerfs ont été coupés, ne dépend point de la sensibilité; suppose toujours ce qu'il falloit prouver : en ce qu'il prétend qu'il ne peut exister dans un corps animal vivant, aucune autre espèce de sensibilité que celle qui se rapporte à la première origine des nerfs (au *sensorium commune*),et dont l'animal entier a la conscience.

LXXXIX.

JE crois que si l'on considère avec attention et sans préjugé, les faits qu'on a observés sur les mouvemens des muscles qui ont été récemment séparés du corps d'un animal vivant, ou dont les nerfs viennent d'y être coupés; on ne pourra s'empêcher de reconnoître que ces muscles ont une sensibilité locale, indépendante de l'intégrité de leurs nerfs; et qu'ils sentent le *stimulus* qui leur est appliqué; quoique ce sentiment ne puisse vraisemblablement être réfléchi, comme il le seroit dans un Principe analogue à l'Ame pensante.

On ne sauroit douter que les mouvemens

de contraction des fibres d'un animal vivant, ne *puissent* être déterminés par une sensibilité indépendante de l'intégrité de son système nerveux; quand on considère que les polypes et divers mollusques qui n'ont point de nerfs, sont très-sensibles à l'irritation d'un *stimulus* qu'on leur applique, et se meuvent en conséquence de cette irritation (4).

X C.

Nous ne pouvons connoître d'après l'expérience, quelles sont dans chaque organe, les proportions de la *sensibilité locale* qui lui est propre, aux mouvemens qu'elle détermine. Mais nous avons plus lieu de croire que ces proportions sont très-différentes dans les différentes parties; que la sensibilité qui appartient à l'animal entier a dans ses divers organes des rapports très-inégaux avec la mobilité dont leurs fibres sont douées.

L'inégalité de ces derniers rapports d'intensité des forces motrices, et des forces de sensibilité générale, est prouvée par un grand nombre de faits, dont je vais citer quelques-uns des plus remarquables.

Dans la moelle du cerveau, et dans la pulpe des nerfs, la sensibilité est le plus souvent très-grande; et la mobilité est toujours très-foible.

Quoique le cœur ait un mouvement perpétuel, M. Moscati a expérimenté sur une grenouille, que la sensibilité de cet organe étoit beaucoup moindre que celle des muscles de la cuisse.

Leidenfrost a observé sur la tunique villeuse d'un intestin ouvert, et qui sortoit replié par une ouverture qui s'étoit faite aux parties externes du bas-ventre; que l'application du vin chaud sur cette tunique excitoit de grands mouvemens dans cet intestin; quoiqu'il eût peu de sentiment, et qu'on n'y causât même point de douleurs, lorsqu'on en faisoit couler du sang en détergeant la mucosité dont cette tunique étoit enduite.

La distinction des forces motrices et des forces sensitives peut encore être appuyée sur l'inégalité des lésions respectives que ces différentes forces souffrent dans un même organe qui est frappé de paralysie (5), etc.

XCI.

CE n'est que d'après l'observation qu'on peut connoître les différences qui existent entre les forces sensitives des divers organes.

Elle donne des aperçus généraux concernant les variations de ces forces dans chaque partie, suivant que la cohésion de son tissu varie.

Elle fait voir que les nerfs sont doués principalement de sensibilité, mais non pas exclusivement aux autres parties.

Enfin elle découvre dans les différens organes, des diversités singulières par rapport aux cas d'excitation de la sensibilité, qui leur est commune; et par rapport à l'espèce de sensibilité qui est propre à chaque organe.

Les parties qui sont communément insensibles dans leur état naturel, acquièrent beaucoup de sensibilité aux causes d'irritation et de douleur; par tout ce qui produit dans le tissu de ces parties, ou aux extrémités de leurs fibres, un exercice inaccoutumé des forces motrices du Principe Vital.

C'est ce que je vais prouver par les faits généraux les plus remarquables sur ce sujet (6).

Lorsqu'il s'établit dans les parties molles qui sont communément insensibles dans leur état naturel, une tension extraordinaire, la force motrice tonique du Principe Vital y est fortement excitée pour résister à cette tension insolite ; et cette excitation détermine dans ces parties molles une sensibilité qui est vive à proportion.

L'effet général de l'accroissement de la sensibilité des organes qui se proportionne à leur tension , peut être rendu manifeste par l'exemple suivant.

Les malheureux qui sont appliqués à la question , lorsque leurs membres sont le plus cruellement étendus ; peuvent être soulagés par des affusions d'eau tiède qui affoiblissent cette tension. Mais pendant la torture , ils souffrent un accroissement horrible de leurs douleurs , s'ils viennent à être frappés légèrement d'un bout de corde, dont ils ne ressentent plus une semblable impression, lorsque leurs membres sont relâchés (*a*).

XCII.

Il n'est point de partie du corps vivant plus molle que le tissu cellulaire. Dans son état naturel, il est généralement insensible; quoiqu'il ne le soit pas toujours, suivant Lotter (*b*). Cependant le tissu cellulaire, lorsque ses fibres sont dans un état de tension extraordinaire, devient singulièrement sensible aux irritations extérieures; comme le prouvent les observations suivantes.

Meckel observa dans une opération qu'il fit sur le célèbre Zimmerman, après de longues souffrances qui avoient précédé (opération qu'il a très – bien décrite) (*c*), que toutes les fois que l'on coupoit une fibrille du tissu cellulaire, par lequel le sac her-

---

(*a*) Richter, *Dissert. sub Stahlio Defens. de Sensu Naturæ circa Curationes Incongruas.*

(*b*) Dans la Seconde Partie de la Collection de Fabri, sur l'insensibilité et l'irritabilité Hallérienne.

(*c*) Dans son Traité *De Morbo Hernioso Congenito, singulari et complicato, féliciter curato.*

niaire étoit enveloppé et attaché de tout côté à la cavité du scrotum, la division de chacune de ces fibrilles causoit à Zimmerman une douleur très-aiguë.

Meckel rapporte un autre exemple d'une amputation faite par Schmucker, d'un testicule squirrheux; où la séparation du tissu cellulaire du scrotum d'avec le testicule ne put se faire sans des douleurs très-aiguës, qui faisoient jetter des cris au malade (7).

XCIII.

Lorsqu'il se produit dans des parties dures, qui sont communément insensibles dans leur état naturel, un travail extraordinaire des forces motrices du Principe Vital; que détermine une fluxion inflammatoire, ou autre cause interne de lésion violente de l'organisation; une sensibilité très-vive survient à ces parties.

Les ligamens des articulations sont le plus souvent insensibles et peuvent être coupés sans que leur section cause de douleur. Cependant (comme l'a observé Reimar) ils commencent à ressentir de cruelles douleurs au second ou troisième jour après qu'ils ont été blessés , ou dans tout autre jour auquel l'inflammation survient à leur blessure.

Cette différence paroît tenir à ce que la fluxion inflammatoire ramollit le tissu des ligamens ; et sans doute c'est par la même raison , que les parties ligamenteuses des articulations deviennent le siége des douleurs de la goutte; quoique ces parties semblent être insensibles, lorsqu'on les déchire dans les expériences qu'on fait sur les animaux (8).

XCIV.

C'est à un travail extraordinaire des forces motrices du Principe Vital, que détermine une cause interne de lésion violente de l'organisation ; qu'il faut rapporter la sensibilité vive qu'acquièrent dans diverses maladies, les parties les plus dures du corps humain, qui sont insensibles dans leur état naturel. De là dépendent les douleurs qui se font sentir dans plusieurs caries des os , dans leur ramollissement et dans leur redressement spontané chez les rachitiques. Une sensibilité douloureuse survient de même aux tumeurs squirrheuses qui se ramollissent, soit qu'elles forment des cancers ou non.

Un travail extraordinaire du Principe Vital a lieu dans les extrémités des parties du corps humain, soit molles, soit dures (qui sont communément insensibles), après qu'elles ont souffert une solution de continuité ; et ce travail paroît déterminer la grande sensibilité des productions par lesquelles les bords de ces parties se réunissent.

C'est ainsi que les bourgeons qui reproduisent les chairs dans un ulcère, sont extrèmement sensibles ; aussi bien que ceux par lesquels se cicatrisent les sections des parties ligamenteuses, et ceux dont se forme le calus qui soude les os fracturés. De même la dure-mère a la plus grande sensibilité dans les couches par lesquelles elle s'exfolie, et dans les excroissances fongueuses qu'elle produit à la suite de l'opération du trépan, etc.

On observe pareillement une très-grande sensibilité dans les bourgeons rougeâtres ou papilles charnues, qui naissent sous les couches extérieures des os attaqués par la carie, et qui, acquérant par degrés une dureté osseuse, agissent comme autant de coins qui poussent et séparent ces couches, et opèrent ainsi l'exfoliation de ces os. M. Tenon a observé que ces bourgeons naissent du tissu cellulaire de l'os même ; et ne prennent point leur origine du périoste, ni du tissu cellulaire qui est extérieur à l'os, et dont la surface externe est alors desséchée.

On a admis vulgairement, comme étant une cause de cette sensibilité singulière ; que dans ces productions il se forme et se propage de nouvelles fibrilles nerveuses (comme de nouveaux vaisseaux sanguins). Mais l'existence de ces fibrilles nerveuses n'y est pas démontrée ; et cette cause, même étant supposée, semble devoir être toujours subordonnée à la cause générale que j'indique.

Enfin, puisqu'on ne peut admettre que des nerfs entrent ou se développent dans le tissu des cheveux ; il n'est pas possible de supposer qu'il y ait aucune influence des nerfs dans la sensibilité douloureuse que les cheveux, qui sont naturellement insen-

sibles, acquièrent lors de cette espèce de
végétation qui les organise vicieusement,
et qui est connue sous le nom de *Plica Po-
lonica.*

X C V.

On est généralement dans l'opinion que
la sensibilité de tous les organes du corps
humain dépend uniquement des nerfs qui
entrent dans leur composition.

Cette opinion semble d'abord être fondée
sur les expériences, qui prouvent que tout
animal doué de nerfs perd ce sentiment dans
un organe, lorsqu'on a lié les nerfs qui s'y
distribuent. Mais je ferai voir ailleurs (*a*),
que l'effet de cette ligature est seulement de
déterminer l'interception de la sympathie
entre les nerfs de l'organe supposé, et le
reste du système des nerfs, qui sont les
principaux instrumens des forces sensitives : et l'interception de cette sympathie fait qu'aucun sentiment qui est excité
dans cet organe, n'est ressenti par l'animal.

(*a*) Au Chapitre X de cette Première Partie,
Seconde Section.

Les expériences de Haller qui attribue une grande sensibilité à la substance médullaire des nerfs, sont contredites par celles qu'ont faites MM. Lamure, Tandon (9) et Le Cat ; dont il suivroit que la sensibilité n'existe que peu ou point dans la substance médullaire, mais seulement dans les enveloppes des nerfs.

On reconnoît d'ailleurs en général que les nerfs sont éminemment sensibles : mais c'est sans fondement que la plupart des Physiologistes ont soutenu qu'ils étoient les seules parties du corps animal, auxquelles la Nature eût attaché la sensibilité, et les seules qui peuvent la donner aux autres organes.

XCVI.

UNE conséquence naturelle de l'opinion, qui attribue uniquement aux nerfs la sensibilité de tous les organes, seroit sans doute que, dans chaque organe, la sensibilité doit être proportionnée au nombre des nerfs qui entrent dans sa composition. Or cette assertion est contraire aux expériences.

Haller

Haller a remarqué (*a*) que les nerfs des intestins ne sont pas fort considérables ; et tout le monde sait combien est grande la sensibilité des intestins. On sait que les testicules qui ne reçoivent que peu de nerfs, sont extrèmement sensibles.

Réciproquement le foie, les poumons, les vaisseaux artériels, qui ont beaucoup de nerfs (quoique très-fins), souffrent les incisions et les caustiques, sans que l'animal témoigne presque aucun sentiment de douleur (*b*).

Mais ce qui est décisif contre l'opinion de ceux qui rapportent aux nerfs seuls la sensibilité de tous les organes ; c'est qu'il est divers organes où l'on a souvent observé une sensibilité vive, et qui ne reçoivent point de nerfs dans la composition de leur tissu (10).

Il n'est pas vraisemblable, et rien ne

(*a*) *Physiol. T. IV, p. 293.*

(*b*) Voyez ce que dit là-dessus Caldani. (Mémoires de la Collection de Haller, sur l'Irritabilité et la Sensibilité, T. III, p. 71.)

Tome I.   N

prouve qu'il se soit fait des insertions de nerfs dans ces dents étrangères aux alvéoles où on les avoit placées ; que MM. Fauchart et Mouton ont vu non-seulement s'y attacher et s'y nourrir, mais y prendre enfin du sentiment : ni dans ce nez enté, suivant la Méthode de Tagliacotius, que Fabrice d'Aquapendente assure être devenu sensible, quand, à la suite de cette espèce de greffe, il eut été pénétré par le sang, et eut reçu de la nourriture (11).

XCVII.

D'après les recherches exactes de plusieurs habiles Anatomistes, il paroît certain que la dure-mère n'a point de nerfs (12). Cependant on ne peut douter que la dure-mère n'ait fréquemment dans l'homme et dans les animaux une très-grande sensibilité.

Cette sensibilité a été reconnue dans des expériences de Kaau Boerhaave et de plusieurs autres. Molinelli a vu que les animaux étoient pris de convulsions ; lorsqu'il leur piquoit la dure-mère, sur-tout dans les endroits les plus adhérens au crâne.

Il est arrivé plus d'une fois dans l'opération du trépan, que lorsque les dents de la couronne venoient à râcler la dure-mère, les malades poussoient un cri violent, etc. J'ai vu survenir une convulsion qui s'étendit à tout le corps, dans le moment où l'on fit une incision cruciale à la dure-mère dans une opération du trépan.

J'ai vu un homme habituellement sujet à des douleurs de tête cruelles, qui périt dans une attaque d'épilepsie survenue à une fièvre rémittente; chez lequel on trouva, dans le sinus de la faux de la dure-mère, deux osselets très-pointus, qui n'étoient adhérens que d'un côté aux parois de ce sinus; et l'on ne trouva point de lésion sensible dans aucune partie du cerveau, ni du cervelet. J'ai trouvé depuis que Radniczky a fait une observation semblable.

XCVIII.

On a plusieurs observations de la sensibilité du périoste, qui est cependant toujours dépourvu de nerfs; aussi bien que la cornée que Mauchart a vu être fort sensible.

Les expériences de Van Doeveren, de

Radniczky et de plusieurs autres, ont prouvé que la plèvre et le péricarde avoient de la sensibilité dans leur état naturel : et cependant Walter s'est convaincu par des recherches laborieuses et les plus exactes possibles; que les nerfs ne font jamais que passer sur la surface de ces membranes, et qu'il n'en est aucun qui pénètre et se distribue dans leur intérieur.

Haller auroit dû être d'autant plus en garde contre les conclusions trop générales qu'il a tirées de ses expériences sur la sensibilité ou l'insensibilité des membranes; qu'il a reconnu, d'après des faits nombreux, de la sensibilité dans la vésicule du fiel; et qu'on a cependant beaucoup d'exemples d'hommes, chez qui on a trouvé des calculs biliaires, même âpres et anguleux, dans la vésicule; sans qu'ils se fussent jamais plaints d'aucune douleur correspondante à cette partie (a).

Les tendons et les ligamens ont été plusieurs fois trouvés sensibles (par MM. Klin-

____

(a) Voy. l'Hist. de l'Acad. des Sciences, 1769, etc. Je l'ai vu aussi, et plusieurs fois.

kosch, Bourquenod et autres), quoiqu'ils n'aient pas (du moins généralement) des nerfs qui pénètrent leur substance ; comme il est reconnu par le plus grand nombre des Anatomistes.

Morgagni est peut-être le seul qui dise avoir vu les nerfs pénétrer dans le milieu de l'intérieur de la substance du tendon (*a*).

Les expériences négatives de M. Haller et de ses Disciples, qui assurent avoir trouvé constamment que la dure-mère, les ligamens et divers autres organes étoient insensibles ; ne prouvent rien contre les expériences positives, où ces mêmes organes ont paru très-sensibles à MM. Le Cat, Lorry, Tandon, Laghi, Mac Neven, Van Doeveren et autres (13).

X C I X.

Tous les organes du corps animal vivant sont sans doute susceptibles d'une sensibilité générale qui leur est commune. Ils y participent avec cette différence principale, que

---

(*a*) Voyez sa Lettre à Girardi, que celui-ci a publiée dans le Discours Préliminaire de ses Explications des Tables de Santorini.

N 3

cette sensibilité ne peut être excitée que rarement ou foiblement dans quelques organes, et peut l'être sans comparaison plus souvent dans plusieurs autres. La détermination précise des degrés relatifs de la sensibilité générale dans les différentes parties du corps animal, n'a point encore été donnée par toutes les expériences qu'on a pu faire à ce sujet.

On n'a point encore pu fixer toutes les diverses circonstances qui font varier entièrement la sensibilité générale dans un seul et même organe.

On ne peut dire pourquoi le cœur étant touché à nu dans un homme vivant, a été trouvé, tantôt très-sensible, comme l'a vu La Peyronie; et tantôt insensible, comme l'ont vu Harvey et De Haën (qui l'ayant observé sur un cœur même ulcéré, étoit tenté de refuser entièrement la sensibilité au cœur).

Mais de plus, dans les divers organes, on observe un *mode* de sensibilité qui est propre à chacun, et qui ne peut être excité que par tels ou tels moyens d'irritation.

Tel irritant produit, par l'espèce de sentiment qu'il excite, un effet que ne produit point un autre irritant qui sembleroit devoir être beaucoup plus actif. Ainsi l'eau tiède peut irriter le cœur et les artères, plus puissamment que ne font les piqûres.

Caldani et Fontana ont vu des animaux marquer leur sensibilité, lorsqu'on chatouilloit la dure-mère, et non lorsqu'on y appliquoit des caustiques. Sur quoi Krause observe que la plante des pieds ne peut souffrir le chatouillement ; et qu'étant irritée avec un caustique, elle ne donne aucune marque de sentiment.

Benefeld (a) a vu dans des expériences répétées sur des animaux vivans, qu'on pouvoit piquer la dure-mère, la déchirer, la toucher avec de l'huile de vitriol ; sans que ces animaux donnassent aucun signe de sensibilité : mais qu'ils entroient en convulsion, et paroissoient souffrir des douleurs extrèmes, lorsqu'on touchoit cette membrane avec le précipité d'une dissolu-

---

(a) *Dissertatio de Habitu Virium Motricium Corporis Humani ad Actionem Medicamentorum. Gottingæ, 1758, p. 5, etc.*

Tome I. *N 4

tion d'argent dans l'esprit de nitre, affoibli seulement en y ajoutant de l'eau; ou lorsqu'on la grattoit avec une petite brosse de fil de fer (14).

C.

Le mode de sensibilité qui est propre à divers organes, se démontre aussi par les exemples nombreux qu'on a des impressions spécifiques (ou constantes et singulières) que tel médicament ou tel poison fait sur tel organe ; entre tous ceux auxquels son action semble devoir s'étendre également.

Fr. Hoffmann , Fuller, MM. Adanson et de Sauvages (a) ont observé que divers médicamens purgatifs affectent spécifiquement différentes parties ; entre celles qu'ils parcourent depuis la bouche jusqu'à l'estomac. Le sel marin agit sur-tout sur la pointe de la langue , la coloquinte sur son milieu , l'élatérium sur sa racine, le jalap sur l'œsophage , etc.

____

(a) *Dissert. de Actione Remediorum in Certas Partes.*

Une affection spécifique très-singulière, et qui semble avoir été trop peu remarquée, malgré les nombreuses observations qui la démontrent; est cette paralysie (avec ou sans contracture) qui est produite dans les genoux et les extrémités inférieures, par l'usage des graines de l'*ervum ervilia*, et de celles de quelques espèces de lathyrus (15).

On sait que l'eau tiède fait entrer l'estomac en convulsion; qu'il est affecté avec une violence extrême par les baies de la *coriaria myrtifolia*, qui n'ont point de goût, etc.

Il est des affinités spécifiques très-connues, qu'ont avec diverses parties internes du corps humain certains médicamens appliqués à l'extérieur : comme le mercure, les cantharides, l'huile de tabac, etc.

La considération de ces affinités montre qu'on a été mal fondé à rejetter comme invraisemblable la distinction de certaines classes de Médicamens, en Spécifiques Céphaliques, Hépatiques, Spléniques, Utérins, etc. ; quoiqu'il soit vrai que la plupart des médicamens qu'on a compris dans chacune de ces classes, n'y ont point été rapportés d'après des preuves expérimen-

tales suffisantes d'une telle vertu spécifique.

On connoît les impressions que font spécifiquement sur tels ou tels organes, les différens virus, les miasmes des Maladies Épi-
démiques, et sur-tout les morsures des Animaux venimeux; dont les effets singuliers
et propres au poison de chaque espèce de
ces Animaux, ont été bien distingués et dé-
crits par Nicandre, Boerhaave, Brogiani
et autres (*a*).

(*a*) Ainsi divers serpens produisent par leur
morsure des effets spécifiques divers. La vipère
cause la jaunisse; l'aspic, une affection soporeuse;
le seps, la gangrène putride du tissu adipeux; le
dipsas, une soif perpétuelle; etc.

CHAPITRE VI.

De l'influence que les forces sensitives du Principe de la Vie ont sur les forces motrices du corps animal.

C I.

L'INFLUENCE des forces sensitives me paroît être la cause immédiate de l'action des forces motrices des organes, lorsqu'ils sont sollicités par des causes irritantes.

Cette assertion est contraire à l'opinion de Peyer (*a*) et de Haller, sur l'irritabilité (1). Ces Auteurs attribuent tous les mouvemens qu'on détermine par l'irritation des muscles, dans des parties qui ont été retranchées depuis peu du corps vivant (surtout dans les grenouilles et les autres animaux à sang froid); à une propriété cachée dans les fibres musculaires.

Ils disent que cette propriété est indé-

____

(*a*) *Parerg. Anat. VII, p. 198.*

pendante de tout sentiment; vu que le sentiment ne peut exister sans l'Ame, qui n'est plus dans ces parties séparées du corps.

C I I.

HALLER , pour appuyer cette opinion, s'est principalement fondé sur ce raisonnement : que toute sensibilité de l'Animal appartient à son Ame qui en est le principe ; et que l'Ame étant une et indivisible par sa nature, ne peut exister dans des parties récemment retranchées du corps vivant, qui sont mortes dès qu'elles en sont séparées, et qui cependant sont irritables.

Ce raisonnement, qui porte sur le dogme religieux de l'unité et de la simplicité de l'Ame humaine, tendroit à rendre odieux les Adversaires de l'opinion de Haller ; s'il n'étoit facile, même aux Physiologistes qui sont Animistes, d'exclure de la discussion présente , cette application d'un dogme respectable.

Le vice de ce raisonnement devient encore plus sensible, lorsqu'on veut l'étendre à l'irritabilité des parties récemment retranchées du corps des Animaux, dont on prétend que les Ames doivent être simples et indivisibles, de même que l'Ame de l'Homme. Comment Haller a-t-il pu croire qu'une grenouille possède une Ame indivisible, qui se sépare de son corps lorsqu'on lui coupe la tête ?

Peut-on ne pas reconnoître de la sensibilité dans une partie qu'on irrite, après qu'elle a été récemment retranchée du corps d'un animal vivant (comme dans une tête nouvellement coupée, de vipère, de grenouille, etc.); lorsqu'on voit cette irritation suivie de mouvemens qui sont absolument semblables à ceux que produit la même cause irritante, quand elle agit sur le corps entier d'un animal qui est muet (comme sont les poissons, les reptiles, les insectes), ou chez qui le sentiment de l'irritation ne peut s'exprimer par des sons?

Lorsque ces mouvemens nous indiquent, avec une force de persuasion irrésistible, une affection vive de la sensibilité de l'animal muet qui est ainsi violemment irrité; comment peut-on vouloir feindre que dans les muscles du tronçon qui vient d'être retranché d'un animal vivant, une irritabilité entièrement semblable est cependant étrangère à toute sensibilité?

CIII.

On ne peut s'empêcher de rapporter à la sensibilité d'un corps animal vivant, la production des phénomènes principaux de l'irritabilité, qui sont,

1°. Des mouvemens qu'on excite généralement dans les parties de ce corps; lorsqu'on lui applique certains irritans (ou *stimuli*), en tant qu'ils n'opèrent d'une manière ni mécanique, ni chimique;

2°. Des mouvemens qui sont alors déterminés par *sympathie* dans des parties différentes de celles qui sont immédiatement irritées (2);

3°. Des directions de mouvemens que produit un concours d'action d'organes qu'une sorte d'instinct met en jeu, pour fuir le corps irritant (le *stimulus*), ou pour affoiblir son impression (3).

Il résulte de tout ce qui vient d'être dit; que les membres qui ont été récemment séparés d'un animal vivant, et qui sont susceptibles d'irritabilité, la doivent à ce

qu'ils conservent quelque temps une portion
du Principe de la Vie , qui animoit tout le
corps de l'animal ; et que cette portion , lorsque ces membres sont irrités , se détermine
à les mouvoir par le sentiment qu'elle a de
cette irritation.

Cela est sur-tout rendu manifeste par ce
que j'ai indiqué précédemment, et que je
vais m'arrêter à développer : que dans les
mouvemens d'irritabilité de ces membres
récemment extirpés, on observe des déterminations différentes de celles que nécessi-
teroit la simple contraction du muscle qui
est irrité.

De semblables déterminations ne peuvent être attribuées qu'à une sorte d'instinct
joint à un reste de faculté vitale qui subsiste
encore dans ces membres.

CIV.

Dans la Préface de ses Recherches Philosophiques , M. Fontana annonçoit que le
troisième Tome de cet Ouvrage devoit contenir une suite d'observations et d'expériences raisonnées sur les sentimens et les
passions que conservent diverses parties
retranchées du corps des animaux vivans.

Je vais indiquer rapidement plusieurs faits singuliers, du genre de ceux qui avoient dû donner à M. Fontana l'idée de semblables expériences.

On ne peut rapporter qu'à des restes d'instinct les bonds que fait la queue d'un lézard qui a été récemment coupée, et la rétraction vive d'une patte qui vient d'être extirpée d'une grenouille vivante ; lorsque ces membres tronqués tendent à fuir un aiguillon dont on les irrite. Les muscles nécessaires pour exciter ces mouvemens se contractent alors, quoiqu'ils soient éloignés, ou antagonistes de ceux qui sont les plus voisins de la partie irritée.

Ainsi (comme l'a remarqué Whytt) dans cette expérience, où l'on pique une cuisse récemment arrachée du tronc d'une grenouille vivante ; ce ne sont pas généralement les muscles les plus proches de l'endroit blessé, ni les extenseurs de cette cuisse, qui se meuvent ; mais c'en sont communément les fléchisseurs qui se contractent pour soustraire cette partie à l'aiguillon.

Une grenouille à qui l'on a coupé la tête retire

retire violemment une jambe quand on fait sur l'autre jambe une violente impression qui y auroit causé de vives douleurs, lorsque l'animal sentoit encore; et cela ne peut être attribué avec vraisemblance à la connexion des muscles; mais plutôt à l'action qui remonte, à la suite de l'impression sur les nerfs offensés (a).

Perrault a vu qu'une vipère dont on avoit coupé la tête et les entrailles, prit son chemin dans un jardin vers un tas de pierres, où elle avoit coutume de se cacher.

M. Bonnet a fait des observations analogues sur les mouvemens des vers d'eau douce à qui il avoit coupé la tête et la queue.

Kaau Boerhaave a fait une observation curieuse sur un jeune coq, auquel on coupa la tête avec un rasoir, tandis qu'il couroit avec rapidité vers du grain qu'on lui présentoit de loin; et qui parcourut ensuite dans la même direction, avec la même vîtesse, un espace de vingt-trois piés.

(a) Comme l'a remarqué Unzer, *Physiol.* *Sect.* 415, *N.* 2.

Tome I.   O

Ce fait m'a rappelé ce que raconte Hérodien : que l'empereur Commode, avec une
flèche dont la pointe étoit terminée en
croissant, tranchoit la tête d'une autruche,
qui couroit dans le Cirque ; et que l'autruche continuoit ensuite sa course, comme
si elle n'avoit pas été blessée (4).

C V.

ON a vu dans l'homme même des exemples mémorables de cette divisibilité du
Principe Vital, à différentes parties du
corps qui en avoient été récemment séparées (5).

M. de Melle dit avoir vu qu'une tête
d'homme qui venoit d'être décollée, con-
tinua d'exécuter, pendant sept minutes,
des mouvemens singuliers ; comme de tourner les yeux, d'ouvrir la bouche, etc. (6).

On a vu bondir une tête qui venoit d'être
coupée (a).

______

(a) Voy. *Der Philosóphische*, *Artz* I. *stuck.*
p. 168, dont l'Auteur dit qu'il a vu une tête récemment coupée, agiter les lèvres ; et qu'il arrive souvent

Bacon rapporte comme témoin oculaire, que le cœur d'un criminel qui périssoit du supplice des traîtres en Angleterre, ayant été arraché du corps, et jetté dans le feu immédiatement après, sauta quelquefois de suite à une hauteur considérable (*a*): d'abord à celle d'un pié et demi, et puis graduellement à de moindres hauteurs, pendant sept à huit minutes.

Tous ces faits et beaucoup d'autres semblables qu'on pourroit alléguer, indiquent que des parties récemment retranchées du corps vivant (même dans l'homme) ont exécuté des mouvemens qu'on ne peut rapporter qu'à des perceptions, à des sentimens, et à l'instinct même qui subsistoit dans ces parties quelque temps après la mort.

------

qu'elle saute. —Voyez ma Nouvelle Mécanique des Mouvemens de l'Homme et des Animaux, p. 86-7, Note 1.

(*a*) Dans son *Historia Vitæ et Mortis ad Articulum 15. Operum Volum. III Ed. 1753,* p. 374.

CVI.

HALLER a dit que l'irritabilité ne dépend point de la sensibilité, puisqu'elle n'est point causée par l'influence des nerfs ; vu que la sensibilité cesse dans le muscle, après qu'on a coupé le tronc des nerfs qui s'y distribuent, et que l'irritabilité s'y manifeste après cette section.

Ainsi Haller suppose toujours que les muscles et les autres organes ne peuvent avoir de sensibilité, qu'autant que leurs nerfs faisant partie du système nerveux, reçoivent le sentiment de leur première origine (ou du *sensorium commune*) : mais j'ai réfuté cette supposition, en distinguant la sensibilité qui affecte l'animal entier, et celle qui est propre à ses parties.

Haller a supposé aussi (*a*) que l'irritation qui est excitée dans un petit nombre de fibres d'un muscle, se propage dans ce muscle entier, par l'intermède des nerfs, ou de la

____

(*a*) Dans ses *Elem. Physiol. T. IV*, p. *467.*

toile celluleuse. Mais suivant Haller, les nerfs et la toile celluleuse ne sont point irritables ; et il reste à expliquer comment ils peuvent transmettre l'irritation à des fibres qui n'ont reçu directement aucune impression du stimulant.

Smith a soutenu que l'irritabilité qui a lieu dans un muscle récemment séparé du corps, est produite par l'influence de la force nerveuse, ou de la force qu'a la substance médullaire nerveuse, qui est disséminée dans toutes les plus petites fibres de ce muscle.

Smith a fondé cette assertion sur de nombreuses expériences ; dans lesquelles il a vu constamment, que lorsqu'un stimulant appliqué à un muscle a excité sa contraction, il l'a produite de même étant appliqué au nerf de ce muscle qui avoit été coupé ; et que lorsqu'un sédatif, comme le nitre, ou autre, n'a point produit de mouvement d'un muscle, par son application sur la partie du nerf coupé qui tenoit à ce muscle ; il n'en a point excité non plus, lorsqu'on l'appliquoit sur ce muscle même.

CVII.

Gregory, Stuart, et d'autres ont adopté cette opinion de Smith, dont ils ont dit que les expériences tranchent la question; d'autant que dès qu'on peut rapporter à la seule force nerveuse tous les phénomènes de l'irritabilité, on ne doit point admettre une autre cause de ces phénomènes.

Les expériences de Smith nous ont appris sans doute ce fait curieux : que les stimulans qui excitent les contractions d'un muscle encore vivant, et les sédatifs qui empêchent ces contractions, agissent d'une manière semblable, et par conséquent doivent causer les mêmes sentimens qui correspondent à l'un ou à l'autre effet ; lorsqu'on les applique soit à une partie quelconque de ce muscle mis à nu, soit à la partie de son nerf coupé qui est distincte de ce muscle quoiqu'attenante.

Mais dans ces expériences de Smith, l'impression du stimulant ou du sédatif qu'on applique, soit à un point quelconque de la substance d'un muscle, soit au tronc du nerf coupé, dont les rameaux s'y distribuent ;

ne se communique à la masse entière de ce muscle, que par l'influence de ses forces sensitives sur ses forces motrices.

Or quand on dit que cette influence de la sensibilité sur l'action des muscles est exclusivement attachée aux nerfs de ces muscles, on suppose implicitement que les nerfs sont dans les muscles, de même que dans tous les autres organes , les seules parties qui soient sensibles (ce dont le contraire sera prouvé ci-dessous).

En admettant avec Smith, que l'influence du sentiment d'un muscle récemment séparé d'un corps vivant, sur ses mouvemens, est déterminée par des affections relatives du tronc nerveux de ce muscle; on ne fait qu'ajouter ce nouveau phénomène qu'on ne peut expliquer ; de l'action du nerf coupé sur le muscle où il se répand ; à la question primitive, fondamentale, et inexplicable de ce qui constitue l'influence que les forces sensitives des muscles ont sur leurs forces motrices, qui en sont entièrement différentes.

CVIII.

Whytt a fait un grand nombre d'expériences pour prouver de plus d'une manière, que l'irritabilité est dépendante de la sensibilité. Quoique ses expériences soient généralement concluantes ; elles souffrent des exceptions , et il a donné trop d'étendue à leurs résultats (a).

Whytt a assuré que l'opium diminue toujours l'irritabilité du cœur. Mais on lui a opposé beaucoup d'expériences et d'observations contraires. Cette contradiction apparente des faits est relative à ce principe général, que j'établirai dans la suite (b) sur les effets de l'opium : que l'opium , quoique son action soit de diminuer la sensibilité ; peut dans certains cas affecter diversement, et même exciter les forces de l'organe auquel il s'applique ; aussi bien que celles d'autres organes qui sympathisent diversement à son action immédiate.

(a) Voy. *The Works of Robert Whytt*, p. 321.

(b) Chapitre XII, Seconde Section.

C'est par une semblable duplicité d'action que la noix vomique produit dans les chiens l'effet immédiat d'augmenter l'irritabilité des intestins, et l'effet vénéneux de détruire celle du cœur et des muscles.

CIX.

Il est à remarquer que l'irritabilité du muscle devient plus considérable d'abord après la mort de l'animal dont il fait partie (*a*) ; et que si on coupe en morceaux un muscle, lorsqu'il cesse de pouvoir être mis en mouvement par aucune cause d'irritation ; chacun de ces morceaux devient irritable, du moins pour quelque temps (*b*).

Il me paroît que dans le premier cas, la sensibilité qui survit quelques instans est concentrée dans le muscle irritable ; parce que la mort rompt les liens de sympathie qui affaiblissoient la sensibilité de cette partie, en la rendant encore un peu re-

(a) Haller, Physiol. T. IV, p. 452.

(b) Collection de Haller sur les Parties Sensibles et Irritables, T. III, p. 208.

lative aux autres sentimens du reste du corps.

De même dans le second cas la sensibilité est concentrée dans chaque tronçon du muscle coupé; et de plus elle peut y être rendue plus active par la douleur que cause la section (7).

Sans doute c'est une extinction plus complète de la sensibilité, qui fait que les muscles ne sont point, ou ne sont que très-foiblement irritables d'abord après la mort; dans les animaux qui ont péri par le poison de la vipère, par ceux des moffètes, et de l'air non renouvelé : que dans les animaux qui ont été tués par le coup foudroyant de l'électricité, le cœur est incapable de sentir l'action des plus forts stimulans, et l'irritation du nerf phrénique ne peut émouvoir le diaphragme.

C'est ce que M. Fontana a vérifié dans un grand nombre d'observations.

La sensibilité peut n'être point détruite, mais être affoiblie ou modifiée de telle sorte, qu'elle n'ait plus d'influence pour exciter le mouvement des muscles (8).

C X.

Dans les expériences sur l'irritabilité des muscles , il ne faut pas seulement avoir égard à la lésion que peut souffrir leur sensibilité; mais encore aux altérations fortes que peut recevoir la cohésion du tissu de leurs fibres.

Il semble que c'est principalement par l'effet de ces altérations ; que le cœur récemment séparé dans divers animaux bat moins fréquemment , et cesse plutôt de battre, lorsqu'on le place dans de l'eau très-froide ou très-chaude, dans le vuide, ou dans un récipient où l'on condense l'air; et qu'en général un muscle irritable, qui est trop resserré ou trop relâché , a besoin d'une irritation d'autant plus forte pour être mis en mouvement.

En effet un certain degré de la cohésion du tissu des muscles est la condition la plus avantageuse pour leur mouvement. C'est pourquoi M. De Haën, qui a vu de grands succès de l'électricité appliquée aux paralytiques, a remarqué que ce remède ne soulage ceux dont les muscles sont retirés depuis long-temps ; qu'après qu'on a assoupli ces muscles par des topiques émolliens, et en les exposant à des bains de vapeurs.

CXI.

HALLER a fait un très-grand nombre d'expériences sur des animaux vivans, d'après lesquelles il a cru pouvoir donner l'échelle des différens degrés d'irritabilité, qui existent dans le cœur et dans les autres organes musculeux.

Mais Fontana a parfaitement bien montré que les expériences par lesquelles on pourroit déterminer l'irritabilité relative de ces divers organes, sont entièrement à refaire, soit par rapport aux effets mécaniques de la contraction excitée, à sa durée plus ou moins grande, à la facilité de sa production, à ses répétitions dans un temps donné, etc. ; soit par rapport à la durée de l'application des irritans aux fibres musculaires, et aux conditions physiques de l'état de celles-ci, dans les animaux à sang froid, et plus encore dans les animaux à sang chaud (9).

D'après tout ce qui a été dit, on voit que l'ensemble des principaux faits sur l'irritabilité des muscles , lorsqu'elle subsiste après qu'on les a retranchés d'un animal vivant, ou après qu'on a coupé leurs nerfs; montre évidemment que cette irritabilité dépend d'un principe sensitif qui anime encore ces muscles (10).

L'influence des forces sensitives du Principe Vital sur ses forces motrices se manifeste dans toutes les parties de l'économie animale, où une infinité de causes d'irritation excitent des mouvemens de divers organes.

Nous ne pouvons établir aucune loi fixe de correspondance entre les espèces ou les degrés de sentimens excités par des causes irritantes, et les mouvemens qu'ils déterminent (11).

CXII.

C'EST sans aucune vraisemblance que des Auteurs récens ont dit que les sentimens qui se produisent dans l'homme sont toujours suivis de mouvemens proportionnels.

On peut reconnoître la fausseté de cette opinion dans un très-grand nombre de Maladies, et particulièrement dans les Maladies convulsives. Il est ordinaire de voir chez les épileptiques, que des causes violentes d'irritation qui produisent le plus souvent les accès de leur Maladie, ne les renouvellent pas toujours ; et cependant que ces accès sont quelquefois déterminés par les sensations les plus légères.

Quoique l'influence des forces sensitives sur les forces motrices ait des lois extrèmement variées dans les différens hommes, et dans les diverses affections de chaque homme en particulier : on voit que dans les états qui approchent beaucoup de la constitution la plus parfaite à chaque âge, et pour chaque genre de tempérament ; il existe une influence naturelle pour le degré, la constance, et le mode, des forces sensitives sur les motrices. Cette disposition étant uniformément établie dans tout le système des forces, constitue ce que j'appelle *la stabilité d'énergie.*

Je dirai dans la suite que c'est en rétablissant cette stabilité d'énergie, que me paroissent agir les remèdes toniques proprement dits. Le premier de ces remèdes est le quinquina, lorsqu'il est administré méthodiquement. Je pense que c'est à raison de cette vertu tonique, qu'il est spécifiquement utile dans les Maladies Périodiques (a) : dont les accès sont déterminés par des aberrations fortes et soudaines de l'influence naturelle que le sentiment de la cause morbifique devroit avoir sur les mouvemens des organes.

____

(a) Voy. M. Medicus. *Geschichte Periodischer Krankheiten*, p. *344 et suiv.*

CHAPITRE VII.

*Des forces sensitives et motrices du Principe
de la V ie dans les fluides du corps animal.*

CXIII.

Un sentiment naturel semble avoir dit aux
anciens peuples que la vie est dans le sang.

Quoique divers Auteurs Anciens et Modernes ayant parlé de la Vie ou de l'Ame
qui est dans le sang et les humeurs (1); un
grand nombre de Physiologistes persiste à
croire que le Principe de la Vie ne peut
animer les fluides du corps vivant, et que
les sentimens et les mouvemens de ce Principe ne peuvent exister ailleurs que dans
les solides.

Cette persuasion est d'autant plus remarquable qu'elle est jointe presque généralement avec la croyance au système des esprits
animaux ; et que dans ce système l'Ame ne
sent, et ne meut les solides, que par les

mouvemens

mouvemens qu'elle reçoit du fluide nerveux ou qu'elle lui imprime.

CXIV.

Ces manières de voir qui paroissent contradictoires, sont également déterminées par l'habitude qu'on a de plier tous les phénomènes du corps vivant à des conceptions grossières et mécaniques.

D'un côté, on ne conçoit point qu'une masse fluide puisse être agitée d'un mouvement vital : parce que les parties de cette masse n'ayant que peu de liaison entre elles; il faut imaginer que chacune de ces parties soit animée par une force automatique qui la suive et la dirige dans son mouvement intestin vital, d'autant qu'elle doit se mouvoir sur d'autres parties en divers sens. Or l'imagination n'est pas accoutumée à cette multiplicité de forces spontanées, et comme arbitrairement directrices en divers sens dans une masse fluide.

D'un autre côté, quoiqu'on reconnoisse que l'Ame est un être immatériel, on circonscrit son existence dans le *sensorium*

Tome I. P

commune : on croit qu'elle ne peut donner aucune impulsion que dans ce siége, ni recevoir ailleurs les impressions du dehors ; et la plupart des Physiologistes pensent que la rapidité de ses influences et de ses sensations peut s'expliquer beaucoup mieux par le jeu d'un fluide, que par des oscillations des fibres nerveuses.

En supposant même qu'on garde un pyrrhonisme raisonnable sur la nature du Principe Vital, qui est par rapport à nous une *entité* abstraite et indéterminée ; cette manière de voir est trop métaphysique pour n'être pas pénible.

L'esprit humain est plus soulagé, lorsque l'imagination ne lui présente que les solides comme des points d'appui fixes sur lesquels opère le Principe Vital ; que lorsqu'elle fait voir ce Principe comme agissant sur les parties des humeurs qui n'ont point de cohésion stable.

Cependant nous ne devons point admettre ou rejetter la présence du Principe Vital dans les humeurs, d'après la facilité plus ou moins grande que nous avons à la concevoir ; mais seulement d'après les faits qui établissent cette présence, ou qui la détruisent.

CXV.

JE vais donc exposer successivement les faits qui donnent lieu de croire que le Principe Vital exerce dans les humeurs, et des forces sensitives (2), et des forces motrices.

La sensibilité du Principe Vital dans les humeurs est sans doute immédiatement affectée par tous les remèdes énergiques qui altèrent sympathiquement le mouvement intestin et vital dans toute la masse de ces fluides.

Cette affection de la sensibilité dans les humeurs est sur-tout marquée par les effets de certains médicamens vénéneux ; comme est par exemple, la scammonée.

Boerhaave et Van-Swieten ont observé que la scammonée cause une prompte dissolution du sang, qu'elle réduit en sérosités ; faisant rendre des excrétions aqueuses et d'odeur cadavéreuse. Or ce remède ne peut opérer un semblable effet chimiquement, ou comme menstrue ; ni mécanique-

ment par l'augmentation du jeu des vaisseaux, qu'il n'affecte pas plus que les autres
purgatifs de même force; et par conséquent
il agit par une impression vénéneuse sur
le Principe de Vie qui anime le sang et les
humeurs.

C'est par l'effet d'une altération profonde
de la sensibilité du Principe Vital, que l'u-
nion des parties constitutives du sang est
relâchée soudainement par le venin des
morsures des serpens à sonnettes; et de
quelques autres serpens, tels que le Corale,
l'Ibiracoa, etc. Ce poison dissout le sang;
qui sort en abondance par les narines, les
extrémités des doigts, etc.

Il est sans vraisemblance que cette corruption du sang soit opérée par l'action fermentative de quelques gouttes de poison.
Car il n'est point de putréfaction connue
dont le progrès ait une telle célérité.

Il est de même invraisemblable que cet
effet dépende d'une augmentation de force
et de vîtesse dans la circulation, qui cause
une dissolution précipitée du sang : d'autant
que le pouls de l'homme qui a été mordu
par le serpent à sonnettes, est bientôt après

foible et languissant ; et qu'il doit être relevé par l'usage de l'alkali volatil, ou de la racine de sénéka , etc.

CXVI.

Dans les expériences que M. Fontana a faites sur le venin de la vipère , il faut sur-tout remarquer que ce virus n'agit pas sur le sang avec une force chimique ; mais que son action se porte sur le Principe de Vie qui est dans le sang. Il frappe ce Principe si directement et si promptement, qu'étant injecté dans la veine jugulaire d'un animal, il lui cause la mort dans un instant.

Suivant les observations de Fontana (*a*), dans les animaux que cette injection a fait périr, on trouve que le sang s'est figé sur-le-champ dans les grands vaisseaux , dans les poumons, et dans le cœur. On y trouve aussi le sang extravasé dans les vaisseaux coronaires, des dilacérations de la substance

---

(*a*) Traité sur le Venin de la Vipère, etc. T. 1, p. 262.

P 3

du poumon, et des taches livides à ce viscère, au ventricule, aux intestins, etc.

Fontana a été sur-tout étonné de voir que dans ces animaux le sang s'étoit ramassé à l'instant dans beaucoup de vaisseaux et de cavités en très-grande abondance.

Il a conclu de ces observations qu'il survient par l'effet du venin de la vipère, une extrème dissolution d'une partie de l'humeur qui circule dans les veines, et qui suinte alors par-tout ; et en même temps une coagulation de l'autre partie, qui se fixe et se condense en peu de momens. (Cependant cette coagulation du sang n'a pas toujours lieu dans ces cas, suivant les observations rapportées par Redi, et celles qui se trouvent dans les Mémoires de l'Académie des Sciences de Paris.)

Il paroît aussi que la dissolution prédomine dans la plus grande partie de la masse du sang, par l'effet de la morsure du serpent à sonnettes.

Le sang tiré hors des vaisseaux d'un animal, lorsqu'il est mêlé avec le venin de la vipère, devient noir ; mais ne se coagule

pas, comme cela arrive constamment, lorsqu'il n'est pas uni à ce venin (*a*).

Ces observations réunies ont conduit
Fontana à soupçonner qu'il existe vraiment
dans le sang un principe plus actif et plus
volatil (qui dans cette hypothèse paroîtroit
nécessaire à la vie); sur lequel le poison sembleroit porter principalement son action,
et qui s'est évadé du sang lorsque ce fluide
a cessé d'être renfermé dans ses vaisseaux.

Ce qu'avance Fontana n'est sans doute
qu'une hypothèse, comme il le dit; si l'on
croit que ce Principe Vital est une substance volatile qui réside dans le sang de l'animal vivant. Mais si l'on considère (comme
on le doit) le vrai Principe vital d'une manière abstraite, le résultat des faits est manifestement que les affections de ce Principe
sont les causes des coagulations, dissolutions, et congestions du sang; ainsi que des
autres phénomènes qu'on observe dans les
corps des animaux qu'on a fait périr par
l'injection du venin de la vipère dans leurs
vaisseaux sanguins.

(*a*) Fontana, L. C. T. 1, p. 510.

CXVII.

Je passe aux preuves directes de l'existence des forces motrices du Principe de la Vie dans les fluides du corps animal.

On ne peut guères douter de la présence d'une force motrice vitale dans le sang, depuis les expériences qui ont été faites dernièrement, et qui prouvent que la fibrine du sang peut avoir un mouvement de contractilité vive ou d'irritabilité (3).

Le mouvement progressif des fluides du corps animal doit être sans doute toujours produit et dirigé par l'action musculaire, ou tonique, des vaisseaux qui les renferment.

Mais il faut rapporter à l'action immédiate du Principe Vital sur ces fluides ; 1°. les mouvemens intestins qui opèrent la formation de chaque humeur, et qui fixent la durée de sa fermentation spécifique ; 2°. les modifications générales qui sont imprimées à la masse des humeurs, et qui sont correspondantes à l'action physique de divers médicamens sur quelques parties de cette masse.

Iᵉʳᵉᵐᵉⁿᵗ. L'opinion commune est qu'il suffit pour la formation de chaque humeur que ses parties constitutives soient mêlées et agitées dans les vaisseaux ; et que dès-lors elles s'unissent d'elles-mêmes dans les proportions convenables de masse et de mouvement, qui amènent la combinaison chimique dont cette humeur doit résulter. Mais cette opinion n'explique le fait de la formation des humeurs que par une possibilité extrèmement vague.

Avant de pouvoir assurer que le chyle, le sang, la bile, et les autres humeurs se forment nécessairement dans le corps vivant par une suite de procédés mécaniques et chimiques : il faudroit d'abord posséder l'analyse de ces fluides qui est encore imparfaite ; malgré les travaux de MM. Gaubius, Spielmann, Fourcroy, Vauquelin, et autres hommes célèbres.

Quand même on seroit parvenu à connoître exactement les parties constitutives des humeurs, on seroit toujours très-loin de pouvoir donner la théorie de la recomposition de ces humeurs ; et de déterminer la nature de tous les divers composés qui pourroient résulter des différentes combinaisons de ces parties , unies dans telles proportions , et dans telles circonstances données.

Ce n'est donc qu'en réalisant une possibilité qu'on doit regarder comme nulle , puisqu'elle est combattue par une infinité d'autres aussi probables ; qu'on croit démontré que la Nature forme le sang et les humeurs par les seuls effets nécessaires de la réunion des moyens chimiques , hydrauliques , et mécaniques qu'elle met en œuvre dans le corps vivant.

CXVIII.

On est forcé de reconnoître dans les humeurs , des caractères d'une nature vivante , qui ne sont relatifs à aucun ordre de causes physiques.

Des caractères de vitalité dans les humeurs , qu'il est impossible de rapporter aux Principes de la Chimie ou de la Physique générale , sont : l'influence de l'Ame sur les humeurs ; l'organisation diverse des sucs nourriciers des différens organes ; la con-

servation de la chaleur propre du sang ;
les grandes variations des qualités du sang
tiré par une même saignée ; etc.

Cette nature vivante des humeurs est
rendue sensible par les altérations singulières qu'elles reçoivent quelquefois soudainement dans des violentes passions de
l'Ame. On a vu les morsures faites par divers animaux devenir venimeuses dans leur
colère, quoiqu'elles ne le soient pas naturellement. Un homme fut attaqué d'hydro-
phobie pour s'être mordu lui-même dans
sa colère (a).

Boerhaave rapporte qu'un accès de colère
rendit le lait d'une nourrice vénéneux pour
son nourrisson ; qui l'ayant tétée dans cet
instant, eut aussi-tôt une attaque d'épilepsie ; et fut sujet à cette maladie tout le
reste de sa vie.

J'ai eu connoissance d'un cas parfaitement semblable, où l'enfant devint épileptique et mourut au bout de trois mois (4).

(a) Voyez ces faits et autres semblables rapportés
par Gaubius dans son IIe Discours *De Regimine
Mentis, quod Medicorum est.*

CXIX.

Ce n'est que par l'action immédiate du
Principe de Vie sur les sucs nourriciers de
chaque animal, que l'on peut concevoir
comment ces sucs sont appropriés et organisés diversement pour la réparation nutritive des diverses parties du corps ; comme
dans la formation du calus et des cicatrices.
Cette action du Principe Vital est encore
plus sensible et plus merveilleuse, dans la
faculté génératrice qu'il donne à l'humeur
séminale.

Hunter a bien vu qu'une des preuves de
la vitalité du sang, peut se tirer de ce qu'il
se forme des vaisseaux sanguins dans le
thrombus ou caillot de sang qui bouche les
extrémités des grandes artères coupées dans
les amputations.

On reconnoît aujourd'hui assez généralement, d'après les recherches de MM. Thou-
venel, Parmentier et Deyeux ; que c'est
la *substance fibreuse ou la fibrine* du sang
(qui est la même que celle qu'on a appelée sa *substance muqueuse plastique*),
qui s'organise en formant un tissu réticu-

laire, et souvent même des vaisseaux qui lui sont propres ; qui produit des polypes dans l'intérieur des vaisseaux sanguins , et des fausses membranes à la surface des viscères où elle a été portée par un travail inflammatoire ; etc. (5).

CXX.

C'est le mouvement vital des humeurs, qui fait qu'elles conservent toujours, ainsi que les solides ; à-peu-près le même degré de chaleur, dans les plus grandes variations de la température de l'atmosphère.

Hunter a observé que le sang tiré durant le plus grand froid de l'atmosphère, élève la liqueur du thermomètre au même degré, que l'élève le sang qu'on tire dans le plus grand chaud. Hunter a pensé avec raison, que ce fait est une forte preuve de l'existence de la vie dans le sang : les corps vivans ayant seuls le pouvoir de conserver la température de chaleur animale qui leur est propre, dans les degrés les plus différens du froid et du chaud de l'air extérieur.

L'égalité du degré de la chaleur du sang

qu'on tire dans les extrèmes du froid ou du chaud de l'atmosphère, n'est point (comme on pourroit le penser) nécessairement dépendante de celle qui est toujours entretenue dans les vaisseaux : puisque l'on a tiré à plusieurs malades du sang qui étoit froid; comme l'attestent Borel, Morgagni (a), et d'autres observateurs.

C X X I.

Il paroît que l'action du Principe Vital peut varier singulièrement dans des parties contiguës de la masse du sang; et que c'est à ces variations qu'on doit rapporter les différences considérables qu'ont quelquefois entre elles, des portions de sang tiré par la même saignée, dans leurs qualités sensibles, et dans leur disposition à se condenser. M. De Haën et M. Hewson ont fait plusieurs observations semblables.

(a) *Epist.* XLIX, n° 26. Il y certifie la vérité et l'exactitude du rapport de ce fait (en indiquant des observations semblables), et laisse à d'autres le soin d'expliquer comment dans un homme vivant, le sang peut être plus froid que celui des poissons.

M. De Haën a même fondé sur ces faits, des objections qu'il a cru décisives; contre l'utilité des règles de pronostic relatives à l'inspection du sang dans les maladies.

Mais il n'est point de signe de pronostic qui, étant pris seul, soit d'une vérité perpétuelle. D'ailleurs les différences sensibles des parties du sang tiré par la même saignée, sont produites par des variations que l'action du Principe Vital sur le sang ne souffre que très-rarement, dans un temps aussi court qu'est celui d'une saignée.

On voit que les affections sensibles du sang ne se communiquent point entre les parties contiguës de ce fluide, avec l'uniformité qu'auroient les progrès d'un mouvement intestin semblable à ceux de toutes les fermentations connues (6).

On voit aussi qu'il est sans vraisemblance que toutes les variations singulières, et quelquefois alternatives, que M. De Haën a observées dans des parties de sang tiré sans interruption, puissent être expliquées par les altérations de la mixtion des humeurs, que peuvent causer des changemens soudains qu'on supposeroit se faire durant la saignée, dans la force des vaisseaux sanguins ou dans leur mode d'action (a).

CXXII.

L'on doit reconnoître que chaque humeur est formée par une fermentation spécifique vitale; c'est-à-dire par un mouvement intestin, qui non-seulement divise et recompose les parties constitutives des alimens, par exemple, pour faire du chyle; celles du chyle pour faire du sang; etc. : mais encore qui anime les mixtes qu'il a produits, et les pénètre toujours plus intimement de l'action du Principe de la Vie.

La fermentation spécifique de chaque humeur est analogue aux fermentations

---

(a) Cette cause est proposée par M. Hewson : (*An Experimental Inquiry in to the Properties of the Blood*, p. *57 et 110*) ; et par M. Krause, qui rejette d'ailleurs l'opinion de M. Hewson, que le sang dans les Maladies Inflammatoires est plus atténué et plus fluide, quoiqu'il devienne couenneux. (Voyez les Thèses de Prague, recueillies par M. Klinkosch.)

mieux

mieux connues; en ce qu'elle a une période qui lui est propre, et qui cependant finit plutôt ou plus tard dans les divers sujets, et en diverses circonstances.

A la fin de cette période, les parties constituantes de chaque humeur ne conservent plus ces rapports de masse et d'énergie que fixoit l'action parfaite du Principe Vital; les parties hétérogènes se séparent, et vont s'unir avec leurs analogues : toute la masse n'étant plus vivifiée convenablement, subit diverses dégénérations particulières; elle tend ainsi plus ou moins vîte à la corruption putride qui est le terme de toute fermentation.

Lorsque les périodes des fermentations spécifiques vitales du sang et des humeurs ont moins de durée que dans l'état naturel, la dégénération putréfactive se joint dans le corps même à cette fermentation vitale affoiblie (7); et produit, suivant le degré de sa rapidité, ou des fièvres putrides universelles, ou le scorbut et diverses sortes de cachexies scorbutiques.

Dans les maladies putrides générales et scorbutiques, la colliquation ou fonte des

Tome 1.   Q

humeurs est souvent précédée, et communément accompagnée d'une dégénération
muqueuse. L'altération de la substance muqueuse du sang, fait que la partie rouge
n'étant plus fixée par cette substance (qui
doit être le *moyen d'union*) dans sa combinaison avec les autres parties constitutives
de ce fluide; pénètre les vaisseaux où elle
n'avoit point accès auparavant : ce qui est
en grande partie la cause des taches pour-
prées, des hémorrhagies, etc.

J'observe à ce sujet que j'ai vu plus d'une
fois l'abus des anti-scorbutiques, même mé-
diocrement actifs, produire des symptomes
de scorbut; chez des sujets qui auparavant
ne paroissoient point y être disposés. Sans
doute ces remèdes (quoiqu'ils soient d'ailleurs indiqués) exaltent trop dans certains
cas l'énergie du Principe Vital dans les humeurs; et hâtent ainsi la fin de la fermentation spécifique vitale de ces fluides.

CXXIII.

II^{ment}. L'action immédiate du Principe Vital sur les humeurs se démontre
singulièrement; en ce qu'il imprime sou-

vent à toute leur masse, des modifications qui correspondent aux changemens physiques, que des remèdes altérans font sur une petite partie de cette masse.

Ces remèdes, lorsqu'ils sont appliqués à des quantités proportionnelles des humeurs, ont sans doute des effets physiques nécessaires. Mais lorsqu'étant employés en des quantités peu considérables, comme ils le sont communément; ils déterminent en peu de temps de semblables effets dans la masse entière des humeurs; ce ne peut être que par l'intervention des affections du Principe Vital, qui répète ou reproduit sympathiquement des altérations analogues dans toute cette masse (8).

Lorsque le mouvement intestin d'une partie de la masse des humeurs est changé par la dominance de l'action physique de ces remèdes altérans; le Principe Vital peut être excité à perpétuer dans cette partie, et à produire dans tout le reste des humeurs, des changemens analogues. Son influence peut diminuer ou augmenter la vîtesse du mouvement intestin des humeurs, ce qui est suivi de leur condensation ou de leur résolution; y rétablir le degré de la chaleur naturelle; et y renforcer le mode qui résiste à la putréfaction.

Cette analogie de l'action physique des remèdes altérans, avec l'action qu'elle excite dans le Principe Vital, a lieu plus manifestement dans les cas où le succès est tel qu'on l'attend de ces remèdes. Mais elle n'est pas perpétuelle, et ils manquent trop souvent le genre d'effet qu'ils promettent.

CXXIV.

JE vais montrer en détail, que telle doit être la théorie des effets singulièrement prompts et étendus qu'ont sur les humeurs du corps vivant, des petites quantités de remèdes astringens, résolutifs, anti-phlogistiques et anti-septiques.

Ces effets ne peuvent être imputés à l'action menstruelle des parties de ces médicamens résorbées dans la masse du sang, ni à leur action fermentative; telle que pourroit être celle de la matière repompée des abcès ou des dépôts laiteux (à laquelle on attribue souvent des maux qui sont causés indépendamment de ces fermens, par les dégénérations purulente ou laiteuse de la masse du sang).

L'effet fermentatif qu'ont les humeurs résorbées est communément fort lent ; et celui de ces remèdes altérans est en général soudain ou très-prompt.

Gorter et plusieurs autres ont cru que les astringens agissent sur le corps vivant, de la même manière que les poudres d'écorce de chêne, ou autres styptiques agissent pour tanner les cuirs. Mais une infinité d'obser-vations démontrent qu'on ne doit point se faire une idée aussi bornée des vertus mé-dicinales des astringens.

L'action physique des astringens sur les fibres du corps vivant, auxquelles ils s'appliquent et adhèrent, peut déterminer par une affection sympathique du Principe Vi-tal, une augmentation de force tonique dans le système des solides.

Mais de plus la condensation que ces re-mèdes opèrent dans une partie des humeurs, sur laquelle ils portent d'abord ; peut se ré-péter sympathiquement avec beaucoup de célérité, du point où le Principe Vital ressent l'impression de leur énergie, dans toute la masse des fluides qu'il anime.

Cela est rendu fort sensible par une expérience très-curieuse que Schulze a faite le premier, que Benefeld a répétée, et dont on n'a pu donner d'explication vraisemblable.

Schulze dit qu'ayant ouvert l'artère crurale dans un chien vivant; pendant que le sang jaillissoit avec la plus grande force, on versa dans la gueule de ce chien une ou deux gouttes de la liqueur styptique rouge de Dippel (*a*); et que dans l'instant même le sang cessa de couler, et forma un caillot qui boucha l'ouverture de cette artère.

Ce caillot étoit semblable à celui que produisent les acides minéraux. D'où l'on voit,

─────────────────

(*a*) Voyez les Notes de la Seconde Édition des Préleçons de Schulze sur la Pharmacopée de Brandebourg; *Art. Balsamus Vulnerarius Ruber Dippelii* : et sa *Disputatio qua Corporis Humani momentanearum Alterationum Specimina quœdam expenduntur, inque causas earum inquiritur. Halœ. 1741, N. 17 et 18.*

dit Schulze, que la force pénétrante de cette liqueur styptique ne dépendoit point de la seule sympathie des nerfs, dont l'influx n'auroit pu que resserrer les lèvres de la plaie.

C X X V.

LES remèdes résolutifs puissans ont sur le sang et les humeurs, une action chimique qui en augmente la fluidité ; ainsi qu'il est prouvé par les expériences de Freind (dans son Emménologie) et autres.

Schwencke dit que la décoction de marrube blanc étant mêlée avec le sang, le rend beaucoup plus rouge et plus fluide que ne fait même l'esprit de sel ammoniac : et Vogel croit que la grande vertu atténuante du marrube blanc est très-bien prouvée par cette expérience.

Mais si on ne considéroit que l'effet chimique produit sur les cadavres du sang et des humeurs, par des décoctions de plantes résolutives, ou par des sucs de plantes savonneuses lactescentes, on estimeroit vicieusement l'utilité médicinale de ces incisifs.

Pour la meilleure administration de ces remèdes, il importe de reconnoître (comme une vérité qui résulte des faits même, dont elle est l'expression générale) : que dans les humeurs sur lesquelles ils agissent d'abord, il se produit un mouvement de fonte dont le Principe Vital doit être affecté; qui se répète dans d'autres parties de la masse des humeurs, et particulièrement dans les humeurs épaissies qui obstruent les viscères.

CXXVI.

LES anti-phlogistiques ont souvent pour abattre l'échauffement du sang et des humeurs, une efficacité qui n'est pas proportionnée aux doses qu'on emploie de ces remèdes. Hoffmann a remarqué qu'il n'est pas possible que la masse des humeurs soit pénétrée et imbue dans tous ses points par quelques grains de nitre, qui suffisent quelquefois pour diminuer manifestement la chaleur et la soif.

Un changement aussi considérable ne peut se faire que par une affection intimement ressentie du Principe Vital; qui éprouve dans quelques points l'impression anti-phlogistique du nitre; et qui en reçoit assez d'énergie pour rapprocher sensiblement du degré naturel la chaleur de toute la masse des fluides.

J'ajouterai qu'il me paroît très-vraisemblable que l'affection du Principe Vital, qui lui est imprimée par le mouvement que la *difflation* ou forte évaporation du camphre donne aux membranes de l'estomac, auxquelles il s'applique d'abord; détermine sympathiquement l'augmentation générale de la transpiration que ce remède produit.

CXXVII.

Les anti-septiques arrêtent le mouvement putréfactif du sang et des humeurs hors du corps vivant, lorsqu'ils leur sont mêlés dans une proportion convenable. C'est ce que démontrent les expériences fort connues de M. Pringle, et d'autres Observateurs.

Mais le principal effet de ces remèdes dans les Maladies putrides, est de donner au Principe Vital dans tout le corps, une affection correspondante qui enraye les progrès de la putridité. Si on néglige cette considération, on ne peut qu'être souvent induit en erreur sur le choix et les doses des anti-septiques.

Stahl a connu qu'on ne peut expliquer par des principes purement physiques les effets salutaires qu'ont les antiseptiques, les acides, et d'autres médicamens donnés en petites quantités. Il a été conduit par cette observation, à soutenir qu'on doit rapporter les vertus de ces remèdes aux opérations de l'Ame, dont ils sollicitent la puissance.]

Mais Stahl n'a pas cru que l'Ame pût opérer directement sur les fluides, ni autrement que par son action sur les solides (9).|

On voit quel est le vrai jour dans lequel il faut considérer l'utilité des nombreuses expériences qu'on a faites, sur les mélanges du sang et des humeurs avec diverses substances médicamenteuses.

On sait que l'application de ces expériences à la pratique de la Médecine doit être essayée avec beaucoup de prudence. Il importe sur-tout de reconnoître qu'elles ne peuvent fournir que des indices, ou des préjugés sur les vertus des médicamens altérans; parce que ces vertus dépendent nécessairement des affections du Principe Vital, et ne peuvent être déterminées de la même manière que les phénomènes chimiques.

CXXVIII.

Après avoir prouvé l'existence des forces du Principe Vital dans les humeurs; je vais indiquer les observations qui portent à croire qu'il existe dans tout le corps vivant une harmonie assez constante entre les mouvemens des solides et ceux des fluides, de sorte que ces divers mouvemens augmentent ou décroissent *communément* dans les mêmes proportions.

Cette harmonie ou correspondance habituelle des mouvemens du Principe Vital dans les solides et dans les fluides, est sans doute la cause d'un fait d'observation générale (que Spigel est le premier qui ait remarqué) : c'est que le sang est ordinairement peu concrescible dans les hommes qui ont le tissu de la peau rare et délié; au lieu qu'il se condense très-promptement chez ceux dont la peau est compacte et dure (10).

Baglivi a beaucoup parlé de cette harmonie des mouvemens des solides et des fluides. Il a senti combien il importe d'y avoir égard pour la théorie et le traitement de diverses maladies très-graves.

Cullen dit qu'un violent spasme enflamme très-promptement le sang. Il rapporte qu'il a vu un malade épileptique, qui lui en fournissoit la preuve la plus évidente : chez lequel la saignée faite avant l'accès donnoit du sang dans l'état le plus naturel ; mais si elle étoit faite pendant l'accès, ou une heure après, elle donnoit un sang totalement enflammé (a).

On peut rapporter à cette observation de Cullen, celles de Stahl ; qui dit que dans toutes les saignées qu'il a vu faire à des épileptiques, on leur a tiré du sang extrèmement épais ; quand l'épilepsie n'étoit pas héréditaire, ou devenue habituelle depuis long-temps, ou causée par des passions de l'Ame (b).

Des observations analogues sont celles de Willis et de Highmor, qui ont vu le sang tiré par une large ouverture de la veine, sortir très-lentement, et comme gelé ou semblable à du suif fondu.

______

(a) *Lectures on the Materia Medica*, Edit. 4, p. 396.

(b) *Theoria Medica Vera*, p. 678.

CXXIX.

Dans les fièvres aiguës putrides, la liberté des conduits excrétoires qui est nécessaire pour les évacuations critiques, n'a lieu qu'après que la coction est achevée dans la masse des humeurs, ou dans une partie de cette masse. Cette plus grande liberté du mouvement des solides suit harmoniquement la coction (soit bilieuse, soit pituiteuse, soit purulente), qui est l'opération la plus essentielle de la Nature pour la guérison de ces fièvres.

Dans les fièvres aiguës inflammatoires, le sédiment critique ou le résidu de la coction dans les urines commence à se montrer lorsque les parties enflammées deviennent sensiblement perméables ; comme l'ont observé Baglivi et Kloeckhof.

On peut remarquer d'après M. Kirkland ; que cela est sur-tout sensible dans les fièvres qui surviennent à de grandes blessures ; aussitôt que les bords de la plaie s'amollissent, et s'humectent, et avant même qu'ils ne suppurent. Dans ces fièvres, la détente des solides enflammés, et l'affoiblissement de l'érétisme général que cette inflamma-tion a produit dans le système des solides ; ont pour effet harmonique immédiat, un commencement de coction et de dépuration dans la masse des fluides.

Ce n'est pas seulement dans les Maladies aiguës, qu'on peut observer des effets de cette harmonie entre les mouvemens des solides, et ceux des fluides du corps vi-vant. Elle me paroît être la cause qui réunit fréquemment dans un même sujet les affec-tions névropathiques et scorbutiques (a) : ainsi que nous l'observons chez beaucoup de malades ; dont la constitution active a été dépravée pendant long-temps par des pas-sions vives, par des excès de veilles, et par d'autres grandes erreurs de régime.

(a) Scot a dit trop généralement, que les symp-tomes scorbutiques et nerveux s'accompagnent constamment les uns les autres.

CHAPITRE VIII.

De la Chaleur Vitale.

C X X X.

JE partagerai ce Chapitre en quatre Sections.

Dans la Première, j'exposerai mes Doutes concernant les principales Théories des Chimistes sur la cause générale de la chaleur.

J'indiquerai dans la Seconde Section, ce qu'on peut penser de plus vraisemblable sur les mouvemens par lesquels le Principe de la Vie entretient et fixe les degrés de la Chaleur Animale; et pour développer mon opinion, je rappellerai aussi les faits où l'on voit le Principe Vital produire dans l'Homme et les Animaux divers phénomènes de lumière phosphorique et électrique.

Je m'attacherai dans les Troisième et

Quatrième Sections, spécialement à donner des résultats (dont les uns ont été trop peu considérés, et les autres sont absolument nouveaux); que je tirerai des observations qu'on a faites sur les lois générales de la Chaleur Vitale, et sur les différences de cette chaleur qui sont particulières aux diverses espèces d'Animaux.

PREMIÈRE SECTION.

Doutes concernant les principales Théories des Chimistes sur la cause générale de la Chaleur.

CXXXI.

LES principales Théories qui ont été introduites dans la Science Chimique sur la cause générale de la chaleur, sont celle de Stahl, qui fait consister la chaleur dans un mouvement particulier du Phlogistique ou du Principe inflammable; et celle des Chimistes les plus modernes, qui la rappor- - tent à l'action d'un fluide Calorique.

Cette théorie de Stahl a été modifiée par M.

M. Macquer : et celle des nouveaux Chimistes a reçu de quelques-uns d'entr'eux, des additions qui tendent à la développer, et qui la changent considérablement.

Je vais proposer successivement plusieurs Doutes qui m'empêchent d'admettre ni l'une ni l'autre de ces Théories principales sur la cause générale de la Chaleur.

Suivant l'opinion de Stahl, l'Elément du Feu produit la lumière ; quand ses corpuscules se meuvent par un mouvement très-rapide de *vibration* en lignes droites ; et il constitue le Feu qui produit la Chaleur, quand ces corpuscules se meuvent d'un mouvement igné, qui est verticillaire ou de tournoiement autour de leurs centres ou de leurs axes (1).

Sthal a donné en preuve de son opinion ; que lorsque la concentration de la lumière dans le foyer d'un miroir ardent brûle les corps qui y sont placés, cet effet doit être produit, parce que les particules des rayons de lumière qui sont tombés en lignes droites parallèles sur la surface de ce miroir, et qui convergent à son foyer, ne peuvent qu'y recevoir des chocs sans nombre , et y

Tome I.   * R

prendre des mouvemens de rotation autour de leurs centres ou de leurs axes.

Or on ne peut prouver que les chocs des particules des rayons de la lumière, qui étant réfléchis de la surface d'un miroir ardent, s'unissent et se confondent à son foyer, doivent y produire un mouvement gyratoire des parties du Feu élémentaire qui brûle les corps placés à ce foyer; d'autant que cette combustion pourroit probablement être causée par l'accroissement seul de l'intensité d'action de ces rayons condensés.

Sthal a pensé que les corpuscules du Feu ou du Phlogistique étant mûs de ce mouvement de chaleur qui est verticillaire, choquent avec une grande vîtesse les petites parties constitutives des métaux et des autres mixtes, sur lesquelles se porte leur impulsion qui communique un mouvement semblable. Mais la communication de ce mouvement verticillaire des corpuscules du Feu à ceux de ces mixtes est absolument hypothétique; et cette fiction n'est pas rendue plus probable par les développemens qu'en ont donnés Stahl et ses sectateurs.

Il est évident que des considérations aussi vagues que celles qu'emploient les Stahliens (2), n'expliquent point pourquoi l'immense multiplicité de chocs que les corpuscules mûs d'un mouvement igné impriment suivant toutes les directions aux particules des corps qu'ils échauffent, ne produit pas dans un amas quelconque de ces particules, une confusion totale de mouvemens divers; et comment elle peut déterminer dans chacune de ces particules un semblable mouvement verticillaire.

CXXXII.

M. MACQUER a fait un changement considérable dans la théorie de Stahl sur la chaleur. Il suit les opinions de ce grand homme, sur l'identité de la matière du feu, et de celle de la lumière; ainsi que sur la nature du Principe inflammable ou du Phlogistique. Mais il en diffère, en ce qu'il croit que la chaleur consiste uniquement dans des mouvemens de vibration et d'oscillation des parties aggrégatives et constitutives des corps qui sont susceptibles d'être échauffés.

Il pense que les chocs de la lumière ou d'autres matières, et les frottemens ébranlent les parties de ces corps, qu'ils dérangent de la situation où elles étoient retenues par leur attraction : qu'une répétition continuée de ces percussions ou de ces frottemens produit et entretient des alternatives de l'action de la force d'impulsion, qui tend à déplacer les parties de ces corps, et de la force d'attraction qui tend à les unir : et que de ces alternatives il résulte nécessairement un mouvement intestin de vibration ou d'oscillation des parties, qui constitue la chaleur; et qui est communiqué à la lumière, que ce mouvement lance dans toute sorte de directions.

Mais comment pourroit-on prouver que dans une suite continue de chocs ou de frottemens qui échauffent un corps, la force d'impulsion et la force d'attraction agissent sur les particules de ce corps, seulement par alternatives; ainsi qu'il seroit toujours nécessaire pour produire le mouvement vibratoire supposé? L'action de la force attractive ne peut-elle pas être bornée pendant des temps plus ou moins longs, dans les situations successives de ces particules, à affoiblir leur mouvement qui est l'effet de l'impulsion, sans devoir y produire un mouvement en sens contraire ? etc. (3).

CXXXIII.

JE passe à l'exposition de quelques-uns de mes Doutes (et il me seroit facile d'en indiquer un plus grand nombre) sur cette autre Théorie chimique qui est aujourd'hui assez généralement reçue : que la chaleur est produite par un fluide qu'on appelle *Calorique*, qui pénètre les corps et qui écarte leurs molécules.

1°. On dit que l'hypothèse que le Calorique est un fluide, est plus propre à aider la *conception* des phénomènes, et plus *commode* pour les exprimer.

Mais cette faculté de conception, et cette commodité d'expression peuvent sans doute avoir lieu, quand on se sert du nom de *Calorique*, comme d'une inconnue qui désigne la cause générale de la chaleur. On n'a plus ces mêmes avantages, lorsqu'on avance que le Calorique est un fluide; et que l'on fait de nouvelles suppositions relatives à la nature et aux affections de ce fluide, pour expliquer chaque genre de phénomènes de la chaleur.

Cependant il est vrai que l'habitude d'insister sur ces hypothèses peut ensuite persuader illusoirement, que l'on conçoit alors ces phénomènes avec plus de facilité, et que l'expression en est d'autant plus commode.

De telles hypothèses sont celles où l'on soutient : 1°. que le Calorique est un fluide qui a des affinités différentes avec les différens corps ; 2°. que la *capacité* des corps pour contenir ce fluide, dépend de la figure, grosseur, et distance de leurs molécules (a) ; 3°. que ce fluide est plus ou moins admis et retenu par les divers corps, suivant les différences de figures de leurs pores (b) ; 4°. que ce fluide se combine en partie avec les molécules des corps, et en partie leur est seulement interposé, etc. etc. (4).

(a) Lavoisier, Elémens de Chimie, T. 1, p. 19.

(b) M. Haüy, dans son Cours de Physique.

2°. Le mouvement de répulsion, ou si l'on veut de ressort, qu'on dit que le Fluide Calorique exerce sur les molécules de chaque corps qu'il pénètre, ne peut se concevoir qu'en supposant, ou que ce fluide est doué dans toutes ses parties, d'une force répulsive et éminemment élastique ; ou bien que ses parties qui pénètrent un corps quelconque, s'attirent plus fortement entr'elles que ne font les molécules de ce corps (comme l'a imaginé aussi M. Lavoisier). (*a*)

Ainsi dans l'une ou l'autre de ces opinions, on est réduit à supposer que les parties du Fluide Calorique ont une *force occulte* ou de *répulsion* ou d'*attraction* entre elles.

Mais dès qu'on veut supposer cette force occulte, il est aussi simple, et plus direct, de dire que le calorique est une *faculté occulte*, qui agite par des mouvemens intimes les molécules des corps qu'elle échauffe, et qui écarte ces molécules dans des circonstances que l'expérience seule fait connoître.

(*a*) L. C.

CXXXIV.

3°. Quand on a mêlé une livre de glace ou d'eau au degré de o , et une livre d'eau liquide à soixante degrés , on a deux livres d'eau au degré de o, pour résultat du mélange.

On ne voit pas dans cette expérience comment la chaleur sensible de l'eau chauffée à 60° qui opère la fusion de la glace n'élève pas la température de cette glace, au-dessus du degré zéro. On en a donné pour raison, que cette chaleur de 60° qui est alors ainsi communiquée, se convertit en chaleur *latente* dans l'eau provenant de cette glace fondue. Mais par ce mot de *latente* on entend que la chaleur est combinée avec la glace, de manière à n'être plus sensible au thermomètre ; ce qui se réduit à énoncer en d'autres termes le fait même ; et n'explique en aucune manière comment ces 60 degrés de chaleur ont disparu.

On a avancé que ces degrés de chaleur se manifestent de nouveau au thermomètre, lorsque l'eau qui étoit devenue liquide repasse à l'état de glace. Mais outre qu'il n'est point constaté que les 60° degrés de chaleur se renouvellent entièrement, il est impossible de prouver que ces degrés de chaleur, que l'on prétend être seulement développés dans ce passage inverse, n'y soient pas réellement reproduits d'une manière inconnue, par le changement d'état de ce corps.

CXXXV.

4°. On pourroit regarder ces faits où l'on observe la génération ou l'extinction de divers degrés de chaleur ; comme analogues à ceux où il se fait dans les corps qui se choquent une destruction, ou bien une multiplication du mouvement antérieur de ces corps.

Cette destruction est manifeste dans l'équilibre de ces Corps après le Choc : et cette multiplication a été prouvée dans les cas de ce Choc, où le corps choquant produit dans le corps choqué une augmentation de vîtesse, d'autant plus grande, à mesure qu'il en est plus éloigné par l'interposition de corps moyens, dont les masses sont en proportion continue.

Hermann (a) a démontré cette Proposi-

(a) Dans sa *Phoronomia, Lib. I.*

tion (que je trouve qu'Huygens a découverte le premier) : (*a*) que si l'on imagine trois corps A, B, C en proportion continue, dont le premier A choque le second B, qui aille choquer le troisième C ; ce dernier recevra plus de mouvement que s'il avoit été choqué immédiatement par le premier. En sorte que s'il y a cent corps en proportion ou en raison double, et disposés à recevoir de suite le choc les uns des autres ; le centième, après tous ces chocs, aura incomparablement plus de vîtesse que n'en avoit le premier : soit que le mouvement ait commencé par le plus grand de ces corps ; soit, et plus encore, s'il a commencé par le plus petit.

Lorsqu'on a reconnu que le mouvement peut, et se détruire, et se multiplier dans le choc des corps ; on ne peut trouver de difficultés à admettre par analogie le principe général que paroissent donner les faits : que le mode particulier et inconnu du mouvement des molécules des corps, qui cons-

---

(*a*) A la fin de son Traité *De Motu Corporum ex percussione.*

titue la Chaleur, peut être produit, augmenté, détruit, aussi bien que transmis et arrêté, par diverses causes dont la manière d'agir ne sauroit être jusqu'à présent déterminée par l'observation.

Ce qui me paroît toujours le plus vraisemblable, c'est que la Chaleur est une espèce de mouvement particulier qui se produit dans les particules des corps échauffés par le frottement ; indépendamment de toute absorption d'une substance calorique, fluide ou autre ; qu'on supposeroit y être absorbée ou combinée suivant une affinité quelconque.

Je me fonde principalement sur ce que la chaleur que cause le frottement par l'effet d'une compression uniforme, est sensiblement inépuisable. C'est ce qu'indique une expérience de M. de Rumford, qu'on n'a point encore complètement réfutée; et dont il a conclu qu'il ne voit pas la possibilité de l'expliquer sans abandonner l'hypothèse du calorique (considéré comme un corps particulier) (*a*).

(*a*) Mém. sur la Chaleur, p. XXXIV et suiv.

CXXXVI.

5°. **Des** défenseurs très‑estimables de l'hypothèse du fluide calorique sont disposés à penser que cette hypothèse reçoit beaucoup de force, et peut même aller jusqu'à devenir une vérité; lorsque l'on considère les phénomènes du calorique rayonnant (dont la découverte, due à Mariotte, a été si bien développée par Scheele, et d'autres Chimistes de nos jours).

Pour appuyer la preuve qu'ils tirent de ces phénomènes, ils observent qu'on n'est du moins pas plus fondé à admettre l'existence substantielle des rayons de la lumière, que celle du calorique rayonnant.

Mais j'observe à ce sujet (*a*) qu'il est impossible d'affirmer, si la lumière même est un Corps, ou bien un Être incorporel; lorsque l'on considère les phénomènes qu'on

---

(*a*) Ce qui a été indiqué ci‑dessus, p. 65; et qui doit être particulièrement exposé dans une Note ci‑dessous (Note 2 sur le Chapitre Second de cet Ouvrage).

fait dépendre des réflexions et des concentrations des rayons de la lumière ; ainsi que des transmissions qui se font en tout sens, des images des objets que nous croyons nous être apportées par ces rayons.

SECONDE SECTION.

Théorie des mouvemens par lesquels le Principe de la Vie élève ou abaisse et fixe les degrés de la chaleur animale. Développemens de cette Théorie par des considérations sur divers phénomènes de lumière phosphorique et électrique, qui se produisent dans l'état vivant de l'Homme et des Animaux.

CXXXVII.

QUELLE que soit la Cause Générale de la Chaleur ; on sait que des causes sensibles qui en déterminent la production, sont un froissement *intime* des parties des corps solides, et une agitation *intestine* des parties des fluides, sur-tout lorsque ces solides et ces fluides contiennent beaucoup de matière inflammable.

Ainsi la chaleur du corps vivant doit s'élever et s'abaisser en proportion du degré d'activité de ces froissemens et de ces agitations des parties de ses solides, et de ses fluides; et elle doit être arrêtée à un même degré par la fixation de ces mouvemens.

Or ces mouvemens intimes peuvent être produits dans les parties des solides et des fluides vivans par l'action des forces du Principe de la Vie (*a*). Donc ce Principe peut agir dans les solides et les fluides du corps animal, de manière à y entretenir et à y fixer des degrés convenables de chaleur (5).

On ne doit point se borner pour expliquer la génération de la chaleur animale, en tant qu'elle s'opère dans les solides, à la présenter comme l'effet des froissemens des molécules des fibres musculaires (où quelqu'un a supposé sans fondement, qu'il existe une palpitation continuelle), ou d'autres fibres dont la contraction se fait avec un progrès visible. Je crois qu'on doit la rapporter

(*a*) Suivant ce que j'ai dit ci-dessus, Chapitres VI et VII.

aussi aux frottemens des molécules des fibres vivantes de toutes les parties molles qui sont agitées par toutes les variations successives de leurs contractions toniques ou dont le progrès est insensible (6).

Il me paroît que les moyens principaux de production de la chaleur vitale dans les solides, sont dans les agitations intimes, non-seulement des organes musculeux dont les mouvemens perpétuels sont nécessaires pour l'exercice des fonctions vitales, comme le cœur, le diaphragme, etc. ; mais encore des organes dont les mouvemens doivent se renouveller très-fréquemment, comme sont l'estomac et les intestins, etc.

On voit que ces causes productives de la chaleur doivent être exaltées dans les maladies fébriles et inflammatoires.

CXXXVIII.

LA chaleur d'un animal vivant peut s'élever au-dessus, ou s'abaisser au-dessous du degré de chaleur de l'atmosphère, suivant que les fibres de ses solides sont agitées, ou fixées par des mouvemens de contraction simplement toniques ou à progrès insensible.

Cela me paroît prouvé par l'analogie de la production ou de la diminution de la chaleur dans les végétaux vivans, qui possèdent cette chaleur plus grande ou moindre que celle de l'atmosphère ; et dans lesquels elle ne peut être excitée ou enrayée que par différens degrés des contractions toniques de leurs vaisseaux (7).

CXXXIX.

LA production de la chaleur par les mouvemens des solides et des fluides dans le corps animal vivant peut être rendue plus sensible et plus vraisemblable par l'analogie des effets qu'ont les mouvemens de la vie pour produire et pour rendre beaucoup

plus

plus forte la lumière des liqueurs phospho-
riques dont plusieurs insectes sont pourvus (8).

Cette lumière phosphorique est plus vive
dans le ver-luisant, lorsqu'on l'irrite, l'agite,
et le fait marcher (9). Le Scarabé, dit la
mouche luisante, donne aussi une lumière
plus sensible, lorsqu'on le touche; ou lorsqu'il se dispose à voler. Cette lumière s'affoiblit dans les insectes dits *porte-lanternes*,
lorsqu'ils languissent ; et ne brille plus lorsqu'ils sont morts.

Tout le monde connoît la lumière que les
yeux des chats, des loups, et de plusieurs
autres animaux sauvages jettent dans les
ténèbres ; et qu'ils ne donnent plus après
leur mort. Il est remarquable que cette lumière est d'autant plus vive, lorsque ces
animaux agitent les yeux pour mieux voir
les objets dans l'obscurité (10).

Galien a observé (*a*) que dans les lions,
les léopards, et les autres animaux dont les
yeux sont très-brillans la nuit ; on voit

––––––––––––––––––––

(*a*) *De Hippocr. et Platon. Placitis. L. VII.*

Tome I.   S

un cercle lumineux à la prunelle, sur-tout
s'ils la tournent fortement du côté des narines (11).

C X L.

J E vais considérer les phénomènes de la
lumière et autres fort analogues à ceux de
l'Électricité, qui sont produits par des agitations intimes et singulières du tissu de
divers organes et particulièrement des yeux.

On a lieu de rapporter à une sorte d'électrisation, et non à l'effet d'une déflagration
lente d'une matière phosphorique, le feu
que l'on voit souvent dans les yeux d'un
homme animé d'une passion violente (12).

M. de Sauvages a remarqué le premier,
l'analogie qu'a avec les effets de l'Électricité,
le phénomène suivant qui est très-commun. Quiconque presse par côté et déplace
le globe de son œil, sur-tout à sa partie
inférieure et vers l'angle interne, y voit
un cercle lumineux, même lorsque cet œil
est ouvert (13).

On connoît l'observation rapportée dans
l'Histoire de l'Académie des Sciences (pour

l'année 1700) : d'une femme chez qui la partie supérieure du crâne avoit été détruite ; et qui, lorsqu'on lui comprimoit le cerveau, disoit qu'elle voyoit mille chandelles. Un effet semblable est produit dans les secousses du cerveau, que causent les coups violens à la tête ; qui, suivant l'expression proverbiale, *font voir les étoiles en plein midi.*

On peut rappeler ici les bluettes de feu que fait voir cette affection nerveuse, qu'on a appelée *suffusion scintillante*, et qu'ont vues, après des méditations profondes, plusieurs Savans illustres ; comme Malpighi, Tschirnhausen, M. Zimmerman, etc. (14).

On a vu de véritables étincelles sortir des yeux de certains hommes ; et ces étincelles étoient entièrement différentes de celles dont je viens de parler ; qui n'existent que dans les sensations qui les représentent chez quelques individus ; et que des hommes qui voient très-bien, étant placés à côté d'eux ne peuvent voir (a).

(a) Voyez Morgagni.

Ainsi Th. Bartholin dit avoir vu à Padoue, avec d'autres Médecins qu'il cite, des étincelles jaillir des yeux d'une femme sujette aux vertiges. D'autres Auteurs qui attestent des faits semblables ont été cités par Haller (a).

Il me paroît probable que c'est par l'effet d'une semblable lueur qui sortoit de leurs yeux, qu'un petit nombre d'hommes (et l'illustre M. de Mairan m'a assuré avoir été de ce nombre) a eu la faculté de discerner les objets pendant quelque temps, dans l'obscurité la plus profonde de la nuit.

CXLI.

On a beaucoup d'exemples remarquables de faits relatifs à l'électrisation spontanée des organes extérieurs du corps humain. Les plus simples de ces faits ne sont pas fort rares. Il est plusieurs personnes chez qui le froissement de la surface du corps, qui se produit en ôtant la chemise ou les bas, en tire des étincelles.

______

(a) Tom. vᵉ de sa Physiologie, p. 527.

Il n'est pas sans vraisemblance que ces étincelles puissent dans des cas fort rares, allumer la substance phosphorique, ou seulement inflammable, qui se trouve contenue en surabondance dans les humeurs (15).

Les étincelles électriques qu'on tire de la surface du corps de l'homme, se renforcent par fois au point de former des jets de flamme qui ne brûlent point, si ce n'est dans des cas très-rares. On a des histoires sans nombre de faits semblables, qui ont été recueillis par Ezech. à Castro (a), Cardan, J. C. Scaliger, Th. Bartholin, etc.

Rolli a donné une collection de faits analogues, dont les plus extraordinaires sont ceux où ces flammes ont réellement brûlé; et entre autres le fait célèbre de la combustion de la Comtesse Bandi, dont tout le corps fut brûlé par un feu qui sortit d'elle-même.

Ces combustions spontanées, qui sont toujours fort rares, semblent devoir être aidées par des circonstances particulières, comme par une surabondance de graisse dégénérée,

---

(a) Dans son Traité *Ignis Lambens.*

S 5

par un excès de boisson de liqueurs spiri-
tueuses, etc. (On a vu en Russie des gens
ivres d'eau-de-vie, qui étoient vivans, ou
morts depuis peu, rendre des flammes par
la bouche.)

CXLII.

On a observé dans des maladies des nerfs,
d'autres phénomènes qu'on est fondé à regarder comme analogues à ceux de l'électricité.

Tels étoient les bruits sensibles qui ac-
compagnoient les lueurs intérieures, que
voyoient des femmes hystériques; au rapport de Marcellus Donatus (a) : et ces éclats
que M. Pomme assure qu'on a entendus
dans des membres, qui après avoir été contractés pendant plusieurs années, recou-
vroient leur mobilité par un long usage des
bains, etc. (16).

Il n'est point de mon sujet présent d'indiquer les parties du corps des Animaux,
qui sont susceptibles plus que toutes les au-

(a) *L. 11. Hist. Med. Mirab. C. 9.*

tres d'être électrisées par communication, comme sont les poils et les plumes (17).

Mais je crois devoir parler ici des Animaux qui possèdent une vertu électrique spontanée; comme certains poissons, dont les plus connus sont la Torpille, l'Anguille torporifique de Surinam, (*Gymnotus electricus*), le Trembleur (*Silurus electricus* de M. Broussonet).

On sait que ces poissons donnent à ceux qui les touchent, des commotions qui ne diffèrent point sensiblement de la commotion électrique qui a lieu dans l'expérience de Leyde. On est même parvenu à tirer des étincelles du corps de ces poissons, après qu'on les avoit disposés convenablement.

La force électrique de ces poissons agit sur-tout dans les efforts ou les mouvemens qu'on leur voit se donner pour produire un choc. On a remarqué qu'elle cesse dans l'anguille électrique, lorsqu'on la saisit de manière à empêcher le mouvement des muscles du dos, et sans doute à empêcher en même temps le jeu de son organe électrique.

S 4

Cet organe a été très-bien décrit par M. de Réaumur, et ensuite par M. Hunter : et c'est par une construction analogue, que le célèbre M. Volta a formé un appareil électrique, qu'il a nommé organe électrique artificiel.

On peut dire avec M. Humboldt (*a*), que le fluide du *Gymnotus electricus* est absolument galvanique, et non électrique. Mais il me semble que le Galvanisme dans les Animaux ne diffère de leur Électricité que par des modifications.

Des faits moins connus ont prouvé que dans l'espèce humaine, il est des individus qui possèdent à un très-haut degré une vertu électrique (18).

CXLIII.

UN résultat général que je crois pouvoir tirer le plus simplement possible, des faits que j'ai rassemblés dans cette Section; est que le Principe de la Vie dans les Animaux, peut être déterminé par des causes qui nous

---

(*a*) Magas. Encycl. N° 111, an 9, p. 406.

sont inconnues, tantôt à produire une matière phosphorique qui devient lumineuse, tantôt à développer la matière électrique, dans des parties qui ne sont point électrisées par communication ; et enfin à exciter le mouvement de la cause de la Chaleur ou du Calorique, jusqu'à l'ignition.

Je finirai cette Section par une observation générale qui paroît nécessaire pour résoudre la principale objection qu'on a faite contre toutes les théories, où l'on a fait dépendre la production de la Chaleur animale des frottemens qui s'opèrent entre les diverses parties des organes.

Roederer (a) et d'autres ont dit que la Chaleur est sans doute produite par le frottement des corps solides et durs ; mais qu'elle ne peut l'être par les frottemens des parties d'organes qui sont très-mous et continuellement humides ; tandis que ces parties n'exécutent point de mouvemens qui aient une vîtesse et une force considérables.

Je réponds que la Chaleur peut être pro-

____

(a) *De Animalium Calore. Gotting. 1758.*

duite, même à de hauts degrés, par des frottemens intimes et sans cesse répétés des parties des organes mous du corps animal ; d'autant que ces parties abondent en substance inflammable : que leurs surfaces même ne s'usent pas, mais sont sans cesse réparées par la Vie ; et que des degrés de Chaleur très-petits que cette cause produit à chaque instant, peuvent se conserver, et s'accumuler dans une longue suite de temps.

C'est ainsi qu'il faut concevoir la chaleur qui se manifeste très-fréquemment dans les fermentations putrides et autres, les effervescences, les dissolutions (où néanmoins dans quelque cas cette Chaleur peut être diminuée, ou même surmontée par une cause productive du froid, comme est l'évaporation des gaz qui peuvent s'y former) (19).

TROISIÈME SECTION.

Des lois générales de la Chaleur des Animaux.

C X L I V.

La première de ces lois, et la plus importante à considérer; est que dans chaque Animal vivant, la chaleur reste toujours à un degré à peu près constant, quoique cet animal soit exposé à de grandes intempéries de chaleur et de froidure de l'atmosphère (20).

C'est ainsi que les Hommes et les Animaux qui vivent dans un climat glacé, comme est celui de la Sibérie, peuvent (suivant les observations de Gmelin), se donner par l'action des forces de la vie, autant de degrés de chaleur; qu'il en est entre le terme de la congélation, et celui de la chaleur de l'eau bouillante.

En adoptant des opinions qui ont été long-temps reçues sur la Chaleur animale; on croit que les frottemens causés par la circulation du sang, peuvent produire une grande étendue de degrés de chaleur au-dessus d'un degré de chaleur tempérée de l'atmosphère.

Mais on ne voit point comment cette étendue de force productive de la Chaleur animale peut s'accroître, à proportion de ce que l'air se refroidit; sans que la circulation du sang devienne sensiblement plus rapide et plus forte.

CXLV.

C'EST une objection générale, et qui semble décisive contre toutes les théories où l'on proportionne la Chaleur animale à la vîtesse de la circulation du sang ; qu'il n'existe point de rapport certain entre la chaleur de l'homme, et la fréquence ou le développement de son pouls.

Des Amontons a trouvé le premier, qu'un pouls plus fréquent n'est pas toujours accompagné d'une chaleur plus grande. Home a trouvé de même, par des expériences faites avec soin dans des fièvres intermittentes et rémittentes, où se font les plus grands et les plus soudains changemens dans la fréquence du pouls : qu'il n'y a point de proportion constante entre les degrés de cette fréquence et ceux de la chaleur du malade. De Haën a vu dans diverses fièvres très-graves, que la chaleur étoit la même, ou moindre encore que dans l'état de santé; soit que le pouls fût plus grand, ou qu'il fût contracté (21).

CXLVI.

Je ne m'arrête point à réfuter en détail les diverses théories, où l'on explique comment les frottemens augmentés dans le mouvement progressif du sang, conservent le même degré de Chaleur du corps animal dans la température moyenne et dans le froid extrème de l'atmosphère (a).

Mais j'observe qu'un vice radical de toutes ces théories, est qu'on n'y considère

---

(a) Douglas a combattu de semblables théories qu'on avoit données avant lui ; et il en a proposé une autre du même genre, que M. Venel a rejettée par des raisons démonstratives. (Voyez l'Encyclopédie, Art. *Chaleur Animale.*)

Tome I. *

point le phénomène opposé qui se refuse aux explications mécaniques : savoir que le degré de Chaleur dans un Animal vivant n'est point altéré par une chaleur de l'air très-supérieure à ce degré; et reste le même que dans la température moyenne de l'atmosphère.

Ce dernier phénomène a été bien constaté par un grand nombre d'Observateurs.

Linings rapporte qu'à la Caroline il a vu le thermomètre, même tenu à l'ombre; descendre lorsqu'un homme en plongeoit la boule dans sa bouche, ou sous ses aisselles. M. Ellis a vu la même chose dans la Géorgie.

M. Haller a cité ces observations (a), et en a recueilli beaucoup de semblables ; auxquelles il seroit facile d'en ajouter plusieurs autres de MM. Adanson, Tillet, Franklin, De Haën, Brauns, Cleghorn, Brydone, Blagden, Dobson, etc. (22).

Si la quantité de Chaleur que produit le Principe Vital, n'étoit point augmentée

____

(a) *Physiol. T. II, p. 37, et T. ultimo, p. 157.*

dans un air glacé, et demeuroit toujours la même, il est évident que rien ne pourroit empêcher le corps animal de se refroidir relativement à la froideur plus grande de l'air, qui pénètre l'atmosphère de ce corps, et qu'il reçoit continuellement par la bouche.

La communication immédiate de l'air froid a lieu dans tous les animaux, lorsque l'air s'applique aux surfaces très-étendues, des parties de la peau qui restent découvertes, des parois des cavités des organes de la digestion, et des vaisseaux aériens du poumon.

CXLVII.

On ne doit regarder que comme des secours accessoires, mais non suffisans pour la conservation de la Chaleur vitale ; ceux par lesquels la Nature a défendu des impressions du froid les organes extérieurs du corps des divers animaux ; comme les plumes, les poils, la graisse abondante qui est entre la peau et la chair pénétrée de sang dans les quadrupèdes des Terres Arctiques, etc.

Il en est de même des habits et des fourrures, qui garantissent les hommes du froid ; et dont néanmoins plusieurs Peuples Sauvages ou Barbares se sont passés presque entièrement dans des pays très-froids, à des latitudes extrèmes de l'Europe et de l'Amérique (23).

Il faut remarquer aussi que des hommes placés dans une atmosphère brûlante, conservent le degré de chaleur qui leur est propre ; quoiqu'ils y restent *beaucoup plus long-temps* qu'il ne faudroit pour que cette chaleur excessive de l'air leur fût communiquée ; s'ils n'avoient la faculté de résister à cette communication. Gmelin dit que les Russes restent des demi-heures et des heures entières dans leurs étuves, où la chaleur monte jusqu'à 116 degrés du thermomètre de Fahrenheit (a).

Le résultat général des faits me paroît être qu'il faut rapporter la conservation permanente du même degré de Chaleur naturelle,

---

(a) La Chaleur monte même plus haut dans les étuves que supportent les Finlandois, suivant Ant. Martin (Mém. de l'Acad. de Suède, T. XXVI).

dans

dans l'homme qui peut être *long-temps* exposé à des degrés extrêmement divers de chaleur de l'atmosphère ; à la faculté que le Principe Vital a d'augmenter ou de diminuer le mouvement de chaleur dans les solides et les fluides du corps vivant, et par conséquent d'accroître ou d'affoiblir la chaleur qui lui est communiquée par l'atmosphère (24).

Ce Principe varie pour cette fin les mouvemens toniques d'agitation ou de contraction fixe dans les solides, et les mouvemens intestins des fluides ; suivant qu'il est déterminé par ses lois primordiales, relativement à la diverse température de l'air qui est appliquée au corps humain.

C'est ainsi qu'il fait brûler dans le corps qu'il anime, un feu qui est toujours à-peu-près le même ; qui s'isole dans les feux du Sénégal, et qui ne s'éteint point sous les glaces de la Sibérie.

CXLVIII.

L'excitation des agitations toniques des solides vivans peut être quelquefois insuffisante pour conserver la chaleur naturelle

Tome 1. .T

dans un froid excessif; et c'est alors que les animaux exposés à ce froid périssent, s'ils sont livrés au repos (25).

Le mouvement musculaire soutient alors la chaleur et la vie : moins par son effet pour augmenter les frottemens du sang qui circule, quoique cette augmentation ne soit pas inutile ; que parce qu'il multiplie dans les fibres des muscles et des autres organes, les froissemens intimes qui sont des causes puissantes de génération de la chaleur.

On voit que lorsque l'homme vivant doit rester moins chaud que l'air extérieur, et les corps environnans ; il ne suffit pas que la force génératrice de la chaleur vitale soit diminuée, ou même entièrement arrêtée : mais qu'il faut encore une autre cause existante dans le corps de cet homme, qui l'empêche de recevoir la communication de la chaleur extérieure, comme la reçoivent les corps environnans qui sont inanimés.

Cette cause intérieure ne peut être qu'une action particulière du Principe de la Vie dans le corps humain, qui en fixe toutes les parties avec un tel effort, qu'elles sont moins susceptibles du mouvement de chaleur, qui pourroit leur être communiqué du dehors.

Le Principe Vital ne se borne point alors à arrêter tous les mouvemens des solides et des fluides, par lesquels il pourroit exciter la chaleur animale; mais il contracte les fibres avec la plus grande violence, pour résister à la dilatation que tend à y produire la chaleur de l'air et des corps extérieurs (26).

C'est ainsi qu'il me semble qu'on doit expliquer ce que M. Duntze a vu dans les chiens qu'il a fait périr suffoqués, dans un air dont la chaleur étoit excessive par rapport à leur chaleur naturelle; et qui cependant y ont vécu et respiré quelque temps. Il a observé que dans ce genre de mort ces chiens contractoient une roideur et une inflexibilité particulière; que leurs vaisseaux paroissoient injectés; et que les muscles, les membranes, et les viscères avoient souffert une inflammation presque générale (27).

L'habitude peut fortifier singulièrement la faculté qu'ont les animaux de conserver dans les intempéries extrêmes de l'atmosphère, le degré constant de leur chaleur naturelle (28).

L'habitude peut aussi donner à l'homme la faculté de conserver la chaleur qui lui est propre, lorsqu'il passe *tout-à-coup* par des états opposés et extrèmes de température de l'atmosphère. M. l'Abbé Chappe a vu des Russes, qui, après avoir passé quelquefois plus de deux heures dans des bains excessivement chauds ; sortoient tout en sueur, et alloient impunément se jetter et se rouler dans la neige, par les froids les plus rigoureux.

CXLIX.

APRÈS avoir établi par des preuves très-multipliées, que la chaleur de l'homme vivant se conserve à un degré qui est toujours à-peu-près le même dans les plus grandes variations de l'atmosphère ; je vais indiquer rapidement d'autres lois générales de la chaleur animale.

L'une de ces lois est que tous les individus de l'espèce humaine, ont à-peu-près le même degré de chaleur naturelle. M. De

Haën a prouvé par de nombreuses observations ; que ce degré est généralement le
même dans les deux sexes, et à tout âge :
ce qui est contraire aux anciens préjugés
sur la froideur de la vieillesse, etc. Braun
a confirmé la même loi par ses expériences.

Galien a dit aussi que d'après des milliers
d'observations, on a trouvé que l'enfant et
l'homme qui est dans la fleur de l'âge, ne
sont pas plus chauds l'un que l'autre : mais
que dans les enfans la chaleur qui se fait
sentir, est abondante, douce et halitueuse.

On pourroit soupçonner, relativement à
la qualité de cette transpiration abondante
et halitueuse qui est produite par la chaleur
de la peau dans l'enfant ; que le principe de
la chaleur agit encore plus puissamment
dans l'enfance ; puisque malgré le froid que
devroit laisser à la peau une évaporation
abondante, ce principe y entretient la chaleur au même degré qui a lieu dans la peau
sèche des hommes avancés en âge (29).

CL.

Une autre loi de la chaleur vitale dans
l'état naturel, est que le degré en est le

même dans toutes les parties de chaque animal vivant : ce que M. De Haën a vérifié, en
comparant la chaleur des extrémités du
corps, avec celle du cœur et des gros vaisseaux.

Cette égalité de chaleur a lieu sans doute
en général dans tous les organes de l'homme
vivant. Cependant un organe peut être
affecté d'une chaleur particulière et plus
vive; soit lorsqu'il exerce fortement sa fonction propre, soit lorsqu'il souffre quelque
irritation violente.

Il paroît aussi que les parties extrèmes
du corps conservent moins constamment
cette chaleur égale, étant plus sujettes à se
géler ; parce que l'activité de la vie y est
plus foible et moins soutenue.

Le degré de chaleur est le même pendant
la santé, dans le sang et les fluides, que
dans les parties solides du corps vivant. Ce
n'est que dans des cas de Maladies très-rares
(dont Morgagni a recueilli des exemples),
qu'on a tiré à des hommes du sang qui étoit
plus froid que celui des poissons. On sait
que la respiration peut être froide dans les
mourans, etc. (3o).

QUATRIÈME SECTION.

Des différences générales de la Chaleur Vitale dans les diverses espèces d'Animaux ; et du rapport qu'a dans chaque espèce, le degré fixe de cette chaleur, avec la force et l'étendue des organes de la Respiration.

CLI.

Un résultat général d'observations faites par le Dr Martine, est que tous les Animaux sont plus chauds que n'est l'élément qu'ils habitent. Suivant que cet excédent de leur chaleur est ou n'est pas considérable ; on les distingue en Animaux à sang chaud, et en Animaux à sang froid (a).

La chaleur même de ces derniers (comme des poissons et des grenouilles) n'excède point la température du fluide ambiant,

____

(a) Voyez une Dissertation : *De Calore Animalium*, dans les *Novi Comment. Acad. Petrop. T. XIII.*

T 4

suivant les expériences de Braun. Cependant les Auteurs cités par Haller (*a*) donnent à ces Animaux un ou deux degrés de chaleur de plus.

Parmi les Animaux à sang chaud, on peut faire encore une classe particulière de ceux qui s'engourdissent pendant l'hiver : comme sont les loirs, les marmotes, les chauvesouris, etc. (31).

M. de Buffon a observé que lorsque la température de l'air est seulement au 10ᵉ ou 11ᵉ degré au-dessus du point de la congélation, au thermomètre de Réaumur : la boule d'un petit thermomètre étant plongée dans le corps, et même mise sur le cœur de plusieurs lérots vivans ; la liqueur du thermomètre est restée au même degré, et a baissé quelquefois d'un demi-degré ou d'un degré.

CLII.

Les faits qu'on a observés sur l'*hybernation* d'un grand nombre d'espèces d'Ani-

---

(*a*) *Physiol. T. II, pag. 28-30.*

maux à sang froid et à sang chaud, démontrent que l'excès du froid extérieur (s'il n'est extrème et mortel) est la cause déterminante de cet engourdissement qui a lieu pendant un temps plus ou moins long dans ces Animaux : que dans cet engourdissement les fonctions vitales sont extrèmement affoiblies, et les fonctions animales sensiblement arrêtées : mais qu'une fonction du Principe Vital qui survit à la grande diminution et à la suspension des autres, est celle par laquelle ce Principe entretient dans le corps de l'Animal vivant un degré de chaleur qui surpasse le degré du froid extérieur; de sorte que ce corps ne peut être livré à la congélation, que dans un degré extrème de froid extérieur qui tue cet Animal (32).

La chaleur des Animaux à sang chaud qui hybernent, tombe d'abord au même degré, ou à un degré plus bas que celle de l'air extérieur; dans les froids qui déterminent leur engourdissement. Mais elle doit se soutenir ensuite à un degré d'autant plus élevé au-dessus du froid de l'atmosphère, que celui-ci descend davantage au-dessous du point de congélation.

En effet, on n'a point vu que ces Animaux pussent revivre, lorsque leurs liqueurs avoient été gelées (33).

De-là il suit que ces Animaux retiennent l'agitation intérieure des solides et des fluides, que leur ont laissée d'abord les froids qui les ont engourdis ; avec plus de constance qu'ils n'ont retenu tous les degrés supérieurs de cette agitation. Il existe donc chez ces Animaux, des différences dans la tenacité des divers degrés de la chaleur vitale.

CLIII.

On a remarqué que les animaux engourdis par le froid, périssent lorsqu'on les met tout-à-coup près du feu : de même que les membres gelés et même durcis par le froid, se sphacèlent, si on les réchauffe trop fortement.

On a donné à ces phénomènes des causes physiques qui ne paroissent point suffisantes. On pourroit leur en ajouter une autre du même genre ; en observant qu'une chaleur vive appliquée à la surface d'un corps ou d'un membre gelé, doit d'abord y introduire un nouveau degré de froid, par l'effet de l'évaporation qu'elle excite, et que ce nouvel effort de congélation désorganise plus complètement les parties glacées.

La cause la plus puissante de ces phénomènes me paroît être dans le changement soudain et extrême que souffre le Principe de la Vie, lorsque d'un état très-foible d'agitation intérieure qui entretenoit un reste de chaleur vitale ; il remonte tout-à-coup à cette agitation forte et générale qu'il doit donner aux solides et aux fluides, pour que leur chaleur s'élève et se fixe (suivant les lois de la vie), relativement à la chaleur forte qui leur est appliquée extérieurement.

On sait par les suites mortelles qu'ont les évacuations soudaines et très-considérables, et par d'autres exemples; combien est funeste la rapidité des grands changemens dans la manière d'être du Principe de la Vie (54).

CLIV.

IL n'est pas possible d'assigner la raison suffisante de la différence majeure, qui est dans la fixation des degrés de chaleur propres aux Animaux à sang chaud , et aux Animaux à sang froid.

On pourroit soupçonner qu'une aussi grande diversité du degré fixe de la chaleur naturelle a été nécessaire, pour que chaque Animal pût vivre dans les intempéries extrèmes auxquelles il est exposé par la Nature.

Mais on voit bientôt que cette conjecture est vaine ; en considérant que les poissons, dont la chaleur naturelle est un peu au-dessus de la chaleur ordinaire de l'eau, conservent néanmoins la fluidité de leurs humeurs dans les plus grands froids ; et que certains poissons peuvent vivre dans les eaux thermales, dont la chaleur est très-supérieure à celle que l'homme peut soutenir habituellement (35).

Il semble que dans chaque espèce d'Animaux, c'est à la fixation primordiale du degré de chaleur qui lui est propre, que la

Nature a proportionné la force et l'étendue du poumon, ou des organes de la respiration (36).

Tel est le résultat d'une observation générale, que je croyois avoir faite le premier; et que j'ai trouvée depuis dans Th. Bartholin (*a*) et dans le Supplément de l'Histoire Naturelle de M. de Buffon.

La chaleur animale monte au plus haut degré dans les oiseaux, qui ont relativement au volume de leurs corps, les poumons beaucoup plus étendus; que ne sont les poumons de l'homme, des quadrupèdes et des cétacées. Les amphibies et les reptiles ont des poumons simplement membraneux. Les poissons n'ont une sorte de respiration, que par l'air qui se dégage de l'eau dans leurs ouïes (37).

M. de Buffon a cru pouvoir conclure de cette observation, « que dans les diverses » espèces d'Animaux, plus la surface des » poumons est étendue; plus aussi leur » sang devient chaud, et plus il commu-

____

(*a*) *Anat. Reform. Lib. II , pag. 43o.*

» nique de chaleur à toutes les parties du
» corps : que le degré de chaleur dans
» l'homme et dans les Animaux dépend de
» l'étendue et de la force des poumons, qui
» sont les soufflets de la machine animale ;
» dont ils entretiennent et augmentent le
» feu, » etc. (38).

Mais si n'admettant point cette conclusion de l'observation générale de M. de Buffon, l'on reconnoît avec moi que le sang est rafraîchi dans le poumon par l'effet de la respiration ; il est extrèmement facile de rendre conformes à l'opinion que je suis, les faits généraux sur lesquels on a cru pouvoir appuyer démonstrativement un sentiment opposé.

En effet il est très-simple dans mon opinion de dire, en considérant ces faits généraux : qu'à proportion de ce que les causes productrices de la chaleur dans les diverses espèces d'Animaux sont plus actives, et sont plus fortement, ou doivent être plus souvent modérées par l'effet rafraîchissant de l'air inspiré, pour que le degré de chaleur qui est propre à chaque espèce soit bien fixé ; il faut que le sang reçoive cette impression de l'air inspiré dans une plus grande étendue de surfaces de vaisseaux aériens du poumon ou autres.

CLV.

LES mouvemens qui produisent la chaleur vitale ne se continuent point un certain temps avec la même force dans les solides et les fluides ; sans faire monter leur échauffement au-delà du terme qui est marqué à la chaleur naturelle de chaque animal. C'est pourquoi lorsque le progrès de cet échauffement va dépasser considérablement ce terme, il est arrêté par le refroidissement qu'opère la respiration renouvellée.

Je crois que je pourrai porter au plus haut degré de probabilité, mon opinion sur le refroidissement que cause l'air inspiré : opinion que je me propose d'établir quand je traiterai de la Respiration (39).

A la suite des effets que l'air nouvellement respiré produit à la surface des vaisseaux aériens du poumon, qu'il rafraîchit et dont il excite les forces toniques ; il faut considérer les sentimens et les mouvemens qui correspondent dans tout le corps à ceux dont le poumon est affecté dans l'inspiration. Ces affections sympathiques enrayent dans tous les organes, les agitations des solides et des fluides, qui sont les causes immédiates de la chaleur animale.

On peut donc regarder l'air respiré comme étant en quelque sorte le *régulateur* de la chaleur trop forte qui seroit produite d'ailleurs par le Principe Vital.

Ces mouvemens alternatifs, l'un de production d'un excédent de chaleur, l'autre d'un refroidissement général par l'effet de l'air inspiré; ces mouvemens, dis-je, se coordonnent de manière à soutenir toujours au même degré la chaleur qui est propre à chaque Animal, et qui est un des principaux instrumens nécessaires à la vie.

Ainsi cette action de l'air respiré est un moyen qu'a employé la Nature pour affoiblir et modifier assidûment par reprises alternatives, dans toute l'habitude du corps l'affection du Principe Vital, qui est génératrice de la chaleur.

NOTES

NOTES.

V

NOTES.

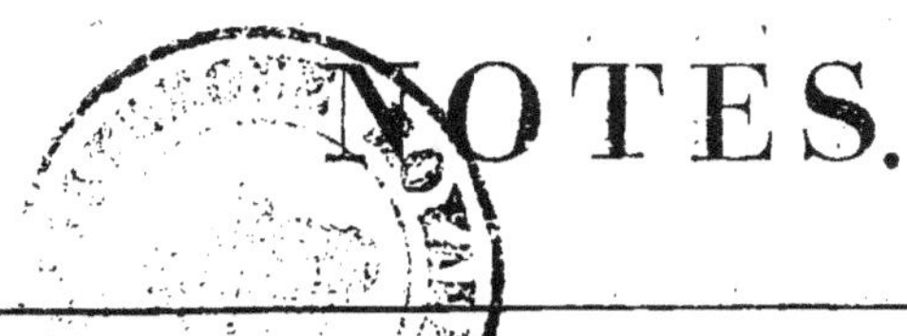

NOTE GÉNÉRALE.

Dans le Discours Préliminaire de ma Nouvelle Mécanique des Mouvemens de l'Homme et des Animaux (aux pages IV et V), j'ai exposé le sort qu'ont eu mes Nouveaux Élémens de la Science de l'Homme.

J'ajouterai seulement ici que les critiques que divers Journalistes firent d'abord de ces Élémens, portoient entièrement à faux, et avoient un vice radical.

Ce vice consistoit à soutenir que dans cet Ouvrage *j'expliquois* tous les phénomènes de l'homme vivant, par l'action d'un Principe Vital : force universelle que j'avois imaginée et ajustée à toutes les fonctions de la vie corporelle.

Mais il faut que ces journalistes (tels, par exemple, que MM. Blumenbach et Tode) n'ayent pas su ou voulu reconnoître, ce qui est évident pour tout lecteur attentif de mes Nouveaux Élémens : que je n'y ai jamais employé le nom de Principe Vital, pour *expliquer* aucun des phénomènes de la vie ; mais uniquement pour rendre facile et sûre la formation de nouveaux résultats de ces phénomènes, que je me suis attaché à combiner d'une manière plus simple, plus générale, et partant plus utile qu'on n'avoit fait avant moi.

Plusieurs motifs m'ont d'ailleurs constamment éloigné de réfuter ceux des Journalistes, qui m'ont été contraires.

J'ai une sorte de paresse, qui jusqu'ici n'a pu céder qu'au desir de rendre mes travaux utiles ; et je regarde comme la chose du monde la plus vaine, de perdre du temps dans des discussions polémiques ; tandis que le temps de notre vie est si court, et doit nous être si précieux.

Un autre motif de ne pas répondre à ces critiques, est qu'elles sont nécessairement éphémères par leur nature, soit qu'elles s'attachent à un bon ou à un mauvais Ouvrage.

Il arrive très-souvent que des Journalistes, qui se sont donné la mission de juger les Auteurs, ne peuvent se faire confirmer ce droit par le Public, qu'en flattant sa malignité ; et ils ont plusieurs moyens de servir son injustice, et leur propre jalousie, en dépréciant les bons Ouvrages.

Le plus simple de ces moyens est d'extraire seulement d'un Livre quelques traits dont les défauts semblent être saillans ; et de présenter l'ensemble de l'Ouvrage, d'une manière tellement sèche et décharnée, qu'il est impossible de juger quels sont le caractère, le genre d'utilité, et le degré de mérite de sa composition.

Lorsque leur mauvaise volonté se manifeste par des objections générales et superficielles, qu'ils avancent impunément, sans les préciser et les raisonner; il faut (ainsi que l'a très-bien dit Reid) les regarder comme trop au-dessous de soi pour y arrêter son attention.

Si le sort de la Doctrine contenue dans cet Ouvrage n'a pas été d'abord complètement avantageux, les temps qui ont suivi lui ont été plus favorables. Il me paroît qu'on est assez généralement convenu depuis, de ce qu'a dit M. Roussel (*a*) : que mes idées sur la nature et les facultés du Principe Vital sont devenues celles de plusieurs Savans distingués; et qu'on les retrouve dans leurs Ouvrages, sous des expressions plus ou moins différentes.

En France, quelques Écrivains récens ont copié, sans me citer, plusieurs endroits de mes Nouveaux Élémens; qu'ils n'ont pas même toujours bien entendus; quoiqu'ils ayent pu s'aider des interprétations que j'en avois données dans mes Leçons publiques à Montpellier.

J'indiquerai dans les Notes suivantes plusieurs des emprunts de cette sorte dont j'ai à me plaindre.

Il doit m'être permis de réclamer, quand je le juge à propos, mes droits de propriété, sur tel ou tel point de Doctrine. Sans ces réclamations, il ne seroit pas impossible que dans la suite, on ne m'imputât, ou

---

(*a*) Dans la Clef du Cabinet des Souverains, N° 706, du 6 Nivôse an VII.

d'avoir insisté sur des dogmes qui après
m'avoir été propres seroient devenus com-
muns ; ou même d'avoir dérobé ces dogmes
à ceux qui sont mes plagiaires (a).

Ces Écrivains me citent quelquefois, par
rapport à des idées accessoires ; mais très-
souvent ils exposent, sans me citer, des propositions fondamentales, dont je suis le seul
Auteur ; en conservant même les preuves
principales que j'en ai données.

On voit qu'un tel procédé est d'une grande
injustice, soit qu'on veuille seulement ôter
à un Auteur les vues nouvelles, et les assertions démontrées qui sont à lui ; soit qu'on
ait encore l'intention de s'en faire attribuer
la découverte par des gens peu instruits.

On devroit, au contraire, se faire honneur de se conformer à cette maxime de
Pline l'ancien (dans la Préface de son Histoire Naturelle) : *est benignum et plenum*

(a) Je dirai d'ailleurs comme Isocrate (*Epist. VI,
p. 419 , Edit. Henr. Stephani 1593*) : il y auroit
de la sottise à moi (ατοπος ειην) , lorsque je vois des
gens qui se servent des choses que j'ai dites le premier , de m'abstenir seul de les répéter.

ingenui pudoris , fateri per quos profeceris:
il est d'un homme d'un bon naturel, et
dont les sentimens pleins de loyauté ne
peuvent souffrir de blâme, d'avouer qui
sont ceux à qui il doit ses progrès dans les
Sciences (*a*).

Je finirai cette Note, en disant un mot de
cette seconde Édition de mes Nouveaux
Élémens , comparée à la première.

On m'a accusé d'avoir manqué de clarté
dans cet Ouvrage; et je conviens qu'il n'a
pu être facile à entendre, pour ceux qui
n'ont pu ou voulu l'étudier, avant de le
juger. J'avois destiné cet abrégé de ma Doctrine sur la Science de l'Homme, à des lecteurs bien informés de l'état de cette Science,

----

(*a*) Apulée rapporte (*Floridor. L. IV*) que Thalès
ayant fait part d'une de ses découvertes à Man-
drayte , celui-ci souhaita pouvoir le récompenser
de cette communication ; et que le sage Thalès lui
dit alors : Je serai assez récompensé , si lorsque
vous communiquerez à d'autres cette chose nouvelle , vous ne vous attribuez point de l'avoir trouvée
vous - même , mais vous publiez que j'en suis l'inventeur.

dans laquelle j'ai eu l'intention de faire de nouveaux pas.

La seule clarté qu'on a droit d'exiger dans de tels Ouvrages, est celle qui est attachée à la netteté et à la précision des expressions; sur-tout lorsqu'on présente des suites de conséquences enchaînées l'une à l'autre. Les expressions qui n'ont point ces qualités, font concevoir les raisonnemens, d'une manière ou fausse ou incertaine, qui fait manquer l'instruction dans les points correspondans; et c'est un défaut sensible dans plusieurs endroits de tels Élémens, qui d'ailleurs ont été composés par des savans d'un grand mérite.

Dans cette seconde Édition, mes Principes seront exposés avec de nombreux développemens, qui en faciliteront l'intelligence aux lecteurs; et avec des éclaircissemens, que m'ont indiqués mes méditations sur les mêmes sujets, dans l'espace d'environ trente années qui se sont écoulées depuis la première Édition.

Il est utile que la composition des parties d'un Ouvrage qu'on desire de rendre classique, soit faite à plusieurs reprises,

séparées par des intervalles de temps assez
longs. Lorsqu'on part toujours des mêmes
bases sur lesquelles on s'est affermi par
degrés, avec des renouvellemens fréquens
des forces de l'intelligence ; on parvient
d'autant plus facilement à découvrir, dans
chaque sujet particulier que l'on traite, des
vérités ignorées ou peu connues, et à com-
pléter leurs développemens.

Les résultats des dogmes fondamentaux
d'une Doctrine nouvelle, quoiqu'ils aient
été saisis par un aperçu général, lorsqu'on
a conçu le corps de cette doctrine ; prennent
constamment plus de solidité et d'étendue,
après que les dogmes particuliers dont ces
résultats sont formés, ont été plusieurs fois
discutés profondément, et combinés sous
diverses faces.

———————

(1) Deux considérations doivent faire reconnoître la vérité de ce principe que j'a-
vance : que dans la Philosophie Naturelle,
il ne faut point chercher d'autres causes des
phénomènes, que celles qui sont expérimentales, ou qui déterminent l'ordre de
succession de ces phénomènes par les résultats de l'expérience.

La Première est que, par rapport aux causes prochaines qu'on peut vouloir assigner à ces causes expérimentales (comme par exemple à la gravitation), on n'en peut rien affirmer qui ne soit hypothétique, ou qui n'aille au-delà des faits.

La Seconde est que l'on peut d'autant moins introduire dans la Philosophie Naturelle, d'autres causes que celles qui sont données directement et immédiatement par les faits; que l'on ignore absolument ce qui constitue l'essence de l'action de ce qu'on appelle *cause*, ou ce qui rend cette cause nécessairement productrice de *l'effet* qu'on lui rapporte.

Cette seconde considération est celle que j'ai indiquée dans cet endroit du texte, et que je vais m'arrêter à développer davantage.

Nous ne pouvons dire en quoi consiste la *causalité*, c'est-à-dire la puissance que nous attribuons à une *cause* quelconque, pour produire infailliblement ce que nous regardons comme son *effet*.

Hume a dit avec raison (*a*) : il ne paroît

______

(*a*) Essais sur l'Entendement Humain, p. 157-8.

pas qu'aucune opération corporelle, ni aucune action de l'ame sur ses propres facultés ou sur ses idées, puisse nous faire concevoir la force agissante des causes, ou le rapport nécessaire qu'elles ont avec leurs effets.

Dans la succession des phénomènes naturels, rien ne nous présente l'idée de la *causalité*, ou de la liaison nécessaire de la cause avec l'effet. Mais quand la succession d'un phénomène à un autre est constante; l'esprit humain qui l'observe assidument, et qui souvent peut même la prévoir, est porté à croire que ces phénomènes se succèdent parce qu'ils sont enchaînés l'un avec l'autre.

L'imagination qui voit tous les changemens comme dépendans d'une action, ou d'un mouvement, rapporte cette liaison intime à l'idée d'un pouvoir nécessaire qui réside dans le phénomène antérieur, et qui agit pour produire le phénomène immédiatement suivant.

L'idée de cette puissance est donc une fiction de l'imagination. Mais l'esprit humain donne à cette puissance, dont l'idée est indéterminée, le nom de *cause*. A force de voir comme constante la signification de ce mot de convention , dont il fait un usage perpétuel ; il est enfin entraîné à croire que l'idée même que ce mot désigne a de la réalité.

Nous croyons à la réalité des objets de nos idées, lorsque la sensation ou la ré-flexion nous présentent ces idées de la manière la plus simple possible ; et sans qu'il nous paroisse que ces idées ayent pu être altérées par aucun travail de l'intelligence.

Ainsi lorsque l'homme a la perception de ces idées les plus simples , il a une conscience intime, et une persuasion la plus forte, de la réalité de leurs objets ; tels que sont son Esprit et les Corps.

Si l'on pouvoit croire que les notions de ces vérités premières , ou de sentiment , peuvent être des illusions ; c'est vainement qu'on employeroit une démonstration quelconque, pour donner à l'homme la certitude de son existence, et de celle des corps.

La démonstration que Descartes a prétendu donner de son existence, en disant : *Je pense, donc je suis;* renferme une pétition de principe. Quel homme ne douteroit pas s'il pense, au cas qu'il pût douter s'il existe?

Des hommes du premier ordre ont jus-
tement décrié la Métaphysique vulgaire,
où ils voyoient qu'on a prétendu démontrer
une infinité de choses dont la démonstration est impossible. Cependant il est tel de
ces hommes supérieurs, qui est tombé dans
une erreur semblable, en voulant donner
une nouvelle preuve de l'existence des
Corps. Comment la conviction intime où
nous sommes de l'existence des corps lais-
seroit-elle encore à en desirer des preuves?,
Et comment resteroit-il des moyens de persuader quelqu'un qui résisteroit à la plus
puissante des persuasions ?

Lorsque les idées des vérités premières,
qui sont les plus simples possibles, sont seulement *rapprochées* par l'intelligence qui
les compare, cette comparaison ne nous
paroît point être un travail de l'esprit qui
puisse les altérer ; et les notions résultantes
de cette comparaison ont une évidence aussi
convaincante, que la notion même de la
réalité des objets de ces idées. Telles sont
les notions d'égalité, d'inégalité, d'identité ;
qui constituent les axiomes.

Ces axiomes, lorsqu'on les applique à des

définitions exactes des objets, sont les bases
nécessaires de toute démonstration. Mais
ils ne sont point susceptibles d'être démon-
trés; et il est nuisible aux Sciences de vouloir appuyer par des démonstrations vaines
des choses qui sont claires et évidentes par
elles-mêmes.

Du Hamel qui en fait la remarque fondée (*a*), ajoute que suivant Ramus et d'autres,
Euclide même n'est pas exempt de ce vice; et
qu'en effet il n'eût pas dû donner de démonstrations d'une grande partie des Propositions du Cinquième Livre de ses Élémens.

(2) La première Édition de mes Nouveaux
Élémens ayant paru l'an 1778 (en Mai), on
ne peut pas m'attribuer d'avoir emprunté
rien de ce que j'y ai dit (dans le Discours
Préliminaire) sur les causes occultes; de diverses choses très-ressemblantes que M. De
Luc (en 1779) et d'autres ont dites depuis
sur le même sujet.

Un nouveau Physiologiste, dans un Ouvrage qui n'a paru qu'en 1800; y a exposé
avec une singulière conformité, la Doc-

____

(*a*) *De Mente Humanâ*, p. 223-4.

trine qui m'étoit propre : ce qu'il eût dû reconnoître.

Ainsi il a dit : « La chose qui se trouve » dans les êtres vivans, et qui ne se trouve » pas dans les morts ; nous l'appellerons » Ame, Archée, Principe Vital ; X, Y, Z, » comme les quantités inconnues des Géo-» mètres. Il ne nous reste qu'à déterminer » la valeur de cette *inconnue ;* dont la sup-» position facilite, abrège le calcul des phé-» nomènes que nous connoissons, et de ceux » que nous cherchons à connoître ».

Or j'avois dit dans ce Discours Prélimi-naire (p. xviii) : « Je regarde le *Principe* » *de Vie* dont *l'Homme* est animé, comme » *la cause expérimentale* la plus générale » que nous présentent les phénomènes de » la Santé et des Maladies » : et j'y avois dit (p. x), « Il est utile d'employer le nom » d'une cause ou faculté expérimentale, » comme si cet élément étoit connu. Une » semblable expression indéterminée abrège » le calcul analytique des phénomènes, etc. »

J'ai depuis confirmé et développé cette Doctrine, non-seulement dans mes Leçons publiques à Montpellier ; mais spéciale-

ment

ment dans le Discours Préliminaire de ma Nouvelle Mécanique des mouvemens de l'Homme et des Animaux, que j'ai publiée en 1798. J'y ai dit (à la page II de ce Discours) : « Les noms des *facultés occultes* » sont utiles pour simplifier le calcul des » phénomènes, et pour lui donner beau- » coup plus d'étendue. Ces noms étant alors » employés, comme les lettres le sont dans » l'Algèbre; aucune opinion préjugée n'en- » trave la recherche des causes prochaines » et immédiates des faits. L'on arrive ainsi » d'une manière sans comparaison plus fa- » cile et plus directe, à des formules, ou » *expressions générales des analogies de ces* » *faits* ».

(3) Ce moyen de *l'induction* d'un fait particulier à un autre, par lequel on re- connoît et détermine une analogie qui peut les lier, a été pratiqué de tout temps par tous ceux qui se sont livrés à des recherches utiles dans les Sciences de faits. Ils ont tous nécessairement formé des inductions, et suivi des Méthodes analytiques.

D'Alembert a très-bien dit (dans l'Ency- clopédie, art. *Analytique*) : « Quand même

Tome I.   X

» les raisonnemens qu'on fait sur les ex-
» périences par la voie de l'induction, ne
» seroient pas des démonstrations des con-
» séquences générales qu'on en a tirées,
» c'est du moins la meilleure Méthode de
» raisonner sur ces sortes d'objets : le rai-
» sonnement sera d'autant plus fort, que l'in-
» duction sera plus générale. S'il ne se pré-
» sente point de phénomènes qui fournis-
» sent d'exception, on peut tirer la consé-
» quence générale : par cette voie analytique,
» on peut procéder des mouvemens aux
» forces qui les produisent, et en général
» des effets à leurs causes, et des causes par-
» ticulières à de plus générales ».

Il est cependant essentiel d'observer que
la voie de l'induction ne peut être employée sûrement, non plus que la voie des
syllogismes, que par les hommes qui sont
doués d'une logique naturelle ; et qu'ainsi
l'on n'est pas plus avancé dans l'étude des
Sciences de faits, si l'on croit, comme
Bacon l'a pensé, que le Principe de l'induction doit être la Règle générale de la
Logique artificielle.

Baker (dans ses Réflexions sur les

Sciences) a dit avec raison : Que quelque
sûre que la voie de *l'induction* ait pu paroître à Bacon ; une seule circonstance qui
vient à la traverse dans une expérience,
peut aussi aisément détruire *l'induction*,
qu'un terme ambigu peut mettre un Syl-
logisme en défaut. Il ajoute qu'il n'y a qu'à
en faire l'essai sur les parties que Bacon
a données de l'Histoire Naturelle.

(4) Les noms de Méthode Analytique,
et de Méthode Synthétique, ont d'ailleurs
été pris en des sens très-différens.

Ainsi en Géométrie on peut résoudre les
Problèmes, et démontrer les Théorèmes,
soit par la Méthode *Analytique*, dans laquelle on employe l'Algèbre (ou le calcul
des grandeurs en général); soit par la Méthode *Synthétique*, où l'on se sert (comme
ont toujours fait les Anciens) des lignes
même, qui composent les figures, sans re-
présenter ces lignes par des caractères algé-
briques. (D'Alembert, Encyclop.).

Condillac (dans ce qu'il a dit sur l'Analyse, en divers endroits de son Art de Penser) a donné à ce qu'il appelle la *Méthode
d'Analyse*, un sens si étendu, qu'il y ren-

ferme aussi la *Synthèse* ou la recomposition
des objets analysés.

La dénomination de Méthode Analytique
devient alors si vague, qu'on peut dire
qu'on emploie de l'Analyse, dans toutes les
opérations par lesquelles on tend à quelque
découverte dans la Philosophie Naturelle.

Dans la Méthode que Condillac appelle
d'Analyse, il n'y a rien qui soit véritablement analytique, que la décomposition,
qu'il dit qu'on doit faire d'abord des qualités ou des élémens de l'objet dont on veut
connoître la nature.

Mais l'essentiel des procédés qu'il indique
ensuite pour la même Méthode, consiste à
composer les idées ou notions partielles
ainsi acquises, en les comparant par tous
les côtés (et sur-tout sous les rapports favorables à la découverte qu'on a en vue);
de manière qu'on épuise, s'il est possible,
toutes leurs combinaisons (par addition et
soustraction), jusqu'à ce qu'on leur ait fait
reproduire complètement l'objet dont on
s'occupe.

J'observe en passant, que ce procédé

conseillé par Condillac, seroit trop vague, trop long, et trop étranger à ce que doit suggérer l'esprit d'invention. La sagacité qui caractérise un inventeur, va beaucoup plus directement à son but : elle lui fait pressentir le choix qu'il doit faire entre les analogies dont sont susceptibles les parties élémentaires de l'objet qu'il a analysé ; pour découvrir le lien naturel, qui recompose cet objet par la réunion de telles ou telles de ces parties.

(5) Van Helmont dit (*a*) : l'esprit qui a formé les parties du corps, et les a distinguées entr'elles, y a pris aussi des modifications propres à ces mêmes parties produites de la semence ; l'esprit influent y étant déterminé par celui qui est inhérent (*insitus*). Chacune de ces vies particulières (*principiantes*) dans les divers organes (*vel a fœtu initio deinceps, unique membro præsidens assistens rector spiritus* (*b*)) est séparée de la vie commune de l'homme, autant que des choses qui ont des existences différentes

---

(*a*) *Oper. p. 696. in fine Tr. Vita Brevis.*

(*b*) *Idem Op. p. 412.*

(quæ singulæ (vitæ principiantes) in tantum à vita communi hominis sunt diremtæ, quantum illa quæ diversas habent existentias).

(6) M. Blumenbach (dans sa Physiologie) a fait plusieurs Classes de Forces vitales; et il a distingué de plus des forces qu'il n'a pu ranger sous ces classes, en les rapportant à *la vie propre* de divers organes; telles que les Forces qui produisent les sécrétions en grande partie, les mouvemens de l'iris, et ceux de la matrice, etc.

C'est en suivant la même manière de voir, que j'avois indiquée en cet endroit; qu'on a depuis objecté avec raison dans un journal Allemand (*a*), contre cette théorie de M. Blumenbach; qu'il est plus philosophique et plus naturel de ne supposer qu'une force vitale du corps animal; de considérer les actions diverses des organes, comme des effets de cette force unique, diversement modifiée par la différente structure

____

(*a*) *Allgem. Literatur-Zeitung*, Mars 1787. *Col. 107.*

des parties; de voir ainsi la force nerveuse, comme la fonction de la Force vitale dans le cerveau et les nerfs; etc.

(7) Baglivi a été le premier Auteur qui ait proposé la théorie de semblables oscillations, comme la clé de la vraie doctrine sur les fonctions du corps humain vivant.

Il a soutenu que la dure-mère ayant un mouvement fort et continuel de systole et de diastole (auquel il a rapporté des faits qu'on sait aujourd'hui dépendre des mouvemens de la respiration); ses oscillations s'étendent à toutes les autres membranes, d'autant qu'elles prennent leur origine de la dure - mère : qu'elles excitent et dirigent tous les mouvemens des solides et des liquides : et que le jeu perpétuel de ce ressort de la dure-mère dépend de l'équilibre du mouvement *successif* qu'elle imprime de la tête vers les autres parties du corps, et du mouvement *réflexif* de ces parties vers la tête.

(8) J'insiste à dire que ma Doctrine sur tous les points les plus importans de la Science de l'Homme, diffère essentielle-

ment de toutes les Doctrines connues avant moi; et même qu'elle est diamétralement opposée aux opinions de Van Helmont, de Stahl, et des Solidistes; entre lesquels je mets au premier rang mon illustre Ami M. Bordeu.

Il y a quelques Médecins qui ont affecté d'avancer et de redire que des opinions de ces Auteurs s'est formée, dans l'École de Montpellier, une nouvelle Doctrine, qu'ils prétendent sans aucun fondement être la mienne.

Je me borne à répondre ici à ces détracteurs indirects; qu'on ne peut indiquer un seul article fondamental en Physiologie, sur lequel je n'aie combattu par des assertions qui me sont propres, les idées qui appartiennent spécialement à Van Helmont, à Stahl, et aux Solidistes; idées qui ont pu d'ailleurs être ou n'être pas adoptées par tels ou tels Membres de l'École de Montpellier.

On peut se convaincre de la vérité de ce que j'affirme, en comparant les dogmes de Van Helmont, de Stahl, et des Solidistes; avec ceux que j'ai publiés le premier en

1774, dans ma *Nova Doctrina de Functionibus Naturæ Humanæ*; et en 1778, dans la
première Édition de ces *Nouveaux Élémens
de la Science de l'Homme.* Il est vrai que
l'attention nécessaire pour bien juger ces
Ouvrages, a été plus pénible à certaines
gens, qu'il ne leur a été commode de les
confondre dans la foule; en avançant que
ma doctrine est essentiellement celle de Van
Helmont, de Stahl et d'autres Auteurs qui
m'ont précédé.

Je crois devoir réitérer ici cette réclama-
tion de mes droits que j'avois faite, il y a
quelques années, (dans les Mémoires de la
Société Médicale de Paris, Troisième Année, p. 426), et à laquelle on n'a pu rien
opposer.

(9) Je m'arrête à indiquer particulièrement combien est vicieuse l'application à la
Médecine-Pratique, de la Théorie Médicale de Stahl; d'autant que depuis quelque
temps il est assez ordinaire parmi nous, je
ne sais par quels motifs, de vanter Stahl,
comme un très-grand Médecin.

Dans les Cours publics et particuliers de
Médecine-Pratique, que j'ai faits pendant

longues années dans l'Université de Médecine de Montpellier; j'ai dit constamment que Stahl, qui étoit d'ailleurs un Homme de génie dans la Chimie, avoit fait, avec beaucoup de sagacité, plusieurs observations concernant l'Histoire de quelques Maladies, et spécialement des hémorrhoïdes : mais j'y ai en même temps prouvé que Stahl n'a conseillé dans presque tous les genres de Maladies, que des Méthodes de traitement qui sont communément très-défectueuses, et qui seroient souvent nuisibles.

Ce n'est point ici le lieu de rappeler en détail ces preuves de mon assertion. Mais je ne doute pas que tous ceux qui sont suffisamment instruits de l'état présent de la Science de la Médecine-Pratique en France, en Allemagne, en Italie, et en Angleterre; ne puissent facilement se démontrer la vérité de cette assertion générale; en parcourant les Tables de Thérapeutique Spéciale de Juncker, où il a donné en extrait tout ce que Stahl a écrit sur la Médecine-Pratique.

Le vice fondamental de la Théorie de Stahl, appliquée à la Pratique de la Médecine, consiste en ce qu'il a soutenu que les

Maladies sont produites par des mouvemens que l'Ame excite et dirige, en se proposant d'agir comme doit faire une Nature prévoyante et conservatrice.

Ce dogme entièrement invraisemblable, et contredit par une infinité de faits vus exactement, ne peut convenir, et même jusqu'à un certain point, qu'aux cas de Maladies où sont indiquées des Méthodes de traitement Naturelles.

Mais dans les cas de Maladies où il faut employer des Méthodes de traitement Empiriques, ou Analytiques, ce dogme porte Stahl et ses disciples, à substituer des procédés et des remèdes insignifians, à ceux par lesquels on doit arrêter ou changer, en tout ou en partie, les affections du Principe Vital, constitutives de la Maladie; qui sont forcées et non raisonnées avec sagesse, et dont la persévérance ne pourroit être que pernicieuse (a).

(a) Stahl a senti la force de l'objection qu'on lui a faite; que si l'Ame est une cause productive des Maladies, par des mouvemens qu'elle détermine pour rétablir la santé; cette Ame tombe dans des

NOTES

SUR LE PREMIER CHAPITRE.

(1) Aristote (*a*) est peut-être le premier qui ait employé l'expression de Principe Vital des Animaux : et ce nom a été adopté par Théophraste.

Aristote entendoit par là le principe vivifiant de la semence, qu'il croyoit être analogue à l'élément des Astres ; d'après

erreurs qui sont extrèmement fréquentes et dangereuses. Mais il a cru (ainsi que quelques-uns de ses sectateurs) qu'il suffisoit, en convenant de ces fautes et de ces erreurs de l'Ame, de les rapporter à la dégradation par la chute du premier Homme, ou par le Péché originel. (Voyez l'Introduction Générale à la Pratique par Stahl ; qui est à la tête de l'Édition en allemand de ses *Observationes Clinico-Practicæ*, au §. 38.)

(*a*) *De Gener. Animal. L. II. C. 3.*

l'opinion générale de son temps, que plusieurs animaux avoient été produits par la chaleur du Soleil.

Apinus et quelques autres Modernes qui ont écrit depuis un siècle, ont adopté le nom de Principe Vital des Animaux. Gaubius s'en est servi en plusieurs endroits de sa Pathologie, etc.

(2) Empédocle me paroît être le plus ancien Auteur de cette opinion, dans laquelle Héraclite l'a suivi; que la matière de tout l'Univers est animée par un Principe, ou une force inhérente et vivante (*a*), qu'il a dit produire la discorde et l'union (νεικος και φιλιαν), ce que les Modernes appellent la Répulsion et l'Attraction.

Platon a constamment attribué un Principe d'*animation* à la Matière; et le plus fameux de ses disciples, Plotin, a dit (*b*)

(*a*) Voyez *Origenis Philosophumena*, *Cap. 3 et 4.*

(*b*) En plusieurs endroits, et particulièrement *Ennead IV, L. IV, Cap. XXXVI.*

que rien dans l'Univers n'est inanimé , ou
sans participer à l'Ame du monde (*a*).

Campanella (*b*) dit que Dieu ne conduit
toutes choses à leurs fins, que parce qu'il a
imprimé à chaque Nature d'Êtres une puissance intrinsèque, une vertu suffisante, pour
tous les actes que cette Nature produit ; qui
non-seulement fait tendre ces Êtres à leur
fin, mais encore leur donne l'Art nécessaire
pour *savoir* y tendre.

L'homme, dit-il, ne pouvant donner le
même Art à la flèche qu'il lance, la meut
avec une force violente, qui dure peu, et
qui ne peut faire que cette flèche se dirige
de nouveau à son but, après qu'elle a été
détournée par quelque empêchement ; au
lieu que la Nature de chaque chose tend
toujours à la même fin, si cette chose n'est
détruite.

Glisson a soutenu (*c*) que le mode par

(*a*) Voy. aussi son Commentateur Marsile Ficin.

(*b*) *De Sensu Rerum , L. I, Cap. VII.*

(*c*) Dans son Traité de *Natura Substantiæ Ener-
getica , seu de Vita Naturæ. Londini 1672.*

lequel la Nature produit ses opérations,
n'est point assez connu de ceux qui croient
que tout Être qui se meut, est mû par un
autre, qui lui imprime (par quelque sorte
de *pulsion*) un mouvement qui se perpétue;
de manière que la quantité du mouvement
reste toujours en même proportion dans
l'Univers, et ne diffère que dans sa distri-
bution aux Corps particuliers.

Glisson dit qu'on doit reconnoître que le
mouvement vient de l'intérieur des substances, dans leurs opérations naturelles,
qui sont des fruits et des indices d'une *Vie*
cachée. Il veut en conséquence que l'on
déclare le mode par lequel la Nature opère
dans ces substances, en donnant à cette Nature énergique, le nom de *Principe Vital*.
Il prétend que cette Nature Vivante a de
soi-même trois Facultés primitives qui lui
sont propres, la perceptive, l'appétitive,
et la motive.

Glisson (*a*) se fonde à établir qu'un Principe de Vie doit être inhérent à la Matière;

______

(*a*) Livre cité, p. 229.

par la raison qu'elle ne peut être prédestinée nécessairement à toutes ses opérations, par l'action d'une cause génératrice qui soit hors d'elle. Car, dit-il, on ne voit pas comment cette cause pourroit déterminer en une seule fois (*simul*) la Nature à produire plusieurs actions d'une même espèce ; d'autant que toute détermination actuelle doit être unique.

D'où Glisson conclut que, puisque la Nature n'est point contrainte antérieurement à une seule action, mais que selon les circonstances (*pro re nata*) elle est déterminée, tantôt à une action, et tantôt à une autre ; il faut que ses déterminations soient les effets d'un principe intérieur ; en vertu duquel elle apperçoit ce qu'elle doit faire, et *appète* la poursuite de son action.

Jean Ray a adopté cette opinion de Glisson, quand il a dit (*a*) qu'on ne peut mieux et plus heureusement expliquer l'origine du Mouvement et d'autres merveilleux Phé-

______

(*a*) Dans le Second Chapitre de son Livre, sur la Sagesse de Dieu manifestée dans les Œuvres de la Création.

nomènes

nomènes de la Nature, qu'en ayant recours
à un Principe Vital , qui est une cause
assistante.

Le sage Gassendi, quoiqu'il dise bien
qu'on ne peut attribuer à toutes les choses
existantes dans l'Univers, une sorte de connoissance *semblable* à celle dont l'homme
est doué ; soutient cependant qu'on ne peut
leur refuser une *faculté* de *perception* qui
leur est propre, au moyen de laquelle elles
exécutent leurs opérations , que l'homme
ne sauroit produire (*a*).

(3) La difficulté de comprendre ces forces
n'a été qu'échangée contre une autre également insoluble , par ceux qui (comme
Poiret, et Sam. Farr) ont soutenu qu'un
Corps ne peut en mouvoir un autre, que par
quelque force d'un Être spirituel qui se porte
et agit successivement avec un effort divers
dans différentes parties de la Matière.

(4) Maclaurin, dans le dérnier Chapitre du
Premier Tome de son Traité des Fluxions,

(*a*) Gassendi , *Phys. Sect.* 1. *L.* IV. *C.* 1.
Oper. Tom. 1, *p.* 286.

Tome I.   Y

considère comment un Corps Céleste qui se
meut dans une ellipse, après s'être rap-
proché du centre des forces, en descendant
de la plus haute apside à la plus basse, s'en
écarte ensuite en remontant de cette apside
plus basse à la plus haute.

Pour expliquer ce mouvement nécessaire
de ce corps dans cette ellipse ; il a déterminé
quels devoient être les différens rapports
que pouvoient avoir aux distances du centre à chaque apside ou autre point de l'ellipse, tant la force de projection de ce corps,
que sa force de gravité.

Mais comme la loi de la force de gravité (qu'il suppose toujours être en raison
renversée du quarré de la distance) est
connue seulement par les observations, et
ne peut être rapportée à aucune autre cause
qu'à la volonté de l'Auteur du Monde ; on
ne peut assigner aucune cause physique de
la loi du rapport particulier que la force
de projection doit avoir à celle de gravité
dans chaque point de l'ellipse : et l'on ne
peut connoître que la nécessité indiquée
par les faits même, suivant laquelle le corps
supposé se meut ainsi dans cette courbe.

(5) M. Haüy a observé que dans chaque espèce de cristaux de sels , il est des *cristaux secondaires* de forme variable : qu'il y existe un *noyau* dont la figure est constante : et que les *molécules intégrantes* du cristal ont une figure primitive , identique , qui est toujours l'une des trois solides géométriques les plus simples : savoir la pyramide triangulaire ou le tétraèdre , le prisme triangulaire , et le parallélipipède (sans qu'on puisse dire pourquoi la Nature a affecté ces figures).

Il a établi que chaque cristal secondaire est formé par des rangées de molécules ou lames , qui sont ajoutées au noyau , et superposées suivant une loi fixe de décroissement. Il a découvert par une Analyse savante , les lois de ce décroissement , qui doivent produire la forme de tel ou tel cristal secondaire. Ses assertions ont été depuis confirmées synthétiquement par les procédés qu'a enseignés M. Le Blanc dans son Ouvrage sur la Cristallotechnie.

(6) Les forces motrices du Principe de la Vie dans les Plantes , où l'action de ces forces est produite directement et immé-

diatement par des affections primordiales, sans paroître déterminées par aucune espèce de sensibilité, se manifestent dans les phénomènes suivans.

1°. Il arrive constamment que les racines des plantes s'enfoncent dans la terre, et que leurs tiges s'élèvent vers le ciel.

Si on sème une graine dans une situation inverse de celle où elle doit se développer ; la *plumule* (ou la plantule qu'elle contient) se relève toujours, et la *radicule* se tourne à contre-sens vers la terre , où elle s'enfonce. (Percival rapporte ce fait à un instinct énergique qui existe dans les Végétaux.)

2°. Les branches des arbres situées sur des plans inclinés, se disposent sur leurs troncs, de manière que les touffes de ces arbres s'étendent parallèlement au terrein.

3°. Les feuilles des arbres, et des plantes herbacées , quand on a changé forcément leur situation naturelle, ou qu'on les a renversées , se retournent par leurs pédicules, de manière à présenter toujours leur surface supérieure au Ciel ou à l'air libre. (Bonnet.)

4°. Les plantes grimpantes ont une tendance à s'élever en tournant autour de
l'appui qui leur est présenté ; en tordant
pour cet effet en spirale leurs vrilles, ou
même leur tige au défaut de vrilles ; avec
cette circonstance très-remarquable (dont
M. l'Abbé de Sauvages (a) dit que la raison
reste à deviner); qu'une plante dont la tige
se tortille naturellement de droite à gauche,
ne prend jamais le change pour se donner
une direction contraire, qui sera propre à
une autre plante.

5°. La sève des plantes se meut dans les
vaisseaux qui lui sont propres par des successions de mouvemens toniques, ou dont
le progrès n'est point sensible. Bonnet a
reconnu (b) que le principe caché des mouvemens de la sève est un jeu secret de ces
vaisseaux ; qui est plus lent et plus foible
que celui des vaisseaux de l'animal ; et que
les meilleurs verres n'ont pu nous faire
découvrir.

(a) Dans son Dictionnaire Languedocien, aux
mots *Birou* et *Empanoula.*
(b) Dans sa Contémp. de la Nat. T. ii, p. 453 ;
e *t* dans ses Recherches sur l'Usage des Feuilles.

Y 3

Cependant il est des circonstances où le mouvement propre des fibres des plantes devient sensible dans leurs trachées. Lorsqu'on arrache quelque partie de ces trachées, particulièrement dans les herbes et dans certains arbres en hiver, on s'aperçoit qu'elle conserve assez long-temps un mouvement péristaltique, ou une espèce de tremblement (a).

6°. Il existe un mouvement total, oscillatoire, progressif dans toute sorte de directions, des filets de la Tremelle; suivant les observations de MM. Adanson, l'Abbé Corti, et de Saussure (qui dit qu'il n'a pu parvenir à distinguer le mécanisme par lequel s'opère ce mouvement progressif).

Les Forces sensitives du Principe de la Vie dans les Plantes, qui sont dirigées par des lois primordiales, se manifestent dans diverses affections spontanées de ces plantes, par lesquelles sont déterminés leurs mouvemens à l'extérieur.

(a) Courtial paroît avoir le premier observé ce fait. (Voyez sa Dissertation sur l'Air, à la suite de ses Observations sur les Os, p. 193.)

1°. Des appétits naturels qu'ont évidemment les plantes, n'indiquent point, comme l'a prétendu Darwin (*a*), qu'il existe en elles des organes des sens, du toucher et de l'odorat, ou autres analogues aux nôtres ; et que les Plantes puissent avoir des idées proprement dites de plusieurs propriétés des objets extérieurs. Mais les perceptions qu'elles ont des objets de leurs appétits sont, selon toute apparence, entièrement différentes de celles que l'Homme ou l'Animal reçoit par ses sens.

Les racines de plusieurs plantes changent leurs directions premières, pour aller chercher un terrein dont l'humidité leur convienne davantage. Ainsi, comme l'a remarqué M. Medicus, elles tendent vers un terrein gras, et s'éloignent de celui qui est maigre. Gassendi a observé (*b*) que le concombre tend vers l'eau dont il est proche, et s'éloigne de l'huile qu'on a répandue dans son voisinage.

(*a*) *Zoonomia. Sect.* XIII. *N. V.* 2.

(*b*) *Oper. T.* 11 *, p.* 145.

Y 4

Il semble qu'on peut encore rapporter à la sensibilité des Plantes, et à un goût de préférence, le choix des sucs nourriciers que leurs racines pompent du sein de la terre, pour la réparation des solides et des fluides de chaque Plante.

2°. L'appétit de la lumière, sur-tout de celle du Soleil, est général ; et il est singulièrement marqué dans quelques espèces.

Il est des Plantes qui ne sont déterminées à ouvrir leurs fleurs, que par certains degrés de la lumière (ou de la chaleur), à certaines heures de la journée ; suivant les observations de Linnæus, d'après lesquelles il a construit une espèce d'Horloge Botanique.

On sait que le Tournesol et plusieurs autres Plantes tournent leurs fleurs ou leurs feuilles vers le Soleil, en suivant les positions de cet Astre dans son cours journalier ; et même lorsque le ciel est couvert. Ce qui est très - digne d'attention ; c'est qu'une tige de Houblon, qui en tournant autour de la perche qui la supporte, suit le cours du Soleil d'Orient en Occident, n'interrompt cette marche que pendant le temps qu'on y met obstacle ; et périt bientôt, si on tâche de lui donner constamment, par force, une direction contraire.

3°. Des affections des forces sensitives des Plantes sont encore manifestées dans l'état qu'on a appelé leur sommeil.

Linnæus a décrit sous le nom de sommeil des Plantes, l'état où elles disposent, pendant la nuit, leurs feuilles (sur-tout celles qui sont à feuilles pinnées), dans une situation différente de celle qu'elles avoient pendant la veille, ou durant le jour ; ce qu'elles font par un mouvement de plication, que Linnæus a regardé comme produit par un état d'affaissement.

M. Zinn a prouvé que les phénomènes de ce sommeil doivent avoir d'autres causes encore inconnues, outre celles qu'on en a données ; et qui sont indépendantes des différences de la chaleur et de la lumière, et des variations de l'air.

L'irritabilité des Plantes produit des mouvemens dont le progrès est visible dans différentes parties d'une Plante auxquelles s'applique l'action d'une cause extérieure ;

et ces mouvemens sont tels, qu'ils n'ont aucun rapport mécanique avec cette cause.

Ces mouvemens, semblables à ceux qui sont produits par l'irritabilité dans les Animaux, paroissent ne pouvoir être rapportés qu'à une sorte de *sensibilité;* en prenant dans un sens général ce mot de *sensibilité*, par lequel les Hallériens et d'autres ne veulent désigner que la faculté que l'animal entier a d'éprouver et de percevoir des sensations ou des sentimens dont la cause fait impression sur une de ses parties.

S'il faut admettre (comme je le prouverai plus bas dans le Chapitre vi), qu'un mouvement de contraction dont on voit le progrès dans une fibre musculaire ou autre, est déterminé spontanément dans l'Animal, quand il a le sentiment de l'application à cette fibre d'une cause irritante ; nous ne pouvons attribuer un semblable mouvement de contraction, produit dans une Plante, lors de l'application d'un stimulant, à aucune cause occulte, mécanique ou physique ; mais seulement à la sensibilité de cette Plante. Car autrement (comme l'a très-bien observé M. Percival), c'est nous écar-

ter des règles fondamentales de la Philosophie; qui nous apprend à ne pas multiplier
les causes, quand l'effet paroît le même.

La faculté sensitive est différente dans
diverses espèces de Plantes; non-seulement
quant à son degré; mais encore quant à sa
nature propre à telle ou telle de ces espèces;
qui fait varier les moyens, les conditions,
et les effets de son irritabilité.

Darwin a observé (*a*), que les fleurs de
plusieurs Plantes ferment leurs pétales et
leurs calices dans les temps froids de la journée, et dans l'obscurité. Il remarque que le
froid et l'obscurité étant des quantités négatives, ne peuvent, par une simple irritation, causer ces mouvemens des pétales;
qui doit déterminer la sensibilité affectée
désagréablement par la privation des impressions excitantes accoutumées de la chaleur et de la lumière.

Le Sainfoin oscillant (*Hedysarum gyrans*),
dont les feuilles sont continuellement agitées par des mouvemens spontanés en divers

---

(*a*) *Zoonomia*, *Sect.* XIII, *N. II, et N. V. 2.*

sens, qui se succèdent d'une *foliole* à l'autre; se montre toujours insensible à toute irritation qui puisse exciter ses mouvemens. Les rayons du Soleil ne causent aucun changement à cette Plante, s'ils ne l'échauffent trop vivement; mais dans ce cas, comme aussi lorsqu'elle est exposée au vent, ses folioles cessent leurs mouvemens spontanés.

Il me paroît que c'est la sensibilité même de cette Plante, qui lui fait arrêter les contractions spontanées perpétuelles de ses folioles et de leurs pédicules, quand les impressions du vent ou d'un Soleil très-chaud lui causent une irritation trop forte; et qu'ainsi cette sensibilité produit un repos forcé, et non des mouvemens à progrès visibles, tels que ceux qui ont lieu dans l'irritabilité ordinaire.

Une perception vague du stimulus qui les irrite, semble pouvoir déterminer les mouvemens spontanés et rapides qui ferment les feuilles de la *Dionæa muscipula* (Attrape - mouche); lorsqu'un insecte, ou même une paille, touche le fond d'une de ces feuilles. Cette irritabilité est analogue à celle des fleurs du Laurier-rose, des Asclépias, des Apocins; qui ferment leurs pétales comme par ressort, saisissent par la trompe, et retiennent ainsi jusqu'à la faire mourir, la mouche qui pompe le suc de ces fleurs.

Il est plusieurs Plantes dont les feuilles sont douées d'irritabilité, ou de mouvemens spontanés, que détermine leur sensibilité à une irritation extérieure. Telles sont l'*Oxalis sensitiva*, l'*Onoclea sensibilis*, et autres; auxquelles on peut joindre l'arbre décrit par M. Rob. Bruce (*a*) sous le nom d'*Averrhoa carambola*.

Les plus connues de ces Plantes sont des espèces de *Mimosœ* ou Sensitives, et principalement la Sensitive commune.

M. Du Hamel assure, d'après ses expériences; que tous les irritans qui excitent un mouvement vif dans les organes des Animaux, déterminent aussi les mouvemens des feuilles de la Sensitive ordinaire, qui se plient sur leurs pédicules avec une contraction extrèmement roide (*b*).

____

(*a*) Transact. Phil. Vol. LXXV, P. II. Art. XX.

(*b*) Dans sa Phys. des Arbres, T. II, p. 167 et suiv.

Il est sans doute un grand nombre d'autres Plantes dont les feuilles ont une irritabilité qui n'a point été encore reconnue.
Dans une de mes Leçons de Botanique,
j'avois dit (comme dans la Première Édition de cet Ouvrage), qu'il m'avoit paru
voir, à la suite d'une forte irritation, des
mouvemens spontanés de resserrement des
folioles conjuguées de la *Cassia chamœcrista.* J'ai vu depuis que Kalm rapporte (*a*)
qu'il a observé que les feuilles de la *Cassia
chamœcrista* ont la faculté de se contracter,
lorsqu'on les touche.

C'est sur-tout dans les parties sexuelles
des fleurs, que s'est montrée le plus souvent l'irritabilité des Plantes ; qui produit
dans ces parties, lorsqu'on les irrite, des
mouvemens alternatifs de contraction et de
relâchement.

Borel avoit observé le premier (*b*) l'irritabilité des fleurs de quelques espèces de
Centaurées.

____

(*a*) Dans son Voyage d'Amérique, T. II, p. 250.

(*b*) *Cent. I, Obs. 100.*

M. Del Covolo a fait un très-grand nombre d'expériences qui lui ont prouvé l'irritabilité des étamines dans ces fleurs, comme dans les fleurs composées de plusieurs autres plantes de la Syngénésie ; et il a été suivi par M. J. Fr. Gmelin qui a fait des observations analogues. M. Del Covolo a remarqué aussi sur la plupart de ces fleurs, qu'une étamine entière, ou même des segmens d'une étamine, qu'on irrite après une séparation totale de la fleur, se contournent spontanément de diverses manières, comme feroient des vers.

MM. Du Hamel, Adanson, et Koelreuter, ont observé l'irritabilité des fleurs de l'Epine-vinette, et de diverses espèces de Cactus et de Cistus ; ainsi que la contraction et la restitution alternatives que l'irritation détermine dans le stigmate de chaque fleur de la *Martynia annua* , et de la *Bignonia radicans*.

L'irritabilité des parties sexuelles de plusieurs plantes se démontre le plus souvent dans ces parties, lorsqu'elles se rapprochent vivement et s'unissent pour la fécondation des germes.

La tendance des parties sexuelles mâles vers les parties sexuelles femelles de la même espèce qu'elles doivent féconder, est tellement forte dans la plante aquatique dite *Vallisnerioïdes*, qui est la plante mâle dont la femelle est la *Vallisneria*; que les fleurons mâles se séparent de la plante qui les porte., et vont à la surface des eaux, chercher et féconder les fleurs de la plante femelle.

Ainsi la faculté de mouvement spontané qui déplace en tout, ou en partie un corps organisé, quoiqu'elle ait semblé être un caractère propre aux Animaux, se marque singulièrement dans cette espèce de Plantes.

Micheli qui a connu cette séparation, mais qui n'en a vu qu'imparfaitement la cause et l'effet ; a dit que c'est un phéno-mène admirable, et presque sans exem-ple (a).

M. Broussonnet a observé sur l'*Hedy-*

____

(a) *Nova Plantarum Genera*, p. 13. (Voyez sur ce fait, un Mémoire de M. Picot de la Peyrouse.)

sarum

sarum gyrans que dans le temps où cette Plante est le plus chargée de fleurs, et où se fait la fécondation de ses germes, ses folioles sont beaucoup plus agitées que dans toute autre circonstance; et qu'elles cessent de se mouvoir, dès que ce temps de la génération est passé.

On a remarqué aussi qu'après le temps de la génération, les Sensitives ne sont plus irritables, et qu'alors les pétales de plusieurs Plantes perdent l'habitude de se fermer à de certaines périodes. Il paroît que la saison de l'amour exalte la sensibilité ordinaire de ces plantes, qui tombe et s'éteint, quand cette saison est passée.

M. De Lamarck a remarqué le premier, que les spadices d'une espèce d'*Arum* (*Arum italicum*), produisent une chaleur sensible. Il a dit que lorsque les chatons fleuris de ce Végétal ont acquis un certain état de développement ou de perfection (et il a soupçonné que ce peut être l'époque où s'opère la fécondation de leurs fleurs), ces chatons deviennent chauds au point de paroître brûlans, etc.

M. Bory de S. Vincent (*a*) dit positivement, d'après des expériences de M. Hubert, que les spadices de l'*Arum cordifolium*, exhalent, pendant la fécondation, une chaleur qui est assez vive.

J'ai donné beaucoup d'étendue à cette Note, où j'ai voulu exposer et développer amplement ce que j'avois dit sur le Principe Vital des Végétaux, dans les Leçons de Botanique que je donnois au Jardin des Plantes de Montpellier.

M. Gilibert a indiqué l'extrait de ces Leçons dans son Ouvrage intitulé : *Linnœi Systema Plantarum Europœ* (*b*). Après y avoir observé combien la Physiologie des Plantes est encore imparfaite, malgré les belles recherches qu'ont faites sur cette matière, Linnæus, Du Hamel, Bonnet et d'autres hommes célèbres ; il a bien voulu dire que je suis le premier qui ait établi, en peu de mots, les fondemens de la vraie

-----

(*a*) Voyage dans les quatre principales Iles des Mers d'Afrique.

(*b*) T. I, dans la Préface, Note.

Physiologie des Plantes, en tant qu'elles sont animées.

(7) En considérant la série immense des gradations des forces vitales, qui ont lieu dans des espèces diverses du Règne Animal et du Végétal; on peut leur appliquer ce vers d'Ovide sur les nuances des couleurs de l'arc-en-ciel.

Usque adeo quod tangit idem est, tamen ultima distant.
Metam. L. VI, v. 67.

(8) L'idée d'une Echelle analogue est fort ancienne. On la retrouve dans Macrobe, qui a dit (a) que comme l'Ame émanée de Dieu vivifie et illumine toutes choses, qui se suivent jusqu'à la dernière par des successions continues; on découvrira, en y regardant de près, une connexion formée par des liens réciproques, et qui n'est point interrompue, depuis le Dieu suprème, jusqu'à la matière la plus basse. C'est, suivant Macrobe, la chaîne d'or qu'Homère dit que Dieu a suspendue du ciel à la terre.

(9) Linnæus a défini le Zoophyte, une

(a) *In Somnium Scipionis, Lib. I, Cap. 14.*

Plante qui de l'état de végétation passe par *métamorphose* à l'état d'un Animal produisant des fleurs (*a*). Mais cette métamorphose, qui fait que le Zoophyte passe de la Nature Végétale à la Nature Animale, n'est point prouvée par les faits, et doit être regardée comme une pure fiction.

Ellis (*b*) pense que dans les Corallines (et il en donne pour exemple celle qui est dite sertulaire), un Animal intérieur qui est *arborescent*, a un corps pulpeux qui remplit la cavité du tuyau de la coralline ; et qu'il en fait sortir par tous les rameaux ses têtes ou ses cornes. Ces têtes ne sont point des polypes existans séparément, et produits par cet Animal ; comme l'a cru Baster ; et elles paroissent n'être que des *bouches tentaculées* ; comme l'a pensé M. Cuvier.

Ellis croit aussi que dans les Corallines, l'Animal intérieur arborescent construit

---

(*a*) *Zoophytum est stirps vegetans, métamorphosi transiens in florens Animal.* (*Linn. Systema Naturæ, p. 1287.*)

(*b*) Essai sur l'Histoire Naturelle des Corallines.

son incrustation extérieure (qui est comme
la coquille) et des cellules à ses extrémités.
Mais l'observation ne prouve point la faculté
qu'il attribue à cet Animal, de se construire
ces enveloppes; qui d'ailleurs ne sont point
(comme l'a bien remarqué M. Cuvier) des
additions construites par des polypes.

Il me paroît que dans les corallines, une
Nature Végétative produit leur écorce,
ainsi que leurs rameaux; et que la substance
qui végète ainsi, a avec la substance animale qu'elle renferme, et dont les prolon-
gemens la pénètrent, des rapports déterminés et correspondans dans leurs développemens; de sorte que l'Animal intérieur
se forme, s'étend, et se ramifie en même
temps et semblablement avec l'écorce et les
rameaux de la coralline. Cette doctrine me
semble être le résultat nécessaire des faits
observés.

Je ne parlerai point ici de ces petits corps
vivans, qu'on a compris aussi sous le
nom de Zoophytes; qui diffèrent et des Animaux et des Végétaux; qui ont des mouvemens prompts, variés, et dans des directions sensiblement spontanées; et dont la

structure est tellement simple, qu'elle ne paroît pas même être organisée.

Tels sont les Vers Bursaires (de M. Bruguière), les Volvoces, les Monades des diverses infusions (sur lesquels on doit voir ce qu'a dit M. Cuvier); des animaux microscopiques distingués par M. Muller, et qu'il a jugés être entièrement non-organisés.

On a objecté à M. Muller, que ces animaux doivent avoir des organes pour leur nutrition et leurs autres fonctions. Mais dans cette objection, on avance ce que les faits n'ont point dit, et ce qui est en question.

(10) *Animalia sunt Naturæ specula à sapientibus nuncupata :* dit Cælius Aurelianus (*a*).

Cicéron (*b*) dit : *nec tamen argumentum hoc Epicurus à parvis petivit, aut etiam à bestiis, quæ putat esse specula Naturæ.* Epicure est donc le *Sage* qu'indique ici Cœlius Aurelianus : ce que son Editeur Almeloveen ni personne autre n'a remarqué.

(*a*) *Morbor. Chronic. Liv. IV, Cap. 9.*
(*b*) *De Finibus Lib. II. 32, N. 10, Edit. Olivet.*

NOTES

SUR LE SECOND CHAPITRE.

(1) Chez les Hébreux le vent et l'esprit ont le nom commun de *Rouach : Nephesch*, et *Neschamah* signifient également *Anima* et *Halitus*. Cependant *Nephesch* , dans l'Ancien Testament, désigne aussi tantôt l'Ame pensante et susceptible des affections morales ; et tantôt la vie du corps humain que les Hébreux confondoient avec l'Ame.

On sait que les Anciens ont employé assez indistinctement, pour désigner l'Ame, ou le Principe de la Vie, les mots *Anima*, Ανεμος, *Spiritus*, Πνευμα.

Chez les Anciens, Ψυχη signifioit le Principe de la vie (*Anima*), lorsqu'on l'opposoit à Νους (*animus*, l'ame pensante). C'est dans ce sens que Parménide disoit que la

Z 4

Ψυχη et le *vous* étoient la même chose; par
où il affirmoit que le même Principe produisoit la vie et la pensée. C'est le sens de
ce que fait dire à Parménide, Diogène de
Laërce, dont le passage n'a été entendu par
aucun de ses interprètes (*a*).

(2) Aristote a pensé que la lumière n'est
pas un corps, ni un mouvement quelconque
des corps.

Quoique la lumière, par ses mouvemens
de transport direct (dont la vîtesse a été
calculée), par ceux de réflexion et de ré-
fraction, et par sa divisibilité (celle de ses
rayons primitifs en plusieurs rayons colorés diversement) semble appartenir à ces
Êtres que nous appelons Corps; il est impossible de rapporter aux lois du mouvement et du choc des corps, l'action des
rayons de la lumière, qui renvoyés d'une
infinité de points, et se croisant dans tous
les sens possibles, vont peindre sans confusion dans la chambre obscure, ou sur la

____

(*a*) Sur les Vies et les Dogmes des Philosophes
célèbres, L. IX, Sect. 121.

rétine, lés images d'un nombre immense d'objets répandus sur la terre, au ciel, et dans toute l'étendue visible.

Comment des corpuscules lumineux qui sont dans les points de croisement des rayons peuvent-ils, sans confusion, transmettre les impressions qu'ils reçoivent dans des sens opposés, et dans tous les sens possibles?

Qui est-ce qui peut douter que la lumière ne soit un *Étre* dans le sens général de ce mot? Et cependant ne nous est-il pas impossible d'affirmer d'après la connoissance exacte des phénomènes qu'elle produit ; si cet Être est *corporel* ou *incorporel*, s'il est une *substance* ou le *mode d'une substance?* Ne sommes-nous pas pour connoître l'essence de la lumière, au même point où se trouvent les Aveugles-nés?

(3) Cette opinion de Dicæarque est analogue à celle des Philosophes Arabes, dont la secte a porté (chez Maimonides) le nom de *Medabberim* (Dialecticiens); et qui expliquoient leur Théologie par leurs principes métaphysiques. Ces Philosophes attribuant la production du monde à un concours

d'atomes créés par la volonté de Dieu, qui pouvoit les anéantir; ont pensé que la vie, le sentiment, l'intelligence, et la sagesse ne sont que des accidens de ces atomes; de même que les couleurs, etc.

(4) Voici la traduction de ce passage d'Aristote « Je dis que l'entité ou la chose » existante, (ουσιαν) est générique par rap- » port aux choses qui existent ; qu'une » sorte d'entités, est ce qui est *comme la* » *matière*, et qui n'est par soi-même rien de » déterminé; qu'une seconde sorte d'entités » est la *forme* et la *spécification*, qui fait que » chaque chose est dite telle; qu'une troi- » sième sorte d'entités résulte de la combi- » naison des deux premières. Or, si la puis- » sance est considérée comme matière, la » forme est l'*Entélechie* ».

Aristote répète ces idées à la fin du Se- cond Chapitre du même Livre. Il y dit que l'Ame est une forme, et une sorte de rapport (λογος τις); et qu'elle n'existe point comme matière ou sujet.

Aristote y dit qu'un genre commun qui embrasse toutes les choses existantes est l'Entité, ou plutôt l'Être (εν τι γενος, ουσια). On

traduit vulgairement ce mot par *substantia*; mais mal-à-propos, vu l'équivoque
qui naît de l'usage où sont les Philosophes
Modernes, d'appeler *substance* un Être sub-
sistant par lui-même.

Il ajoute que l'Être est de trois sortes,
dont la première étant comme la Matière,
n'a point, par elle-même, de détermination
particulière dans son existence; la seconde
est comme la *forme* et l'*espèce* qui constitue la détermination telle ou telle de l'Être
de la première sorte; et la troisième est le
résultat de l'union de ces deux autres sortes
d'Êtres.

Aristote a dit ensuite : la *première* sorte
d'Être qui est *comme la Matière*, existe
dans la puissance de recevoir les déterminations particulières. Le mot *Matière*, υλη,
désigne ici en général un *substratum*, το
υποκειμενον, tel que celui qui est le sujet des
formes:

La seconde sorte d'Être, qui est *comme
la forme*, est l'Entélechie; dont la notion
abstraite est générique et plus étendue, par
rapport à la notion de forme. Elle existe

sans doute par-tout où il y a forme, étant
le complément nécessaire, qui qualifie tous
les corps particuliers : et c'est un Être qui
appartient à la forme (ουσια κατα το ειδος, dit
Aristote).

Aristote a employé dans la définition de
l'Ame ce mot nouveau, qui devoit y signi-
fier la forme qui qualifie un Être spécifié
par la réunion de plusieurs formes particulières (a).

Suivant Aristote, ces formes particulières réunies dans les corps animés, sont
celles qui les constituent. Premièrement des
Corps ; Secondement des Corps naturels
(formés par la Nature et non par l'Art) ;
Troisièmement des Corps doués de vie (ou
qui ont par eux-mêmes les facultés de
croître et de se nourrir, etc.).

Ainsi, continue Aristote, l'Ame ne pouvant être ce qui est comme la Matière (le
sujet, υποκειμενον); il faut nécessairement que

(a) Voyez là-dessus Philoponus, au Second Livre
de son Commentaire sur Aristote, *De Animâ*,
p. 3, *Edit. Gr.* 1535.

l'Ame soit l'Entélechie, ou existe comme la forme du Corps Naturel organisé, ayant la vie en *puissance* (seulement quand on considère ce Corps séparément de l'Ame qui l'informe).

Aristote dit aussi que l'Ame est l'Entélechie *première* du Corps Naturel qui a la vie en puissance. Il considère l'Ame comme étant la première ou antérieure dans l'ordre de la production (γενεσει) du Corps Animé, avant que la vie soit produite : de même, dit-il, que la Science est première (ou antérieure) par rapport à la spéculation (ou à l'opération scientifique).

Quoique les développemens que je donne le premier, de l'opinion d'Aristote sur la Nature de l'Ame ou du Principe de la Vie dans les Corps Animés, aient dû nécessairement être longs et abstraits ; j'espère qu'ils intéresseront le petit nombre de ceux qui peuvent desirer de savoir quel a été le véritable concept de l'*Entélechie* par laquelle ce grand Philosophe a défini l'Ame en général. Je me suis livré à cette recherche difficile avec d'autant plus de soin; qu'il m'a paru évident que tous les Commentateurs d'Aristote ; même les Grecs, comme Alexandre d'Aphrodisée, et Philoponus ; ont ignoré l'explication simple et bien fondée de cette *Entélechie.*

Ils n'ont pas connu qu'Aristote n'a jamais pensé que cette Entélechie fût seulement une *forme,* mais une entité abstraite *analogue à la forme ;* à laquelle il a voulu donner une existence absolue (en la considérant comme force ou puissance), conformément à sa manière de philosopher.

Cependant cette Entélechie d'Aristote a été fameuse de tout temps dans l'Histoire de la Philosophie. L'invention en a dû même être regardée comme la découverte la plus mémorable d'Aristote, par celui qui a fait frapper une médaille d'Aristote, avec cette épigraphe : ΕΝΤΕΛΕΧΕΙΑ (*a*).

Alexandre d'Aphrodisée (*b*) a mal dit que c'est à raison de la perfection que l'Ame,

----

(*a*) Médaille dont a parlé Charles Patin, dans son *Introd. ad Histor. Numismatum, p. 140.*

(*b*) *Comment. in Quæstiones de Animâ, fol. 134 recto, Edit. gr. 1536.*

qui est une forme, donne au Corps organisé, lequel a la vie en puissance; qu'elle a été appelée Entélechie par Aristote.

Berigard (*a*) dit que la difficulté ne peut être que dans le mot Entélechie; que vous direz peut-être (ajoute-t-il) être employé par Aristote seulement pour exprimer la *forme* qui affecte la Matière, de telle manière qu'il vous plaît (*eo modo, prout vobis placet*). Ce passage me montre que Bérigard, malgré sa perspicacité accoutumée pour saisir les opinions d'Aristote ; n'a point connu le vrai sens de la définition qu'Aristote a voulu donner de l'Ame Humaine.

Tout ce qu'a dit Brucker sur l'Entélechie (*b*) se réduit à dire qu'Aristote définissant l'Ame, n'en a eu qu'une notion confuse, et n'a employé qu'une expression très-obscure. Brucker n'a donc point connu l'abstraction doublement métaphysique , par laquelle Aristote a cru pouvoir donner de l'Ame, une idée plus exacte et plus gé-

----

(*a*) *Circ. Pisan. P. IV, Circ. 2, p. 81.*

(*b*) *Hist. Crit. Philos. T. 1, p. 821.*

nérale que celle que les Philosophes en avoient donnée avant lui.

(5) Télesius a fait un Traité sur ce sujet : *quod Animal universum ab unica animæ substantia gubernatur.*

J. C. Scaliger (*a*) dit que les facultés vitales et nutritives agissent sans raisonnement, mais non pas sans raison ; ayant pour fin la vie, et ce qui la développe. Voilà la fameuse distinction que Stahl a donnée de λογος et λογισμος ; particulièrement dans sa Dissertation, *De Differentia Rationis et Ratiocinationis* (*b*).

Scaliger dit aussi (*c*) que les mouvemens du corps animé n'en sont pas moins des fonctions de l'Ame, quoiqu'ils se fassent sans imagination et sans desirs. Il ajoute : « *Anima sibi fabricat dentes, cornua ad* » *vitam tuendam ; iis utitur, et scit quo sit* » *utendum modo ; sine objecto aut phantasia*

(*a*) *Exercit. 307, N. 5, p. m. 928.*

(*b*) *Hal. 1701.*

(*c*) *Ibid. N. 29, p. 987.*

ulla.

» *ulla. Qui animam fecit , eam præceptis*
» *ornavit , quæ pertinent ad unionem suam*
» *cum corpore conservandam. Ejus itaque*
» *studiosa movet cor : coquit in ventriculo :*
» *recoquit in jecore : perficit in venis : dige-*
» *rit in membra : mutat in corpus , etc.* ».
Voilà le principe fondamental du Stahlia-
nisme.

Sennert a soutenu que l'Ame de l'Homme
est dans la semence, et qu'elle se propage
du père aux enfans ; qu'elle est présente
dès le premier moment de la conception ;
et que l'Ame seule opère la formation du
fœtus, etc. (*a*).

(6) Les Nombres sont, suivant les Pytha-
goriciens , des Principes Éternels et im-
muables , qui subsistent par eux - mêmes ;
qui unissent en un système la Nature de
toutes choses ; laquelle étant toujours mua-
ble et fluxile du côté de la Matière, a reçu
de ces Principes une durée éternelle (*b*).

(*a*) Dans ses *Hypomnemata Physica , C. VI,
p. 185 ; et C. XIII, p. 328.*

(*b*) Brucker , *Hist. Crit. Phil. T. I, p. 1138.*

Tome I. A a

Il me paroît que ces Nombres étoient
(ainsi que les facultés occultes) des expressions indéterminées des principes cachés du
mouvement des corps ; expressions utiles
pour le calcul analytique des phénomènes.

(7) C'est ainsi que je crois qu'il faut entendre ce que Platon a dit (*a*) sur la manière dont l'homme fut formé par les Dieux
qu'avoit produits le Dieu Suprême. « Ces
» Dieux , dit-il , ayant pris un Principe
» d'Ame immortelle , fabriquèrent ensuite
» un corps mortel qu'ils donnèrent à cette
» Ame pour véhicule. Dans ce corps mor-
» tel, ils construisirent aussi une Ame mor-
» telle , sujette à des passions violentes par
» la nécessité de sa nature ».

Cette nécessité doit sans doute être rapportée à ce que Platon faisoit émaner cette
Ame mortelle d'un principe de mouvement inhérent à la matière. Car , quoique
les Platoniciens aient été divisés sur ce
point (*b*) ; suivant qu'ils soutenoient, ou que

(*a*) Dans son Timée , p. 542 , *in fine*.

(*b*) Voyez *Proclus, in Timæum Platonis, p.* 116.

le Monde avoit été formé dans le Temps, ou qu'il étoit Éternel ; il me paroît manifeste que Platon a admis un Principe de mouvement qu'il croyoit être inhérent à la Matière, et y avoir existé pendant le Chaos.

Platon a rapporté l'origine du mal à un Principe aveugle, aimant le désordre et la difformité ; Principe qui a existé dans la Matière informe, l'a agitée en tous sens, et de toute éternité par des mouvemens irréguliers ; qui a empêché que Dieu, lorsqu'il a formé le Monde, n'y pût établir le mieux en toutes choses ; et qui a résisté à l'ordre et aux lois que vouloit lui donner la Cause efficiente.

Edit. Græc. Basil. Mon opinion est aussi celle de Plutarque (*De Animæ Procreatione ex mente Timœi, T. II, p. m. 155*), que Brucker a mal réfutée (*Hist. Crit. Philos. T. I, p. 686*).

Cependant Brucker a été tellement persuadé que Plutarque s'étoit trompé en ce point, qu'il a dit ailleurs (*H. C. P. T. II, p. 139*), que cette opinion de Plutarque est une preuve que cet Auteur n'avoit point la force de jugement qu'on lui a généralement attribuée, et qu'il n'avoit cette faculté qu'à un degré médiocre.

A a 2

Entr'autres preuves de mes assertions, elles me semblent pouvoir être solidement établies par un passage de Diogène de Laërce, où il explique la doctrine de Platon sur ce sujet (*a*). Je vais extraire et traduire ce passage, d'autant que je ne crois pas qu'on en ait donné une bonne interprétation.

Diogène de Laërce dit (*b*) que suivant l'opinion de Platon, puisqu'il existe deux *causes* (générales) *des choses*, il faut dire (reconnoître, λεκτεον) qu'entre les choses, les unes existent par leur Nature permanente (διὰ μονην) (*c*), et les autres sont produites

---

(*a*) Diogène de Laërce, Vie de Platon, L. III, Segm. 75, 76, 77, Édit. de Meibomius.

(*b*) L. C. N. 73.

(*c*) Ménage et les autres interprètes ont pensé que cet endroit du texte est corrompu, et ils ont proposé d'y faire divers changemens, plus ou moins vraisemblables. Je crois qu'il suffit de diviser le mot, διαμονην, et de lire διὰ μονην, pour désigner les êtres séparés par leur permanence, ou la constance de leurs formes. Μονη a été employé dans ce sens par Sextus Empiricus (*Pyrrhon. Hypotyp. L. III,*

par une cause *nécessaire* (qui opère des changemens). Celles-ci sont l'Air, le Feu, la Terre, et l'Eau : et ces Corps ne sont point Elémentaires, à parler exactement ; puisqu'ils sont susceptibles de recevoir des formes différentes ; d'autant qu'ils sont composés de divers triangles, qui sont leurs élémens, et dans lesquels ils se résolvent.

Deux Principes et deux Causes ont cons-

C. 15.), comme J. A. Fabricius l'a très-bien remarqué.

Peut-être seroit-il mieux de lire διὰ νομὴν. Ces mots auroient un sens analogue à celui dans lequel Straton a dit, suivant le rapport de Proclus (*l. cit. p. 242, in fine*), que l'Être (en général) est la cause de la division des êtres : ὸν εστι της διανομης αιτιον. Car c'est ainsi qu'on lit, et qu'il faut lire ; et non διαμονης, comme dit M. Brucker (*Hist. Crit. Phil. T. I, p. 850*), qui paroît avoir eu ce passage de la seconde main, et qui ne l'a point compris. Sans doute Straton, fameux Matérialiste, entendoit par cette proposition ; que l'Être (ou la substance unique) a en lui-même le principe de la division de toutes les choses existantes, que produisent ses modifications.

titué toutes choses (*a*) et ont pour *Paradigme*, Dieu et la Matière (Dieu agissant
par ses idées ; la Matière étant une Nature
soumise à la Nécessité).

Je crois que ce mot de *Paradigme* a été
ici mal rendu par *exemplar* ; et que Platon
a vraisemblablement entendu par cette expression, l'Être abstrait par lequel on conçoit chacune de ces deux causes, considérée soit avant, soit après la production
de l'Univers.

Ce *Paradigme* (suppléez, considéré dans
la Matière), doit être nécessairement sans
forme (constante), de même qu'il en est de
tout ce qui est (seulement) susceptible de
formes (ωσπερ και των αλλων δεκτικων).

C'est par la Nécessité que la Matière
(ou son *Paradigme*) recevant les idées,
de quelque manière qu'elles lui adviennent
(πως, *aliquo modo*), engendre des Êtres
(ουσιας); est mue diversement à raison de

(*a*) Ce que Diogène de Laërce a déjà dit, d'après
Platon, *L. III, Segm. 69.*

la dissemblance des puissances qui l'agitent; et réagit par son mouvement propre
sur les Êtres qu'elle a produits.

« Les productions de la Matière étoient
» auparavant (dans le Chaos) excitées sans
» aucun rapport et sans ordre : et ses mou-
» vemens désordonnés ne formoient que
» des traces d'Êtres. Mais lorsqu'elles com-
» mencèrent à constituer l'Univers, elles
» se firent avec règle et symétrie, par les
» impressions reçues de Dieu, etc. »

On voit assez clairement par ce passage,
quelque difficile qu'il soit (et quoique vers
sa fin les phrases aient pu y souffrir quelque
transposition); que Platon a cru que Dieu
en formant les Êtres qui composent l'Univers, a assuré leur permanence, ou leur
division constante; et que dans le Chaos,
la nécessité des formes qui se succédoient,
détruisoit les Êtres à mesure qu'elle dessi-
noit leur production.

(8) En rapprochant divers endroits des
Livres de Marc-Aurèle, je trouve qu'il dit
que cet esprit de vie, qui est distinct de
l'Ame et du corps vivant (auquel il rap-

A a 4

porte les sensations) (*a*) n'est pas toujours le même ; qu'il est renouvelé par la respiration (*b*) ; qu'il s'unit intimement au corps (*c*) ; qu'il est le principe caché qui fait mouvoir les membres (*d*) ; enfin qu'il pénètre les fluides vivans, et le sang dont il s'exhale comme une vapeur (*e*).

Je conclus que le *Spiritus* (Πνευμα) dont parle Marc-Aurèle, n'est point l'air même atmosphérique ; mais une espèce d'*aura vitalis* (*pabulum vitæ*), que l'homme vivant attire par l'inspiration ; qui pénètre dans le sang, et se combine avec ce fluide ; de manière qu'en s'en détachant par une sorte de sécrétion (analogue à celle qu'on a long-temps supposée se faire des esprits animaux), elle devient un *impetum faciens*: qu'elle est cette cause cachée, qui meut les parties du corps comme par des cordons

---

(*a*) *L. III, N. 16.*

(*b*) *L. II, N. 2.—L. X, N. 7.*

(*c*) *L. XII, N. 3.*

(*d*) *L. X, N. 38.—L. VI, N. 16.*

(*e*) *L. V, N. 33.—L. VI, N. 13.*

(qui leur donne la *νευροσπασειαν ορμητικην*,
dont il est parlé L. vi, n. 28); et qui est
la puissance vivante qui produit et arrête
les mouvemens de tous les organes du
corps (*a*).

Il ne paroît pas douteux que S. Paul
n'ait distingué dans l'homme, le corps,
l'Ame pensante, et l'esprit de vie (*b*).

Je trouve que S. Augustin a dit que
les brutes ont un esprit vital, composé de
leur sang et d'air; qui est doué de sentiment et de mémoire; mais qui manque d'intelligence, et qui s'évanouit, à la mort (*c*).

Je finis mes Notes sur ce Second Chapitre, en rapportant un passage remarquable d'un Ouvrage de M. Herder, intitulé : *Ideen zur Philosophie der Geschichte
der Menscheit.*

Dans la seconde Partie de cet Ouvrage

(*a*) *L. x, N. 38.*

(*b*) *Epist. i. ad Thessalonic. Cap. 3, v. 23.*

(*c*) *L. de Scientia veræ Vitæ, Cap. iv.* Voyez
aussi son *L. de Spiritu et Anima , Cap. 23,* etc.

qu'il a publié en 1785 (ou sept ans après la première Edition de mes Nouveaux Élémens), à la page 108; il dit que le Principe Vital qui est en nous, qui s'assimile les parties analogues, et qui sépare celles qui sont hétérogènes; qui vit encore dans quelques parties après la mort, etc.; n'est point dutout la puissance intellectuelle de notre Ame; celle-ci n'ayant point formé le corps qu'elle ne connoît point, etc.

Il ajoute qu'à la vérité cette puissance intellectuelle de l'Ame est cependant liée avec le Principe Vital; de même que toutes les forces de la Nature sont liées entr'elles: d'autant que les pensées de l'esprit et les desirs du cœur dépendent de l'organisation, et de la santé du corps.

Herder conclut: tout cela sont autant de faits que donne la Nature, qu'aucune hypothèse ne peut renverser, qu'aucun langage scholastique ne peut anéantir. Reconnoître ces faits est la plus ancienne Philosophie de la Terre, comme vraisemblablement elle en sera la dernière. Autant je sais avec certitude que je pense, et que je ne connois point ma force pensante; autant je vois et

je sens certainement que je vis, quoique
je ne connoisse pas non plus ce que c'est
que le Principe de la Vie. Cette puissance
est innée, organique, génératrice ; elle est
le fondement de mes forces naturelles ; elle
est le génie intime de tout mon Être.

NOTES

SUR LE TROISIÈME CHAPITRE.

---

(1) ON pourroit ajouter aux considérations que j'exposerai ici, celles qu'a présen-
tées M. Medicus (a) : que si la Faculté Vitale pouvoit appartenir à l'Ame, elle auroit
des caractères extraordinairement différens
de ceux des autres facultés de l'Ame; puisque
cette Faculté Vitale ne se fatigue jamais dans
ses opérations ; qu'elle est parfaite dès le
premier moment de la vie, et n'attend point
les années pour se développer; etc.

(2) On a lieu de regarder comme une fa-
ble, l'histoire tant citée par les Animistes,
d'un Colonel Anglais, qui pouvoit à sa volonté faire cesser les mouvemens de son

---

(a) *Von der Lebens-Kraft, en 1774.*

cœur. Si on lit cette histoire dans le Livre
(*English Malady*) où Cheyne seul l'a rapportée, on verra qu'elle n'est pas convenablement certifiée.

(3) Maty a fort bien remarqué (*a*) qu'on
ne peut nier que l'Ame ne soit susceptible
de divers sentimens et de plusieurs actions
simultanées. Il dit à ce sujet, que, quand
un *équilibriste* , en se balançant sur la
corde, jette dans l'air plusieurs balles qu'il
reçoit successivement ; son Ame est agitée
par une grande complication de vues , et
qu'elle dirige une multitude de mouvemens.

Mais quelque singulière que soit dans ce
cas la multiplicité des opérations de l'Ame ;
il est évident que le nombre en est comme
infiniment petit en comparaison de celui
des mouvemens particuliers qu'elle devroit
imprimer aux diverses fibres des organes
du corps humain , si elle y exerçoit toutes
les fonctions de la vie.

On sait que Philidor jouoit une partie
d'échecs sans les voir ; étant dans une cham-

(*a*) Dans son Journ. Brit. T. x, p. 29.

bre voisine, où il ordonnoit le mouvement de chacune de ses pièces, d'après chacun de ceux qu'on lui rapportoit que son adversaire avoit fait faire aux siennes.

Dans le Magasin Encyclopédique (Vendémiaire an x, p. 71), M. Winckler dit : L'orchestre le plus nombreux n'empêchoit point Mozart d'observer, pendant l'exécution, le moindre son faux ; et il savoit même indiquer avec la précision la plus surprenante, sur quel instrument on avoit fait la faute, et quel son on auroit dû en tirer.

Dans des cas semblables, l'habitude et le talent étant au plus haut degré pour un Art, mettent de l'unité dans un ensemble d'un nombre prodigieux d'idées diverses ; et il est peu d'intelligences humaines pour qui une semblable unité ait lieu.

Mais il reste toujours évident que l'Esprit Humain ne peut réunir la totalité des conceptions et des volontés qu'exigeroit le nombre comme infini d'idées et d'actions nécessaires pour les mouvemens de chaque organe, de chaque fibre du corps vivant.

(4) Entr'autres exemples sans nombre

qu'on pourroit rapporter ici, je citerai le
suivant, qu'a remarqué Saumaise (*a*). Le
mouvement des bras est nuisible dans certaines affections dépravées de la matrice ;
et cependant Saumaise a vu plusieurs femmes ainsi affectées, se livrer à ce mouvement qui empiroit leur état, et les faisoit
tomber dans une suffocation hystérique.

(b) Mosheim a remarqué (*b*) que de semblables oppositions de la volonté, et des
appétits ou des passions, ont fait dire à
une infinité de Philosophes et de Poëtes
Grecs et Latins, que chaque homme a en
lui deux Ames.

S. Paul qui distinguoit dans chaque
homme une Ame et un Esprit, a exprimé
leur opposition lorsqu'il a dit : *Video aliam
legem in membris meis, repugnantem legi
mentis meæ* (*c*).

(*a*) Dans ses *Animadversiones in Epictetum
et Simplicium*, *p. 286-7.*

(*b*) *Ad Cudworthi Syst. Intell. T. II, p. 397-6,
Not. Ed. 1773.*

(*c*) *Epist. ad Roman. C. 7.*

Gassendi a remarqué (*a*) que ce passage est favorable à une opinion qui lui est commune avec Fortunius Licetus, et plusieurs autres Philosophes Scholastiques.

Cette opinion est que l'Ame humaine a deux parties ; l'une irrationnelle, qui embrasse la végétative et la sensitive, qui est corporelle, vient des parens, et est comme un lien de la partie raisonnable avec le corps : l'autre raisonnable ou intellectuelle, qui est incorporelle, et que Dieu crée et unit au corps. Gassendi croit que l'Ame composée de ces deux parties est toujours une ; de même que l'homme est un, quoique composé d'ame et de corps.

On voit que Gassendi a cru qu'une seule *personne* peut être formée de deux Principes sentans, l'un simple, l'autre étendu ; qui peuvent avoir en même temps des sentimens divers ou opposés.

Cependant cette proposition renferme une contradiction manifeste, suivant M. l'Abbé de Condillac (*b*) : ce qui me paroît être un

---

(*a*) *Oper. T. II*, *p. 237-41-256.*
(*b*) Traité des Animaux, p. 41.

exemple

éxemple remarquable de l'incertitude que
peuvent avoir des opinions Métaphysiques;
où des Philosophes, d'ailleurs très-éclai-
rés, croyent reconnoître le caractère de
l'évidence.

(6) Il est telle affection où la force de
la tendance à une action qu'un organe
reçoit d'une habitude sympathique, est plus
puissante que la force de la tendance de cet
organe, quoique sain, à une action contraire
qui est ordonnée par la volonté.

Dans un état paralytique imparfait des
muscles d'une moitié de la face, par exemple de la moitié gauche ; les releveurs de la
paupière supérieure de l'œil gauche, ou le
frontal et le sourcilier gauches, peuvent
conserver assez d'énergie pour ouvrir cette
paupière assez fixement, en faisant un grand
effort. Pendant cet effort, il peut arriver
(et c'est un cas que j'ai observé) qu'il soit
extrèmement difficile d'abaisser complètement la paupière supérieure de l'œil droit
qui est sain; de sorte que si l'on veut fermer
bien cet œil, on est obligé d'employer une
force extérieure qui abaisse cette paupière.

Il paroît que dans ce cas, le grand effort

que font les muscles à demi paralysés qui
relèvent la paupière supérieure de l'œil gauche, est pendant tout le temps de sa durée
reproduit sympathiquement dans les muscles releveurs de la paupière supérieure de
l'œil droit : ce qui empêche que les muscles
qui abaissent et ferment cette paupière de
l'œil droit ne puissent agir alors au gré de
la volonté.

(7) Bourguet (*a*) dit : Il n'est pas étonnant qu'il soit impossible d'*imaginer* le
Principe de Vie. C'est ce qui arrivera toujours nécessairement à tous ceux qui n'au-
ront d'autres idées des substances, ou des
Principes de Vie immatériels et purement
actifs, que celles que peut leur fournir l'imagination. On n'en peut avoir que des idées
intellectuelles, parce que l'idée de l'activité
est une de ces idées simples, qui ne sont
pas susceptibles d'une plus ample explication.

(8) Pascal a dit aussi (*b*) : l'Homme ne

(*a*) Lettres Philosophiques sur les Sels et sur la
Génération, p. 187.

(*b*) Dans ses Pensées, Chap. XXXI.

peut concevoir ce que c'est que Corps, ni ce que c'est qu'Esprit.

Qui est-ce qui peut se faire une idée de l'essence de la Matière, si on adopte la définition qu'en a donnée Descartes (a); qui fait consister la Matière dans l'étendue solide, et qui dit que le Corps est une substance composée de plusieurs substances étendues.

Plotin a dit (b) qu'on ne peut attribuer à la Matière première aucune des qualités qui sont aperçues par les sens; et par conséquent ni figure, ni grandeur : et il en conclut que la Matière ne peut être définie que par une notion privative. Mais comment peut-on assurer que la Matière est un être réel, quand on reconnoît qu'on ne peut en avoir que des idées négatives?

Les Juifs Cabalistes ont dit que la Matière n'a pu être créée de rien ; et qu'étant

---

(a) *Defin. 6*, dans ses Méditations ; et Réponses aux deuxièmes Objections, à la seconde des troisièmes, et aux quatrièmes.

(b) *Ennead. II, L. IV.*

Bb 2

d'une nature trop vile, elle n'a pu exister par elle-même : d'où ils ont conclu que la Matière n'existe point dans la nature des choses ; et que tout ce qui existe, est l'esprit incréé et infini, qui est l'essence divine, etc. Voilà par quel chemin ils sont arrivés à l'opinion du Spiritualisme universel.

L'impossibilité de concevoir ce qu'est la Matière dans son essence, a pu faire naître les opinions des Brahmanes et des Boudhistes, qui n'admettent dans l'Univers entier d'autre existence, que celle d'un seul Esprit qui produit toutes choses par les modifications qu'il se donne ; et l'assertion de Berkley, qu'il n'existe dans le Monde que des Esprits. Ces Paradoxes sont insoutenables, d'autant qu'il n'est pas plus possible de connoître l'essence des Esprits que celle des Corps.

(9) C'est ce que Saint Paul a fait entendre, quand il a dit que les hommes voient *par un miroir, et en énigme (a)*.

(*a*) Première Epître aux Corinthiens, C. XIII, V. 9.

(10) Le judicieux et savant s'Gravesande, a très-bien dit (*a*) :

Ce qu'est la *Substance*, est au nombre des choses qui nous sont inconnues. Nous connoissons, par exemple, quelques-unes des propriétés de la Matière, mais nous ignorons dans quel sujet elles résident. Qui peut dire si le corps n'a point beaucoup d'autres propriétés, dont nous n'avons point d'idée? etc. — Que signifie ce dire, que des propriétés de la Substance constituent la Substance même? Des choses qui ne peuvent subsister séparément, subsisteront-elles lorsqu'elles seront jointes? L'étendue, l'impénétrabilité, la mobilité, etc. peuvent-elles se concevoir sans un *sujet* auquel ces propriétés appartiennent ? et avons-nous aucune idée de *ce sujet?*

On définit généralement la *Substance*, l'Être qui existe par lui-même; et qui diffère ainsi du *Mode,* lequel ne peut exister que dans une Substance.

____

(*a*) P. iv. de la Première Préface de ses *Physices Elementa Mathematica experimentis confirmata.*

Bb 3

On doit concevoir de deux manières, cette existence d'un Être par lui-même; lorsqu'on dit que Dieu est une Substance; et lorsqu'on dit que les Esprits créés sont des Substances.

On dit que Dieu est une *Substance*, parce qu'il existe par la nécessité de sa Nature; de sorte qu'il ne reconnoît point hors de lui-même, de *cause* ou raison, ni de *base* de son existence. Or qui est-ce qui peut se former une idée, je ne dis pas claire, mais aucunement intelligible de cette *nécessité de nature*, qui fait qu'un Être quelconque contient en soi la raison suffisante de son existence ?

On a voulu trouver une preuve de l'existence de Dieu, dans cette idée même qu'on a prétendu avoir de l'Être *nécessaire*. Cette preuve a été proposée par Clarke, et adoptée par d'autres; qui ont donné en cela, comme équivalente à une démonstration, une tournure vicieuse de Logique qui roule sur des idées qu'on ne peut concevoir (*a*).

____

(*a*) On a cru découvrir dans Aristote cet argument fameux de Clarke, sur l'existence de Dieu

Il ne faut point vouloir *démontrer* l'existence de Dieu. La certitude de cette existence est pour nous une *vérité de sentiment;* de même que la certitude de l'existence des corps.

D'ailleurs, il est sans vraisemblance qu'avec un échafaudage de raisonnemens subtils sur l'*Être nécessaire,* on puisse parvenir à mettre à la portée de l'Esprit Humain la manière d'exister de l'Être Suprême.

On dit aussi que les Esprits sont des substances, auxquelles Dieu en les créant, a donné une existence individuelle et perpétuelle; de sorte que ces substances ont la raison suffisante de leur existence dans la volonté de Dieu. Mais dès-lors cette volonté ne donne-t-elle pas à leur nature une existence *nécessaire?* Et cependant cette nécessité d'existence qui paroît être un attribut incommunicable de l'Essence Divine, ne fait-elle pas rentrer les Esprits dans le sein

---

(Voyez M. Dutens, Origine des connoissances attribuées aux Modernes). Mais il me paroît certain qu'on a mal entendu le passage d'Aristote, sur lequel on s'appuie dans cette assertion.

de la Divinité, dont les Esprits ne sont que des modes? Cette considération ne mène-t-elle pas au système des Spinosistes; et ne rendroit-elle pas interminables leurs disputes avec leurs adversaires?

Il n'est pas surprenant que d'après des méditations peut-être analogues à la précédente; Galien se soit refusé à décider si l'Ame pensante est une substance, ou si elle n'est qu'un mode : que Locke ait avoué qu'il n'avoit point d'idée de ce en quoi consiste la Substance; et qu'il ait conséquemment mis en doute si l'espace (qu'il a prouvé n'être pas un corps) est ou n'est pas une substance; etc.

Cette manière de voir de Galien et de Locke, si opposée à ce qu'on a toujours enseigné sur les Substances dans la Métaphysique vulgaire; peut rappeler le reproche qu'on a fait aux Médecins, d'être particulièrement enclins à suivre la Secte Pyrrhonienne (a). Mais ce reproche est honorable aux Médecins, pourvu qu'en poussant très-

____

(a) Voyez Ménage sur Diogène de Laërce, L. IX, Sect. 106.

loin le doute, ils sachent le contenir dans de justes bornes : car un tel doute, en détruisant les erreurs populaires, est la préparation la plus avantageuse pour la découverte de nouvelles vérités.

(11) Il ne suffit pas pour dissiper ce doute, de témoigner une extrème confiance en des assertions positives, par lesquelles on croit pouvoir le résoudre ; et qui sont destituées de preuves solides, quoiqu'elles aient été généralement admises par telle et telle Secte.

(12) Ce fait observé par Galien ne doit point être rapporté (comme quelqu'un l'a cru) à la question sur les idées *innées*. Il indique seulement un appétit vague, qui a une tendance aveugle ; mais que la présence de l'objet le plus convenable à cet appétit détermine à tel choix exclusivement à d'autres, sans que rien indique dans ce choix une idée *innée* ou concept antérieur de cet objet.

On a remarqué là-dessus, que les chenilles nées d'œufs abandonnés par leurs papillons, savent aussi se choisir leurs alimens ; que divers insectes, tels que l'abeillemaçonne, etc. choisissent et préparent une nourriture convenable aux insectes qui doivent naître de leurs œufs, dans les premiers temps où ces œufs seront éclos, etc. mais que ces faits et autres analogues sont des actions d'instinct.

Cependant on ne sauroit prouver que l'instinct qu'on dit produire ces actions résulte de la conformation des organes de ces insectes.

(13) Comme C. Hoffmann dit l'avoir vu plusieurs fois (*a*), et comme Aristote l'a remarqué (*b*).

(14) On sait depuis Leeuwenhoeck, qui a été le premier auteur de cette observation, que le Rotifère est un petit polype à roues (ou agitant rapidement des petits bras mobiles très-nombreux), qui meurt lorsque le sable dans lequel il vit, se dessèche ; qu'il perd alors son mouvement et sa forme, et se réduit en un atome de matière durcie; mais qu'il ressuscite, se développe, et rampe avec vîtesse, si on mouille le sable d'une goutte d'eau.

______

(*a*) *In Galen. de Usu Partium*, *L. xv.*
(*b*) *Hist. Animal, L. vii, Cap. 10.*

Il peut ressusciter ainsi, étant mort depuis plusieurs années.

De semblables résurrections, séparées par de longs intervalles (même de plusieurs années) de mort apparente ou réelle, opérées par la simple humectation; ont été observées dans le Volvoce, le Tardigrade, les Vibrions, des espèces de Vers anguilliformes du blé rachitique, et de la colle de farine (Fontana et Dom Roffredi). On a vu semblablement revivre long-temps après, les filets de la Tremelle, dont les mouvemens étoient arrêtés depuis leur dessèchement, par l'évaporation de l'eau dans laquelle ils nageoient.

Ce qui est sans doute le plus vraisemblable, c'est que le Principe de la Vie *n'existe plus* dans ces animalcules, lorsque le dessèchement les réduit en atomes; dans lesquels cependant une organisation invisible doit subsister et être susceptible du développement qui est nécessaire pour leur vie : et que ce Principe *leur est rendu* (même après une absence de plusieurs années), lorsque l'affusion d'une goutte d'eau vient à développer convenablement ces organes.

Il n'est pourtant pas absolument improbable qu'un Principe de Vie (*concentré* pour ainsi dire, lors du dessèchement de ces animalcules) ne *réside* encore dans ces atomes ; et même n'y *conserve*, malgré une très-longue exposition à l'air, les organes invisibles, qui sont nécessaires pour le retour à la vie de ces animalcules.

Cette conjecture sur l'espèce de *concentration* du Principe Vital qui réside dans ces atomes, pourroit être fortifiée par ce qu'on a observé ; qu'un degré de chaleur correspondant au 36e degré du thermomètre de Réaumur, tue les rotifères, lorsqu'ils sont vivans ; et que lorsqu'ils sont desséchés, la chaleur portée au 50e degré (et même plus haut) ne leur ôte pas la faculté de ressusciter (*a*).

Un Principe Vital qui ne se manifeste point, existe semblablement dans les chrysalides de divers insectes ; où il résiste à des degrés de chaleur et de froidure, qui seroient funestes pour ces insectes vivans (*b*).

(*a*) Vicat, Supplément de Bomare, p. 106.

(*b*) Un Principe de vie latente existe aussi dans les œufs des oiseaux, où il n'attend qu'un degré

On pourroit croire que la disposition particulière de ces animalcules à leurs résurrections est liée avec l'extrème simplicité
de leur organisation. Mais on a observé des
résurrections semblables dans d'autres animaux dont l'organisation est fort composée.

Francklin ayant reçu d'Amérique du
vin de Madère, y trouva quelques mouches
mortes. Il les exposa au soleil le plus ardent ; et elles y furent restées à peine trois
heures, qu'elles se ranimèrent, éprouvè-
rent quelques convulsions , s'essuyèrent
les ailes, et volèrent bientôt après (a).

On transporte de Pétersbourg à Moscou,
des anguilles, qui sont dans un état de congélation, empaquetées ; et qui, après leur
arrivée , laquelle demande souvent une

---

convenable de chaleur, pour former et vivifier leurs
organes. Les Anciens ne doutoient pas de la présence de cette vie cachée dans ces œufs : puisque les
Auteurs des Géoponiques ont dit qu'il ne faut point
secouer les œufs, de crainte de corrompre ce qu'il
y a de vital (το ζωτικον).

(a) Voyez Hufeland , dans son Art de prolonger
la Vie Humaine , Vol. 1, p. 206.

quinzaine de jours, étant jettées dans l'eau, dégèlent et reprennent vie.

Bouguer rapporte (a) d'après le **P. Gu**milla, Jésuite, et sur les témoignages des Indiens ; qu'un certain serpent dangereux, quoiqu'il soit mort, et même desséché en plein air, ou à la fumée d'une cheminée ; est de nouveau rappelé à la vie, si on le laisse quelques jours exposé au soleil dans de l'eau croupissante. Fontana (b) dit avec raison : Il eût été à desirer qu'un physicien et un philosophe comme Bouguer eût pu vérifier sous ses yeux un fait aussi important par lui-même, et par la grandeur de l'animal.

Je finis en observant qu'il n'est point de raison solide pour ne pas croire, qu'on ressuscite véritablement un homme noyé ou complètement asphyxié ; lorsqu'on le fait revivre après un intervalle de temps plus ou moins long, pendant lequel on n'a pu observer chez lui aucune des fonctions de la vie. Tout ce que l'on dit ou présume ; que cet homme a conservé en lui, durant

____

(a) Dans son Traité de la figure de la Terre.

(b) Traité sur le Venin de la Vipère, T. I. p. 91.

cet intervalle un Principe de vie qui ne se manifestoit pas, n'est que conjecture ; et peut être également admis ou rejetté.

(15) Je trouve une allusion remarquable aux automates vivans que Vulcain fabriquoit, suivant Homère ; dans une Epigramme Grecque d'Automedon, sur deux mulets qui traînoient la voiture, et qui ne prenoient point d'aliment, ou vivoient d'air. Ces mulets, dit Automedon, sont Ηφαιστου πομπη (je traduis, *Missus Vulcani*) et σκυτινα δαιμονια (je traduis, *Coria divinitus animata.*)

Ces deux traits ont été mal rendus par Toup, qui (*a*) a rapporté et interprété cette Epigramme, qu'avoit publiée d'Orville. Le premier de ces deux traits peut se rapporter sans doute à ce qui est dit aussi dans cette Epigramme, que ces mulets étoient boiteux : mais il me paroît embelli par l'allusion que je propose, que Toup n'a pas soupçonnée, et qui est rendue assez vraisemblable par le second de ces traits.

(*a*) Dans son *Epistola de Syracusiis*, sur le Théocrite de Warton, T. II, p. 343.

(16) On peut dire dans un sens plus général, des Animaux, sur-tout à sang chaud,
ce que Pline disoit des insectes (a): *quæ-
cumque est ratio vitalis, illam non certis
inesse membris, sed toto in corpore.*

(17) J'ai constamment dit qu'on ne voit
que d'une manière infiniment superficielle,
et comme nulle, ma Nouvelle Science de
l'Homme; lorsqu'on lui oppose des discussions sur l'opinion que je puis ou dois
avoir concernant l'entité du Principe Vital.
Je suis, on ne peut pas plus indifférent pour
l'*Ontologie*, en tant qu'elle est la Science
des entités.

(18) Dans la première Édition de mes Nouveaux Élémens de la Science de l'Homme
(publiés au commencement de l'année 1778),
j'ai rapporté les phénomènes de l'Économie
Animale à l'action d'un Principe Vital. Ce
principe a été admis avant moi par plusieurs Médecins célèbres : mais le nom en
est devenu beaucoup plus commun depuis
la publication de mes premiers Ouvrages.
Cependant je n'ai jamais affirmé (comme

(a) Hist. Nat. L. II, Sect. 5.

on me l'a fait dire) que ce principe soit un Être existant par lui-même et distinct de l'Ame et du Corps de l'Homme.

Je n'ai jamais pu penser (quoique plusieurs personnes me l'aient faussement attribué) que le nom de *Principe Vital* introduit dans la Science de l'Homme, donnât l'explication ou la clé d'aucun phénomène. Mais je crois toujours qu'il est utile aux progrès de cette Science, d'y employer ce nom de *Principe Vital*, ou tout autre, qui seroit pareillement abstrait et vague : et j'ai suffisamment développé les raisons de cette assertion.

Dans l'étude de la Nature, l'homme voit qu'il ne peut embrasser à la fois beaucoup de faits, que par des abstractions théoriques. Mais comme le plus grand nombre trouve trop pénible de former et de conserver les notions abstraites, d'une manière fixe et rigoureuse ; on se hâte communément de faire prendre toute la consistance possible à des Êtres abstraits qu'on a conçus de la manière la plus imparfaite ; et on leur attribue une Nature qui les fait subsister par eux-mêmes.

Tome I.   C c

Telle est la cause qui a fait, qu'après avoir été conduit par les faits à reconnoître et à distinguer des Principes de la Vie dans l'Homme et dans les Animaux, on est allé toujours au-delà des faits, en affirmant que ces Principes ont une existence propre et individuelle.

On ne peut dire que j'aie favorisé cette opinion, puisque j'ai constamment témoigné, et même en finissant mon Ouvrage (à la page 347), mon scepticisme absolu et invincible sur la nature essentielle du Principe Vital de l'Homme.

Quelqu'un qui n'a pas pu ou voulu m'entendre, m'a désigné comme le Chef de la Secte des Vitalistes. Mais il est infiniment loin de ma pensée de vouloir faire une Secte, quand même je serois assuré d'y réussir.

Je pense entièrement à cet égard, comme Bacon, qui dit (a) : L'objet de mon travail n'est point de former une Secte dans la Philosophie ; et je ne crois pas qu'il importe

---

(a) Dans son *Novum Organum, Cap. 116, p. 123.*

beaucoup aux hommes de connoître quelles sont les opinions abstraites d'un homme *sur la Nature et les Principes des choses.*

Cependant il faut ajouter à ce que dit Bacon; que les notions abstraites, et les expressions générales des causes, qu'on établit dans une science de faits, peuvent être importantes pour les progrès de cette science; mais seulement à proportion de ce qu'elles sont utiles pour classer les faits, et en combiner des analogies lumineuses.

D'ailleurs, si j'ai produit la Secte qu'on appelle des Vitalistes, c'est assurément sans le savoir : et si on a bien défini les opinions qu'on a dit leur être propres; mes écrits ne peuvent avoir influé sur leurs dogmes, puisque je les y ai réfutés.

Ainsi l'on dit que les Vitalistes rapportent tous les phénomènes de la Vie à un Principe *intermédiaire* entre l'Ame et la Matière ; mais j'ai remarqué ci-dessus (p. 25) qu'un tel Être moyen est un Être de raison.

On dit aussi que les Vitalistes pensent que le Principe de la Vie règle, dispose, ordonne tous les actes de la Vitalité. Mais j'ai été évidemment contraire à ceux qui affirment que le Principe Vital ordonne et règle ces Actes (à son gré, ou spontanément et librement) ; puisque j'ai dit dans le Discours Préliminaire, et répété en plusieurs endroits de mes Nouveaux Élémens : qu'*il est douteux* si le principe Vital existe par lui-même (auquel cas il seroit toujours assujetti à des Lois Primordiales); ou s'il n'existe que comme une faculté attachée aux combinaisons du mouvement et de la matière, dont se forme un corps vivant.

NOTES

SUR LE CHAPITRE QUATRIÈME.

(1) Harder, qui a pris la Nature sur le fait, a vu les trompes de Fallope s'approcher des ovaires dans des animaux chez qui elles n'ont point de fibres musculaires.

Wepfer (*a*) a observé dans un chien mort; que les vaisseaux éjaculateurs ou déférens étant coupés, se ridoient comme des vers.

(2) Je rapporte ici ce que M. l'Abbé Fenel a observé (*b*); que lorsqu'on tire un poids sur un terrein par une longue corde, le poids ne va en quelque sorte que par inter-

(*a*) *De Cicuta Aquat. p. 183.*

(*b*) Hist. de l'Acad. des Sciences, 1741, Observ. de Mécanique, n° 3.

Cc 3

valles et comme par accès, allant et s'arrê-
tant alternativement. Il a connu depuis que
la même chose a lieu pour les cordes qui
tirent un poids perpendiculairement.

M. Fenel a expliqué ces faits en disant,
que la traction tend d'abord la corde sans
que le poids marche; et qu'ensuite la traction de la corde faisant marcher le poids,
la marche du poids détend la corde : de
telle sorte que les accès de marche et de
repos sont plus sensibles, étant plus pro-
longés et moins fréquens, à proportion que
la corde est plus longue.

(3) Quant à la dépendance où le Principe Vital est de l'Ame pour la production
des mouvemens volontaires des muscles;
elle sera éclaircie par ce que je dirai dans
la suite sur l'influence réciproque qu'ont
entre elles les affections du Principe Vital
de l'Homme, et celles de son Ame pensante.

Il est des mouvemens des muscles, qui
s'exécutent sans aucune conscience de
l'Ame; lors même qu'elle met son attention à les sentir, en même temps qu'elle
les voit. C'est ainsi que Camper a vu un

homme paralytique d'une extrémité inférieure; qui lorsque les doigts du pied affecté
commencèrent à se mouvoir, ne sentoit
point leur mouvement, et ne pouvoit en
être assuré qu'en les voyant se mouvoir.

(4) Baldinger a dit (*in Opusculis*) avec
toute vraisemblance, que cet arrêt du muscle à volonté est un phénomène beaucoup
plus difficile à expliquer que celui de son
mouvement volontaire.

(5) J'observe en passant qu'un nouveau
Physiologiste , en parlant de cette proposition établie depuis long-temps ; que les
apophyses placent les insertions des muscles à une plus grande distance du point
d'appui ; a affecté de donner confusément
pour exemples , avec le calcaneum et autres
apophyses dont tout le monde connoissoit
l'utilité; l'*apophyse coronoïde de la mâchoire
inférieure ,* et les apophyses épineuses de la
colonne vertébrale, parties dont j'ai montré
le premier les usages.

Ce Physiologiste se garde bien de me citer,
et de reconnoître mon droit à ces découvertes.

Tome I.   *C c 4

(6) Je crois devoir rapporter dans cette Note, un extrait de ce que j'ai dit (*a*) de plusieurs observations que divers Auteurs ont faites, concernant les principes de la doctrine *générale* de Borelli, sur l'estimation des forces du mouvement des muscles; et des critiques principales qu'ils ont faites, ou qu'on peut faire encore des propositions fondamentales de cette doctrine.

1°. Par rapport aux dépenses de forces des divers muscles; Borelli a observé que les fibres charnues des muscles qui ont un tendon un peu long, s'insèrent très-souvent obliquement à ce tendon, et font angle avec sa direction. Par-là leur force absolue (ou celle qu'ils doivent employer) est à leur force agissante (ou réellement mouvante), comme le sinus total est au sinus de complément de l'angle d'insertion (et non au sinus de cet angle ; comme le dit Haller, et comme d'autres l'ont répété après lui).

2°. Borelli dans sa recherche sur les forces absolues (toujours plus grandes que les agis-

---

(*a*) Dans les Leçons Anatomiques, que j'ai données à Montpellier en 1774.

santes) des muscles rayonnés, composés de
plusieurs muscles penniformes ; a démontré
que, si plusieurs puissances sont en équilibre avec un poids qu'elles tirent obliquement par autant de cordes, en sorte que
le point de concours de ces cordes soit mobile suivant la direction de la résistance ;
ces puissances seront à la résistance, comme
les longueurs de corde qui leur sont pro-
portionnées, sont à leurs sublimités.

Faute d'avoir assez développé cette proposition, Borelli a cru faussement que l'in-
clinaison des cordes pouvoit toujours être
changée, les puissances et le poids restant
les mêmes, sans que l'équilibre fût altéré.

Varignon a démontré cette erreur, même
en suivant la méthode de Borelli. Il est clair
qu'en changeant dans ce cas les inclinaisons
des cordes, on change et les angles , et les
côtés du parallélogramme des forces.

3°. Il faut remarquer, en suivant la méthode de Borelli (ce qu'il n'a pas considéré),
que lorsqu'il est des puissances placées in-
férieurement ou du même côté de la résistance ; il faut prendre de ce côté les rapports
des longueurs proportionnelles aux pro-

fondeurs; et prendre négativement dans le calcul des forces ces puissances opposées, ou les ajouter à la résistance; pour trouver les forces des puissances qui tendent à élever la résistance. Cette remarque est utile pour estimer les forces des muscles rayonnés, dont tous les paquets ne sont pas situés du même côté du point de concours; comme dans le grand pectoral.

Voilà une autre cause de dépense de forces en pure perte dans les muscles dont les fibres sont ainsi opposées (si la Nature ne fait agir séparément ces paquets selon le besoin).

4°. Il est plusieurs autres causes nécessaires de perte de forces dans le mouvement des muscles, qui sont telles, que ces dépenses de forces ne peuvent être soumises au calcul.

Tels sont les efforts que font les muscles pour élever les fardeaux avec une célérité au-dessus de l'ordinaire; pour vaincre la résistance de leurs antagonistes (lorsque ceux-ci ont plus de force tonique); pour surmonter les obstacles des frottemens des organes; et pour fléchir les diverses articulations sur lesquelles les muscles passent, et sont plus ou moins assujettis par des liens musculeux ou autres, avant d'atteindre celle où ils se terminent. (Pemberton et Parent ont cherché à calculer cette dernière perte; mais ils ne l'ont fait qu'imparfaitement.)

En négligeant ces considérations qu'on ne peut apprécier, et en ne prenant que celles qui peuvent être déterminées par un calcul fort simple ; on trouve facilement d'après les principes de Borelli, que la force absolue du deltoïde, le bras étant tendu, ou lorsqu'on soutient un poids de vingt-quatre livres à l'extrémité des doigts, doit être égale au moins à dix-sept cents livres.

5°. Borelli a dit que lorsque la tête d'un os se meut dans la cavité articulaire d'un autre os, tous les points de la tête qui roule, s'appliquent successivement sur autant de points de la cavité immobile; mais de telle sorte que la tête entière ne s'approche, ni ne s'éloigne des bords extérieurs de la cavité.

Parent a pensé que si les surfaces des os articulés sont sphériques excentriques, le point d'appui sera successivement dans chaque point de contact ; parce que la tête se

meut dans la cavité, d'un mouvement semblable à celui des épicycloïdes. Lorsque les
surfaces contiguës des os articulés ont une
courbure quelconque différente de la sphé-
rique, Parent enseigne à déterminer successivement par les rayons de la développée
des courbures de ces surfaces, le rapport
des puissances qui agissent sur chaque
point de contact.

Zendrini (a) a défendu la manière dont
Borelli concevoit le jeu des articulations
mobiles. Il a omis la plus forte objection
qu'il eût pu faire à Parent ; c'est que la tête
de l'os sortiroit de la cavité qui lui répond,
et souffriroit souvent une luxation incomplète, à laquelle s'opposent les ligamens et
les capsules des articulations.

6°. Parent n'a point entendu ce que Borelli a dit sur la révolution des os articulés
par charnière, autour de l'axe du cylindre
qu'ils forment, leurs extrémités étant
jointes ensemble. Tout ce que Borelli en a
dit est fort simple : mais lorsqu'il parle des
lignes que décrivent les extrémités des suites

(a) Dans un Journal Italien.

d'os articulés, dont les articulations ne sont pas fixes, il s'occupe d'un problème qui n'a été résolu que par Jean Bernoulli dans son Ecrit *De Pendulis Luxatis.*

7°. Borelli ayant observé que presque tous les muscles sont attachés à deux parties différentes, de sorte que le mouvement se fait autour de l'une d'elles, qui demeure fixe ; a pensé le premier que la force de contraction de chaque muscle doit être double des résistances qu'il surmonte. Si l'on attache, a-t-il dit, avec un clou l'extrémité d'une corde, et qu'on suspende un poids à son autre extrémité, jusqu'à ce qu'il se fasse équilibre ; la force de la corde est double de la puissance qui la tend.

Pemberton a nié cette proposition, d'après un raisonnement fort embarrassé, et qui porte à faux (a). Mais D'Alembert est du sentiment de Borelli. Diderot a proposé, pour s'en assurer, une expérience, dont le succès a été conforme à l'assertion de Bo-

---

(a) Voyez son Introduction *ad Myotomiam reformatam Cowperi, Edit. 1724, p. VIII et IX.*

relli. Sturm a fait aussi de semblables expériences avec le même succès (*a*).

(7) Un juge fort éclairé d'ailleurs a annoncé un ouvrage d'un Médecin célèbre, dans lequel la doctrine de Borelli sur les mouvemens des Animaux doit être non-seulement combattue (ce qui est très-facile d'après les Critiques que j'indique ici); mais encore remplacée par une doctrine neuve et solide sur la même matière.

Il paroît que dans cet Ouvrage qu'on annonce, il sera sur-tout question de la doctrine *générale* de Borelli sur les forces des muscles ; par rapport aux points où elle doit être rectifiée, conformément aux observations des Critiques dont je parle.

Mais cette doctrine *générale* de Borelli, qui depuis si long-temps est reconnue vicieuse, peut d'ailleurs être regardée comme n'étant que préparatoire et subordonnée aux objets principaux que s'est proposés Borelli; qui sont les explications des mouvemens

____

(*a*) Voyez les Ephémérides des Curieux de la Nature.

progressifs de l'Homme et des Animaux, du Saut, du Vol, du Nager, etc.

Quant à ces objets principaux, ce seroit manquer, et de justice et de lumières ; que de ne pas reconnoître que j'ai donné seul, et le premier, un Ouvrage fondamental ; où j'ai détruit les mauvaises Théories de Borelli sur ces objets ; et donné les véritables explications Anatomiques et Mécaniques de ces mouvemens progressifs.

J'ai exposé la Doctrine qui m'appartient sur ces objets, dans ma Nouvelle Mécanique des mouvemens de l'Homme et des Animaux.

Cet Ouvrage, qui a paru il y a huit ans, et qui est assez connu en France et dans l'Étranger ; (ayant été traduit en allemand par un très-habile homme (M. Sprengel)) ; n'a été jusqu'ici critiqué par personne sur aucun des points essentiels , par rapport auxquels il est entièrement neuf (et que j'ai marqués dans la Table Analytique que j'ai mise à la fin de ce Livre) (*a*).

(*a*) On n'a attaqué de cet Ouvrage que ma

Si à l'avenir on donne quelques critiques de ma Nouvelle Mécanique qui soient fondées, je les recevrai avec reconnoissance. Si elles ne le sont pas, je les négligerai ; ou j'en indiquerai le vice brièvement, dans la seconde Édition que je me propose de donner de cet Ouvrage.

Mais je ne dois pas consentir autant qu'il est en moi, à ce qu'on dissimule mes droits à la formation d'une Science nouvelle sur les mouvemens de l'Homme et des Animaux.

En conséquence je me crois obligé à répéter ici sommairement ce que j'ai dit dans le Discours Préliminaire de ma Nouvelle Mécanique (aux pages ix, x, et xj), et ce

---

Théorie du saut. Mais dans le Cinquième Tome des Mémoires de la Société Médicale d'Emulation (p. 261 et suiv.), où j'ai donné un plus grand développement de cette théorie ; j'ai aussi réfuté complétement les objections qu'un Auteur récent avoit faites sur ce sujet : et je crois qu'il n'est point de réplique à cette réfutation, à laquelle cet Auteur n'a point répondu.

qu'on

qu'on affecte d'oublier ; quels sont les sujets principaux sur lesquels roule cette Science Nouvelle, et quelles sont mes découvertes sur chacun de ces sujets.

Il me paroît d'autant plus nécessaire de répéter ici cet extrait de ma Nouvelle Mécanique, dans la vue d'indiquer l'ensemble de ma Doctrine ; que des Auteurs récens, écrivant après moi sur les mouvemens de l'Homme, n'ont point saisi mes solutions des problèmes que renferme ma Mécanique : qu'ils ont cru qu'il suffisoit de dire sur ces problèmes des choses vagues qui pourroient encore s'accommoder aux théories que j'ai réfutées (sans qu'ils aient même cherché à prouver que je n'étois pas fondé à les rejetter) : qu'ils ont copié, toujours sans me citer, des explications que j'avois seul publiées : et qu'ils ont avancé qu'ils ajoutoient essentiellement à la Mécanique Animale, parce qu'ils rappelloient à l'occasion de mes solutions des problèmes relatifs à cette science, quelques remarques triviales, comme la distinction de trois sortes de leviers, etc.

La Station de l'Homme, des Quadru-

Tome I. Dd

pèdes, et des Oiseaux, est assurée par le Mécanisme d'un grand nombre de parties différentes ; qui forment des leviers, et des moyens d'équilibre dont plusieurs n'avoient point été reconnus avant moi.

Le Marcher le plus naturel de l'Homme est principalement produit par l'impulsion que chaque jambe donne au corps, lorsque les extenseurs du talon s'élèvent en le faisant tourner autour de la pointe du pié, qui est appuyée contre le sol ; et qu'ils poussent ainsi le tibia dans le sens où il se trouve dirigé.

Le Saut est produit, lorsqu'il y a concours d'action des extenseurs des articulations consécutives dans les extrémités inférieures, qui sont disposées en sens alternatifs, et qui ont été auparavant fléchies (de semblables articulations de la colonne vertébrale, fléchies de même, pouvant concourir au Saut) : ce qui fait que l'os intermédiaire de deux de ces articulations tourne par ses extrémités autour d'un centre variable de rotation, pris sur la longueur de cet os, et qui n'a point d'appui au sol ; de sorte que cet os peut obéir à la résultante des

forces de projection qui lui ont été imprimées, et se détacher du sol, en élevant la
charge de tout le corps.

J'ai expliqué par des principes semblables
les divers mouvemens progressifs des différens genres de Quadrupèdes ; et j'ai montré
les causes mécaniques d'où dépendent les
principales variétés observées dans ces mouvemens.

Le Rampement des Chenilles, et des autres
Reptiles mous dont le corps est divisé en
anneaux, qui se fait par un mouvement
ondulatoire du corps ; dépend d'un mécanisme qu'on n'avoit pas encore déterminé,
par lequel un de ces anneaux peut être
fléchi en tout sens sur un autre anneau qui
lui est contigu.

Dans le Nager du Poisson , sa queue se
plie d'abord en deux courbures en sens opposés ; et frappe ensuite l'eau avec force
en les déployant soudainement. Les extenseurs de la queue appuyée sur l'eau qui lui
résiste, ont une action réciproque, qui imprime au tronc du corps du poisson, des
mouvemens de projection autour des sommets de l'une et de l'autre courbure ; mou-

vemens dont la combinaison meut le poisson en avant.

Le Nager de l'Homme et des Quadrupèdes est produit, 1°. par l'impulsion directe en haut et en avant, que donnent au
tronc du corps, les jambes de l'Homme, et
les jambes postérieures des Quadrupèdes;
2°. par l'action réciproque des muscles qui
meuvent en bas et en arrière, les bras de
l'Homme, et les jambes antérieures des Quadrupèdes.

Cette action réciproque, qui est d'autant plus forte à proportion de la résistance de l'eau à ces mouvemens; fait effort
dans l'un et l'autre côté pour mouvoir le
tronc du corps autour de la partie supérieure
du bras, ou de la jambe antérieure du même
côté : et de ces deux mouvemens angulaires
combinés, résulte le mouvement moyen
qui porte le corps en haut et en avant.

Le Vol des Oiseaux est produit d'une
manière analogue, par l'action réciproque
des muscles pectoraux, qui abaissent et
portent en arrière les ailes de l'Oiseau.
Cette action réciproque, qui est d'autant
plus forte dans chaque aile à proportion de

la résistance de l'air à l'abaissement de cette
aile ; meut le tronc du corps de l'Oiseau en
haut et en avant du côté de cette aile : et le
mouvement total du corps se fait dans une
direction moyenne , lorsque les mêmes
muscles exercent cette action réciproque
dans les deux ailes.

Les divers Oiseaux font des efforts plus
ou moins énergiques ou imparfaits, pour
diriger à leur centre de gravité , les résultantes des forces motrices de leurs ailes et
de leur queue ; afin que leur corps dans le
Vol ne soit point tourné autour de ce centre,
et ne change pas sans cesse de direction.

Le Vol des Oiseaux peut être modifié
très-avantageusement par la réaction de
l'air qui est renfermé dans leurs os, et qui
peut y être poussé (ainsi que je l'ai expliqué), dans des directions différentes de celle
de chaque courant d'air auquel l'oiseau peut
être exposé. Cette réaction a des effets divers,
suivant qu'elle est également ou inégalement
libre et forte, dans les os supérieurs des ailes
et dans ceux du reste du corps : et ces différences peuvent avoir lieu, selon les différens rapports de situation que l'Oiseau peut

D d 3

donner à ses ailes, et aux diverses parties de son corps.

J'observe en finissant cette Note, que si l'on ne peut contester que je n'aie indiqué les véritables causes du Mécanisme de chacun des mouvemens progressifs de l'Homme et des Animaux ; il n'est pas possible de persuader à des hommes intelligens, qu'après moi, tel Écrivain ait fait des pas nouveaux et même plus étendus dans la Mécanique Animale ; lorsqu'il n'a fait que répéter, en le rapportant dans un langage plus élémentaire, l'exposé des théories que j'ai trouvées.

Ainsi on a dit dans un Journal, que quelqu'un avoit créé la Science de la Mécanique des mouvemens des Animaux ; parce qu'il a remarqué que les leviers qui existent dans cette Mécanique sont des leviers de la première, de la seconde, ou de la troisième espèce.

Mais si celui qu'on loue à ce point, n'a rien ajouté à la découverte et à la démonstration que j'ai donnée de semblables leviers ; il n'a fait que traduire d'après les définitions qui sont connues du premier Écolier, dès la première leçon de Mécanique, ce qui étoit évident par l'exposition de ces leviers que j'avois trouvés.

Il a dit simplement que dans ces leviers le point fixe (pris du moins à chaque instant d'un mouvement progressif) y est entre la puissance et la résistance; ou que ce point fixe étant à une extrémité, la résistance en est plus près que la puissance; ou enfin que la puissance en est alors plus près que la résistance.

(8) On a non-seulement des exemples de la plus grande vîtesse du mouvement musculaire dans le Vol de ces oiseaux, et dans le Nager de ces poissons; mais encore dans les courses que des hommes peuvent faire.

Les Chaters d'Ispahan, font trente-six lieues en douze ou quinze heures. — Les Hottentots vont plus vîte que les lions. — Les Sauvages prennent les Orignaux à la course, et font des voyages de mille ou douze cents lieues, en moins de six semaines ou deux mois.

De Haën (a) rapporte l'histoire d'un cou-

____

(a) *Prælect. Pathol.*, *T. II*, *p. 298.*

Dd 4

reur du Duc d'Argyle, qui sauva son maître
(en lui portant sa grace) par une course
qu'il fit de Londres à Edimbourg, pendant
quatre-vingt-cinq heures, sans s'arrêter ni
jour ni nuit.

L'animal chez lequel l'action musculaire
est la plus prompte, paroît être ce mou-
cheron observé par M. De L'isle (a), qui
est presque invisible par sa petitesse ; et
qui fait mille quatre-vingts pas dans une
seconde, et n'avance pendant ce temps-là
que d'environ six pouces. Ainsi cette plus
grande vîtesse de la contraction musculaire,
se fait en moins de temps que la vingtième
partie d'une tierce.

(9) Divers Auteurs ont proposé des règles
générales pour la détermination des forces
relatives des différens muscles, d'après la
considération des qualités ou de la quantité de leurs fibres.

Borelli prétend que les poids que soutiennent différens muscles, sont comme les épais-
seurs de ces muscles ; et que les hauteurs

(a) Hist. de l'Acad. 1711, p. 18.

où ces poids sont élevés, sont comme les longueurs des muscles : par conséquent que les forces de deux muscles sont égales, quand leurs masses le sont aussi.

Hamberger a voulu corriger Borelli, et a prétendu que les forces absolues des muscles sont comme le nombre de leurs fibres, ou comme leurs bases; c'est-à-dire en raison composée de la directe de leurs masses ou poids, et de l'inverse de leurs longueurs. Il a cru d'ailleurs faussement que l'on ne devoit avoir égard qu'à la densité des muscles; et qu'il n'y avoit que deux différentes densités, l'une pour tous les muscles rouges, l'autre pour tous les muscles blanchâtres.

Cheselden a pensé que la vîtesse d'un muscle (ou l'espace dont sa contraction le raccourcit dans un temps donné) doit être comme la longueur de ses fibres; et sa force ou la puissance qu'il a d'élever un poids, comme le nombre de ses fibres.

Mais toutes ces différentes assertions sont mal fondées : et il est vraisemblable qu'il n'existe pas deux muscles qui ayent le même degré de contractilité habituelle.

Les forces habituelles de contraction vive des différens muscles, doivent varier indé-finiment; non-seulement suivant les diffé-rentes densités du tissu de leurs fibres; mais encore en ce que ces forces se pro-portionnent sensiblement aux différentes résistances que chacun d'eux a le plus sou-vent à surmonter, ou aux efforts qu'il exerce dans ces mouvemens accoutumés (a).

C'est ce que Borelli n'a point observé, lorsqu'il a cherché à déterminer les forces des fibres charnues de l'estomac, par la comparaison de ces fibres aux muscles des extrémités dont il avoit démontré les forces (b).

On a très-bien remarqué qu'à ces der-nières fibres (comme à celles des autres vis-

---

(a) Voyez ce que j'ai dit de relatif, dans ma Nouvelle Mécanique, p. 92.

(b) C'est cependant d'après une semblable propo-sition vicieuse et insoutenable, que le célèbre Pit-carn a cru qu'on devoit estimer les forces de l'esto-mac : et c'est de-là qu'il est parti pour critiquer de la manière la plus malhonnête, l'opinion d'ailleurs erronée du fameux Astruc.

cères) ne peuvent jamais être appliquées
des résistances absolues presque égales à
celles que surmontent les muscles des extrémités : et que par rapport à ceux-ci, la
puissance des fibres des viscères, relative à
la résistance qu'elles peuvent surmonter, est
infiniment moindre ; parce qu'elle manque
d'un appui convenable, sur lequel porte la
contraction de ces fibres.

On ne sauroit déterminer jusqu'où la
force des muscles peut être accrue par la
répétition journalière de l'exercice qui leur
est propre. C'est ce qu'indique l'histoire
de Milon de Crotone, qui s'étant accou-
tumé à porter un veau, chaque jour à une
distance de quelques stades ; parvint à le
porter de même, quand ce veau fut devenu
taureau.

On sait que les Soldats des Légions Ro-
maines étant accoutumés à des travaux
très-pénibles et continuels ; étoient en état
de soutenir sans danger les fatigues les plus
rudes. L'Historien Josephe dit qu'il n'y
avoit pas de différence entre la charge d'un
cheval chargé, et celle d'un Soldat Romain.

Il faut ajouter à ce que je viens de dire sur

les estimations arbitraires des forces des fibres des muscles, relativement à leurs masses ; ce que j'ai dit dans l'ancienne Encyclopédie, il y a environ cinquante ans, à l'Article *Force des Animaux*.

Martine (Prop. 24 et 25 de son Livre *de Similibus Animalibus*) assure que les forces contractives des muscles, et les forces absolues des membres mis en mouvement dans des animaux semblables, sont comme les racines cubiques des quatrièmes puissances de leurs masses.

Il me paroît que cet Auteur fonde ses preuves sur un grand nombre d'hypothèses douteuses, ou qui n'ont point d'application dans la Nature : mais je crois qu'il réussit très-bien à détruire la prétendue démonstration de Cheyne; dont l'opinion, adoptée par Freind et par Wainewright, est que les forces des animaux de la même espèce, ou du même animal en différens temps, sont en raison triplée des quantités de la masse du sang.

(10) M. Felice Fontana dit (*a*) : que plu-

(*a*) Dans le quatrième Tome des Epîtres adressées à Haller par divers Savans, p. 209.

sieurs expériences lui ont fait voir, que l'animal dans un très-grand nombre de circonstances, a la force, soit de resserrer, soit de dilater la prunelle : qu'il peut la dilater, lors même qu'il est exposé à une lumière plus forte, comme la resserrer lorsqu'il reçoit une lumière plus foible : et qu'il se fait un resserrement dans la prunelle d'un œil qui ne reçoit point de lumière, par l'effet d'une forte lumière qui frappe l'autre œil.

(11) On connoît le vers de Rousseau

Son teint pâlit et sa gorge s'enfla.

Les Anciens avoient donné à raison de ce gonflement, le nom de πρηστηρ (à πρηθω, *inflo*) à cette partie de la gorge (a).

(12) Lamprières (b) dit qu'il y a parmi les Maures des bandes d'Arabes, dont les cheveux, qu'ils portent fort longs contre l'usage des Maures, se dressent sur leur

---

(a) Voyez l'*Onomasticum de Pollux*.

(b) Voyage de Maroc, Magasin Encyclop. N° IV, an IX, p. 477.

tête, comme les flèches d'un porc-épic qui se met en colère.

(13) C'est dans les mouvemens anti-péristaltiques, qu'une irritation insolite fait dominer dans l'œsophage, l'estomac, et les intestins ; qu'on voit plus manifestement, qu'une semblable irritation peut changer en sens contraire l'ordre des mouvemens qu'affecte la Nature.

Schwartz a expérimenté sur un grand nombre de chiens ; qu'on excite très-généralement un mouvement anti-péristaltique de l'estomac ; si l'on irrite avec un stilet le cerveau, et sur-tout le cervelet, ou les nerfs de la huitième paire, ou le plexus mésentérique.

C'est de même par une irritation nerveuse extraordinaire, que le mouvement anti-péristaltique des intestins est déterminé dans la passion iliaque ; et qu'est produit le hoquet, que je crois être essentiellement un mouvement anti-péristaltique de l'œsophage ; qui peut être excité par la déglutition d'une trop grande bouchée d'alimens.

On excite semblablement un mouvement inverse dans les cœurs du ver-à-soie.

(14) Une disposition habituelle peut aussi contribuer à faire que tel genre de mort, soudaine ou autre, détermine l'érection de la verge. Car Alexandre de Tralles dit qu'on a vu cette érection après la mort, dans des hommes qui avoient vécu livrés à des pensers lascifs, et sujets au priapisme.

(15) Pechlin rapporte (*a*) que dans un jeune homme, un coup de gros bâton ayant un peu luxé deux ou trois vertèbres lombaires ; toutes les parties du corps situées au-dessous du nombril furent affectées d'immobilité et d'insensibilité : que cet homme ne put être soulagé que par des applications (à l'endroit des vertèbres qui avoient été frappées) de linimens et d'onguens nervins, et de l'emplâtre *oxycroceum* : que pendant cette immobilité des parties inférieures, la verge fut dans un état d'érection perpétuelle ; que l'usage des remèdes externes susdits rendoit plus forte et insupportable au malade (ces topiques excitant les origines des nerfs de la verge, et ajoutant à son irritation).

______

(*a*) Obs. 54, L. II.

(16) Un Auteur récent a répété, sans me citer, ce que je suis le seul qui eusse dit (a), sur la *force de situation fixe* des parties des fibres des muscles vivans; et sur ce que cette force donne à ces muscles le pouvoir de résister sans rupture à des puissances qui déchireroient ces muscles après la mort, telles que des poids qui y seroient suspendus.

Cet Auteur a pensé peut-être qu'il étoit fondé à méconnoître mon droit à la découverte de cette force vitale de situation fixe dans les fibres des muscles; parce qu'il a cru pouvoir avancer ensuite que cette force rentre dans une force universelle de résistance vitale.

Il a renfermé sous la dénomination de cette dernière force qu'il a proposée, tous les moyens qu'ont les organes vivans pour résister à toutes les causes qui pourroient changer leur état, aussi long-temps que cet état y est produit et entretenu par l'action de leurs forces vitales.

(a) Première Édition de mes Nouveaux Élémens de la Science de l'Homme, aux pages 77-78.

Ainsi

Ainsi il a rapporté à cette force qu'il a voulu créer, et dont l'idée est infiniment vague ; un nombre illimité de fonctions de l'économie animale, comme la fermentation digestive des alimens, en tant qu'elle empêche leur dégénération putride spontanée ; la chaleur vitale qui se soutient au même degré, malgré les températures extrèmes de l'atmosphère, etc. etc.

Sans doute une force vitale quelconque, pendant qu'elle produit et entretient un état déterminé des organes, *résiste* par cette action même à ce que cet état soit autre, et tel qu'il seroit produit par l'action des causes physiques quelconques. Mais la notion de cette *résistance indirecte* à tous les changemens d'état qui seroient d'ailleurs possibles, ne nous apprend rien sur la nature, l'opération, les conditions de telle action d'une telle force vitale supposée. Quand on a fait une classe générale de semblables *notions négatives*, on n'a avancé en rien une science de faits ; et l'on a seulement introduit une confusion d'idées, qui ne pourroit qu'effacer les traces des véritables découvertes.

Tome I.   E e

Il ne m'importe d'ailleurs qu'on veuille ou non, appeler du nom de force de *résistance vitale*, la force vitale que j'ai appelée de *situation fixe*; et que j'ai démontrée le premier comme existant dans les fibres des muscles et des tendons, et comme mettant ces fibres en état de résister à des puissances extraordinaires qui agissent *mécaniquement* sur elles. Ce changement de dénomination ne peut rien changer aux preuves que j'ai données de ma découverte, ni aux conséquences que j'en ai tirées.

Mais ce qu'il est essentiel de remarquer sur ce sujet; c'est, 1°. qu'après avoir prouvé rigoureusement d'après les faits (dans ces Nouveaux Élémens), que cette force de situation fixe existe dans les muscles et les tendons; j'ai indiqué seulement *comme probable* (*a*) qu'elle existe aussi dans le périoste et les ligamens : 2°. Que personne jusqu'ici n'a pu prouver de même d'après les faits, que cette force de situation fixe

____

(*a*) Dans mon Traité des Maladies goutteuses, T. 1, p. 35-6.

existe aussi dans tous les organes mous,
autres que les muscles et les tendons.

J'insiste à demander ce genre de preuves;
d'autant que dans une Science de faits, un
Principe ou Fait général doit être un résultat que l'on ait déduit rigoureusement des
faits particuliers. Si l'on ne s'astreint à cette
déduction faite suivant les règles d'une logique exacte ; on ne peut qu'embrasser
des abstractions que l'on donne pour des
réalités, et qui n'apprennent rien, quand
même elles ne sont pas vicieuses. C'est ce
dont nous avons eu récemment des exemples très-nombreux dans diverses sciences
de faits, et particulièrement dans celles
de la Physiologie et de la Médecine–Pratique.

(17) Panarole (*a*) a donné une observation d'une rupture causée par un faux pas,
du tendon qui embrasse la rotule : ce qui
est, dit-il, une chose surprenante (*res ad-
mirabilis*); d'autant que ce tendon est très-
fort, étant produit par la réunion de quatre

(*a*) Obs. 31, Pentec. III.

muscles (qui sont les vastes externe et interne , le droit, et le crural).

(18) Je vais recueillir dans cette Note des
faits nombreux relatifs à l'action de la force
de situation fixe. Ces faits démontrent que
cette force peut agir avec un tel degré
d'énergie dans les muscles, et dans leurs tendons ; où elle est fixée par le pouvoir, ou de la
volonté , ou d'une cause convulsive ; que
ces muscles résistent à de très-grandes Puissances mécaniques qui tendent à les rompre : et qu'ils transmettent alors l'action de
ces Puissances (comme feroient des cordes
inflexibles), aux os auxquels ils sont attachés ; de sorte que ces os peuvent se frac-
turer , si la force de cohésion de leur tissu
est moindre que celle de la traction qu'exercent ces Puissances.

M. Tissot (a) a recueilli d'autres exemples de fracture de fémur , et d'autres os,
causée par des accès de convulsions ; et
même par l'action volontaire des muscles ,

____

(a) Traité des Nerfs et de leurs Maladies, T. II,
pag. 216.

agissant subitement et avec un grand effort.

Callisen (*a*) a vu la rotule fracturée par le seul effet d'une flexion du genou , faite avec un violent effort.

Dans le Journal de Médecine (Octobre 1759, N° 8). on trouve une observation sur une fracture produite dans le milieu de l'os de la cuisse , par la seule action des muscles. L'homme à qui cet accident arriva , étoit dans un navire pendant une violente tempête ; de sorte qu'il éprouvoit des secousses fréquentes et inattendues , qui forçoient tous les muscles à se contracter soudainement.

On a rapporté dans le Journal général de Médecine (rédigé par M. Sedillot, IXe année, T. XXII , N° 104) diverses observations de M. Beaumarchef, concernant plusieurs fractures opérées par un grand effort dans la contraction des muscles. On y a rappelé à ce sujet des observations de M. Pouppé Des Portes, et d'autres, qui prouvent que des os peuvent être fracturés par l'effet de con-

____

(*a*) *Acta Soc. Med. Havn. Vol. I.*

tractions épileptiques, ou autres convulsives, des muscles qui appartiennent à
ces os.

On lit dans les Transactions Philosophiques (Vol. 43, p. 243, N° 475) une observation communiquée par Amyand, d'une
fracture de la clavicule causée par la seule
force des muscles (dans un effort très-léger);
fracture qui fut consolidée en six semaines
de temps : ce qui persuada à Amyand qu'il
n'existoit point de carie de cet os avant la
fracture. Ce fut aussi l'avis de Shipton,
qui assura avoir vu d'autres exemples de
consolidations de fractures produites par
une cause semblable.

Dans l'Hist. de l'Acad. des Sci. 1775, est
l'observation suivante de M. Sabatier.

Un homme robuste de cinquante ans,
dans un effort qu'il fit en travaillant la
terre, sentit dans la région des lombes une
rupture avec craquement, qui fut si douloureuse qu'il tomba sans connoissance. Il n'eut
ensuite que de la stupeur en cet endroit, et
l'impossibilité de se lever sans aide. Une
chute en arrière qu'il fit dans cet état, causa
la paralysie des extrémités inférieures, la

gangrène à l'endroit de l'os sacrum , et la mort. On trouva le corps de la seconde vertèbre lombaire entièrement détruit, et celui de la quatrième rongé dans sa partie gauche ; et leurs vuides remplis par une matière putride, etc. Les cartilages intervertébraux, et les autres parties osseuses n'avoient point souffert. Le malade n'avoit jamais eu de mal vénérien , ni de signe d'aucun autre vice interne des humeurs.

M. Sabatier demande comment une cause aussi légère, et communément innocente, a-t-elle produit la destruction de la substance de certains os, sans attaquer les autres os (voisins) : et il avoue qu'il ne connoît point de réponse satisfaisante à cette demande.

Je crois que dans l'effort que fit cet homme, les seconde et quatrième vertèbres lombaires furent rompues, parce que les muscles attachés à ces vertèbres résistèrent à leur extension ; étant animés d'une force supérieure de *rapprochement fixe* : d'où s'ensuivit la carie, dont l'humeur n'offensa que les parties qui avoient été déchirées dans la rupture de ces vertèbres.

Ee 4

(19) 1°. La force de contraction des muscles, et la force de situation fixe des parties
de leurs fibres, sont l'une et l'autre à un
très-haut degré, dans des malades attaqués
de convulsions extrèmement violentes ;
dans des maniaques qui rompent les cordes
et les chaînes dont on les a liés ; dans les
animaux féroces qui avec leurs dents brisent des os très-durs.

Cependant il peut se faire aussi qu'un
effort extraordinaire de la force de contraction d'un muscle, ne soit point suivi d'un
effort assez prompt, assez puissant, de la
force de situation fixe de ses parties : et
alors ce muscle même peut se rompre dans
les parties de ses fibres qui sont affoiblies
relativement aux autres, par l'effet d'une
infirmité originaire, ou d'une plus grande
pression extérieure.

C'est ce qui arriva dans le cas suivant,
rapporté par M. Ant. Petit.

Un maniaque fut lié des quatre membres
avec des linges, qui sont les plus forts liens :
il les rompit d'un seul effort ; mais aussi
les muscles se rompirent tout à l'entour, et
il mourut de l'extravasation du sang.

Cheselden et Mead (*a*) ont vu des faits semblables.

Pison et Nieremberg (cités par Bomare) racontent d'un serpent du Brésil, nommé Ibiboboca (ou Argus) ; que lorsque des hommes le rencontrent à l'improviste, et qu'ils montent pour l'éviter, sur le premier arbre ; ce gros serpent s'approche de l'arbre, l'embrasse et le serre au point qu'il rompt son propre corps et qu'il en meurt.

Roederer (*b*) rapporte que chez une fille qui tomba de cheval dans l'eau, et se noya ; trois muscles de la cuisse gauche furent trouvés rompus obliquement de l'intérieur à l'extérieur (sans que leur membrane propre fût du tout lésée, la déchirure de ces muscles ne s'étant point étendue jusqu'à cette membrane).

2°. La force de rapprochement fixe des parties de la fibre musculaire paroît céder, et se renouveler à des intervalles très-courts,

----

(*a*) Cités par Haller, Phys. T. IV, p. 556.

(*b*) Dans sa *Satura Observ. Medicarum*, de *Suffocatis*.

même dans des hommes très-robustes ; lorsque les muscles sont dans un état de forte contraction. Ces intervalles sont rendus sensibles par le frémissement léger, qu'on aperçoit dans ces muscles, pendant qu'ils demeurent ainsi contractés ; et qui souvent dégénère en tremblement, lorsqu'ils ont été long-temps en action (*a*).

Mais cette faculté de rapprochement stable cesse par intervalles encore plus courts chez certains hommes, dans tels ou tels muscles (soit par une imperfection d'organisation, soit par une infirmité relative des forces motrices dans ces muscles) : ce qui fait que ces muscles ne pouvant s'arrêter long-temps à un degré fixe de contraction, sont forcés de précipiter les contractions qui se succèdent dans une suite déterminée de leurs mouvemens.

Telle est la cause qui fait que plusieurs

(*a*) M. Mercier a observé qu'un tremblement perceptible des extenseurs des jambes a lieu dans les portefaix, chez qui ces muscles travaillent extrèmement. *Tableau de Paris, T. IV, p. 31.*

hommes parlent assez facilement, quand ils parlent avec volubilité; et ont une peine extrème à articuler lentement.

La difficulté de prononcer distinctement, et en même temps de lier assez les syllabes qui doivent former chaque mot, fait aussi que ces hommes ne peuvent ordonner convenablement la succession de ces syllabes; à raison de la précipitation qu'ils mettent à les exprimer : qu'ils font des essais pénibles pour atteindre à cet ordre de succession, en répétant à plusieurs reprises les premières syllabes de chaque mot, qu'ils semblent retenir long-temps dans la gorge (*in gutture*, comme a dit Binninger); avant que de pouvoir proférer le mot entier (*a*).

Une cause semblable produit cette maladie rare dans laquelle on peut courir, et l'on

---

(*a*) J'ai connu un homme qui, en parlant, souffroit beaucoup de cette espèce d'hésitation (à laquelle on donne mal-à-propos le nom de *bégayement*, qui doit être réservé à la difficulté d'articuler certaines lettres); et qui cependant faisoit entendre parfaitement les paroles qu'il chantoit.

ne peut marcher : maladie dont M. de Sauvages a recueilli des exemples (a).

Des nuances de cette maladie ont lieu chez des hommes affoiblis par diverses causes d'infirmité habituelle, et particulièrement par la vieillesse ; où la marche n'étant point assez graduée, ni appuyée, on est exposé à des chutes fréquentes. Il y a long·temps que Sénèque l'a remarqué (b).

On sent que pour exécuter avec précision les mouvemens d'un pas mesuré, il faut que les muscles des extrémités inférieures soient susceptibles de degrés très-variés de force et de constance dans leurs contractions ; de manière qu'à chaque instant donné, les os des extrémités inférieures, qui ne portent les uns sur les autres que par des surfaces peu étendues ; soient

------

(a) Dans sa Nosologie, à l'article *Scelotyrbe festinans.*

(b) *De Ira, L. II, Cap.* 55. *Senex, aut infirmi corporis est ; qui, cum ambulare vult, currit.*

soutenus fixement à ce degré de flexion que demande la progression ordonnée par la volonté.

3°. Dans le serrement convulsif et constant des mâchoires (*trismus*), que cause le tétanos ; il est sans comparaison plus difficile de forcer l'ouverture de la bouche, que lorsqu'elle est tenue fermée chez un homme sain qui fait agir de toutes les forces de sa volonté, les crotaphites, et les masseters qui relèvent la mâchoire inférieure; pour la tenir pressée contre la supérieure.

Cependant il est évident que dans l'un et l'autre cas, la contraposition des dents de l'une et l'autre mâchoire étant insurmontable, la contraction ou le raccourcissement des fibres de ces muscles est nécessairement égal.

Ce n'est donc pas par une augmentation de leur force de contraction (comme on le conçoit communément), mais par la force de situation fixe qui tend violemment les parties de leur tissu ; que ces muscles résistent à l'ouverture de la bouche dans le tétanos, incomparablement plus qu'ils ne

peuvent faire par tous les efforts d'une contraction volontaire.

Il n'est pas sans exemple que les chiens
mordent une bête fauve, ou autre, avec
une si grande violence ; qu'ils ne peuvent
ensuite relâcher la *contention* de leurs mâchoires, quelque volonté qu'ils en aient.
C'est une prédominance persévérante et
excessive, que la force de situation fixe dans
les muscles crotaphites et autres releveurs
de la mâchoire inférieure, a par rapport aux
forces qui étendent ces muscles.

Il est beaucoup d'autres corollaires inté-
ressans, auxquels peut conduire la considération de cette force de situation fixe qu'il
faut distinguer entre les forces vitales des
muscles. Ainsi, par exemple, elle me paroît pouvoir éclaircir en quelque degré la
théorie profondément obscure de la Catalepsie.

On sait que dans la Catalepsie, le malade
peut conserver la première situation dans
laquelle il a été surpris par l'accès de cette
maladie ; et qu'il peut aussi retenir les diverses positions des membres qu'on lui
donne successivement dans cet accès.

Cullen dit que dans la Catalepsie (qu'il appelle *Apoplexia Cataleptica*), pendant que les membres sont mus par une force extérieure, leurs muscles sont mis en contraction : pour retenir ces membres dans la situation que leur donne ce mouvement. Mais ce n'est que l'énoncé même du symptome le plus marquant de cette maladie.

Van Swieten (*a*) prétend que le bras qu'on a relevé dans un Cataleptique, reste ainsi sans retomber; par l'action continuée du deltoïde qu'on sent alors être enflé. Mais une enflure semblable a lieu dans le deltoïde d'un homme sain, dont on relève le bras; et ce bras retombe toujours de suite, si cet homme ne fait effort pour le tenir relevé.

Boerhaave (*b*) a remarqué que si les membres d'un homme sont fléchis par une force externe qui agit contre sa volonté; les muscles fléchisseurs s'enflent, deviennent

______

(*a*) *In Aphor. 1038. Boerh.*

(*b*) *Institut. Med.*, §. *401*, *N. XIII.*

saillans, et se durcissent. Mais j'observe que la tuméfaction molle des muscles fléchisseurs dans le pli d'un membre fléchi par une cause externe, est évidemment bien différente au toucher, du gonflement dur de ce même muscle; quand il fléchit volontairement ce membre.

Il ne paroît pas possible de donner une explication satisfaisante de cette faculté qu'a le Cataleptique de conserver toutes les positions qu'on imprime à ses membres. J'observe seulement que chacune de ces positions est entretenue par la force de situation fixe des parties des mêmes muscles, dont la contraction volontaire disposeroit ce membre semblablement.

Cette force est alors déterminée à agir, par des causes obscures, qui tiennent sans doute à un instinct aveugle, qui subsiste malgré la suspension de l'intelligence. J'ai vu chez une fille cataleptique un semblable instinct faire qu'elle détournoit son œil duquel on approchoit la lumière d'une bougie; quoique la prunelle de cet œil ne se resserrât pas.

Cette

Cette force agit d'ailleurs dans les divers cataleptiques, avec différens degrés d'activité. Ainsi, Sauvages (*a*) a fait mention d'une catalepsie, dans laquelle le bras étant fléchi vers en haut, ne retomboit que lentement et peu à peu.

(20) Les Anciens Vétérinaires (*b*) ont parlé d'une maladie des bêtes de somme, qui rendoit leur corps dur comme du bois de chêne, et qui fut appelée pour cette raison *passio roborosa*. Suivant Vegèce, elle étoit causée par une affection spasmodique, que déterminoit un temps froid et humide qui offensoit les parties nerveuses. Il paroît que l'irritation des nerfs par l'action du froid et l'humidité excitoit dans les muscles de l'habitude du corps une violente contraction tonique ; dont la persévérance augmentoit la cohésion de leur tissu, jusqu'à produire leur endurcissement.

(*a*) Dans sa Nosol., Art. *Catalepsis quartanaria.*

(*b*) Comme on peut le voir dans Vegèce, de *Re Veterinaria, L. III , Cap. 24.*

(21) Stahl (*a*) dit : Le mouvement tonique est un mouvement caché (*tacitus*), qui est constitué seulement par un état de tension un peu roide (*qui tensione solum subrigida absolvitur*). Suivant Stahl cette tension est mobile , et se propage par des successions , qui peuvent pousser les humeurs vers différentes parties ; de sorte que le mouvement tonique est la véritable cause des variations du passage des humeùrs dans une partie, et de leur transmission à une autre partie.

(22) M. Blumenbach rapporte à cette force vive de contractilité, les spasmes de la peau exposée au froid ; et les spasmes du péritoine, dans les hernies avec étranglement.

Il dit aussi que cette contractilité a lieu non-seulement dans les membranes formées d'un tissu cellulaire ; mais encore dans les viscères composés pour la plus grande partie de ce tissu, comme sont les poumons.

____

(*a*) *Theoria Med. Vera* , p. 662.

M. Varnier a fait plusieurs expériences (a) sur l'irritabilité du poumon, qu'il prétend être irritable intérieurement et extérieurement.

M. Blumenbach (b) dit que M. Varnier confond l'irritabilité propre des fibres musculaires (que M. Blumenbach admet dans les principaux rameaux des bronches, qui sont pourvus de fibres musculaires), avec la simple force de contraction , ou la contractilité, qui est beaucoup plus étendue (et qu'on a trouvée aussi par expérience, à Gottingen, dans la substance des poumons).

Mais il n'importe d'appeler force vive de contractilité, ce que j'ai appelé d'après Stahl force de mouvement tonique. On doit toujours reconnoître, d'après les faits que j'ai recueillis; que cette force agit habituellement, et dans les muscles , et dans des organes non musculeux, sans y produire

---

(a) Rapportées dans l'Hist. de la Soc. de Méd. en 1779.

(b) Dans sa Bibliot. Médic.; et dans sa Physiol., p. 57.

ordinairement des mouvemens dont le progrès soit visible : et que dans les circonstances dont j'ai parlé , cette force opère
dans l'une et l'autre sorte d'organes , des
mouvemens dont le progrès est visible.

Dans ces circonstances elle constitue , ou
devient la force qui produit les mouvemens musculaires ; puisqu'on doit regarder comme tel , ou identique avec le musculaire, tout mouvement à progrès visible ;
qui s'exécute dans les organes non musculeux, comme dans les muscles.

D'après cela, à quoi sert-il de dire toujours qu'il ne faut pas confondre l'irritabilité avec la contractilité vive ? Ce n'est plus
qu'une dispute de mots. Car la force de contractilité vive, lorsqu'elle produit des mouvemens à progrès visible dans des organes
non musculeux , diffère-t-elle autrement
que par son siége, de l'irritabilité produisant les mêmes mouvemens dans les muscles ?

(23) Le célèbre M. Richter a observé,
particulièrement dans une opération d'une
espèce de fistule lacrymale ; que le conduit
nazal a la vertu d'exercer un mouvement

vermiculaire, et de se dilater, comme de se rétrécir (*a*).

(24) On trouve dans les Auteurs d'Anatomie Pratique, beaucoup d'observations faites sur des phthisiques; dans lesquels on a reconnu qu'une très-grande partie du poumon avoit été consumée par la suppuration, qui y avoit rongé et détruit les vaisseaux sanguins venant du cœur, sans qu'il fût survenu une hémorragie mortelle. Des observations semblables ont été faites par Springsfeld (*b*) et par Muzell (*c*).

Des observations analogues ont été faites dans des suppurations d'autres viscères que le poumon, comme dans des cas où la substance du rein a été consumée par le pus. Stoll dit que dans ces cas, il est surprenant qu'il n'y ait point eu d'hémorragie mortelle; l'artère émulgente étant si grande et si voisine du cœur.

***

(*a*) Séance de l'Acad. de Gottingen, du 9 Mai 1778.

(*b*) *Acta Phys. Med. Nat. Curios.*

(*c*) Dans le premier Recueil de ses Observations, p. 13 et suiv.

Plater (*a*) a vu dans le corps d'un phthisique, que les bouts des vaisseaux pulmonaires détruits étoient comme bouchés, et fermés par des callosités. De semblables réunions des extrémités des vaisseaux sanguins peuvent se former, dans des circonstances où l'inflammation graduée de ces vaisseaux fait que leurs cavités se remplissent d'une matière inflammatoire, dont naissent des substances fibreuses qui ferment les ouvertures de ces vaisseaux, à mesure qu'elles sont produites par la corrosion que fait le pus.

Ces bouchons phlogistiques n'étant plus assujettis par l'action tonique des vaisseaux qui les renferment, peuvent se détacher facilement à l'heure de la mort ; de sorte que l'on trouve dans les cadavres ces vaisseaux entièrement ouverts.

Il se peut aussi que les membranes de ces vaisseaux sanguins étant corrodées peu à peu, se résolvent graduellement dans le tissu cellulaire dont elles ont été composées ; de sorte qu'il se forme un tissu fibreux assez

______

(*a*) Observ., p. 116.

ferme pour boucher les ouvertures qui surviennent à ces vaisseaux par le progrès de la suppuration. Cependant ce tissu, lorsqu'il a perdu toute force tonique, après la mort, est perméable à l'injection ; comme l'ont remarqué Nicholls, et M. Portal (a).

L'effet d'un travail semblable que la suppuration occasionne dans le tissu cellulaire des extrémités des vaisseaux sanguins, paroît être la cause principale, pour laquelle à la suite des amputations, les chirurgiens (comme l'a remarqué Stoll) ne craignent plus l'hémorragie ; lorsque la plaie donne du pus dans toute son étendue.

(25) Le P. Labat (b) rapporte qu'un jeune Créole, ayant été attaqué du mal de Siam, où il jettoit du sang par la bouche et par le nez ; éprouva, deux heures avant sa mort, lorsqu'il sembloit devoir être épuisé de sang, après plusieurs saignées ; une sueur de sang aussi abondante que si on lui eût percé

(a) Dans les Mém. de l'Acad. des Sc. 1781.

(b) Dans son Nouveau Voyage aux Isles d'Amérique.

le corps avec des aiguilles : le sang même,
au lieu de sortir lentement comme les
sueurs, jaillissoit des pores comme s'il fût
sorti de veines piquées par la lancette. On
ne peut imputer cela qu'à l'exaltation des
forces de contraction tonique dans le tissu
cellulaire, et les derniers vaisseaux de la
peau où le sang étoit porté.

(26) J'ai lu quelque part (dans les Mémoires de Madame de Motteville), que la
Reine Anne d'Autriche, qui pleuroit dans
un dépit violent, faisoit jaillir ses larmes.

Une observation qui prouve que les conduits excrétoires de la salive sont susceptibles d'un mouvement péristaltique analogue, est celle de Pechlin (*a*); qui a connu
un homme, chez qui la vue d'alimens qu'il
desiroit, faisoit non-seulement venir l'eau
à la bouche ; mais faisoit aussi darder la
salive par petits filets, à quelques piés de
distance.

(27) Wepfer (*b*) vit dans un chien qu'il

(*a*) Observ. 47, L. II.

(*b*) *De Cicuta Aquat.*, p. *319.*

ouvrit, que la vésicule de la bile avoit été entièrement vidée par l'effet des vomisse-mens ; et la mort ayant succédé immédiate-ment après, il trouva que dans l'espace de la nuit suivante, la vésicule fut de nouveau remplie de bile.

(28) J'ai trouvé dernièrement que Stahl et Gohl ont parlé de faits qui sont relatifs à cette assertion ; et je vais les rapporter d'après eux. Mais ils n'ont vu ces faits par-ticuliers qu'isolément (comme avoient fait d'autres Observateurs qui les avoient pré-cédés) ; et ils ne les ont point rapportés à cette considération générale que je propose : savoir, qu'on peut donner par la compa-raison des symptomes d'un très-grand nom-bre de maladies diverses, et des lésions or-ganiques que ces maladies laissent après elles dans les cadavres ; les preuves les plus étendues et les plus fortes de l'existence des mouvemens toniques dans les membranes et le tissu des viscères.

Stahl (a) parlant des affections spasmo-diques des intestins, qui ont lieu dans la

---

(a) *Theor. Med. Vera,* p. 669.

colique, et auxquelles il attribue le sentiment de déchirement que les malades y
éprouvent; dit que souvent aussi l'on trouve
dans les cadavres de ceux qui sont morts
de cette maladie, des rétrécissemens (*stric-
turas*) très-fermes dans l'intestin colon ;
qui fixent par leurs resserremens de côté
et d'autre, une portion de cet intestin dis-
tendue par les vents ; resserremens où la
sonde (*stylus*) ne peut pénétrer que par
force.

Gohl (*a*) dit au sujet d'une femme qui
mourut d'une passion iliaque causée par
une hernie ; qu'on trouva l'épiploon en
grande partie fondu (*consumptum*), et la
portion qui en restoit roulée (*convolutam*)
vers le côté droit : que la révolution et l'im-
plication de l'épiploon qu'on a remarquées
si souvent dans les dissections des cadavres,
dénote qu'il existe dans cette partie du
corps, un mouvement tonique vital qui
peut devenir très-fort; et qu'elle est susceptible d'un mouvement contre nature, spasmodique et convulsif.

(*a*) *Act. Berol.*, *Dec. II*, *Vol. IV*, *p. 33.*

(29) Il me paroît qu'on doit attribuer à la contraction spasmodique du péritoine, la rétraction singulière du nombril et de l'anus, qu'on observe quelquefois dans la colique de Poitou.

J'ai eu lieu de soupçonner une contraction spasmodique habituelle, dans la partie du péritoine qui recouvre le fond de la vessie ; chez un homme qui souffroit continuellement d'une rétention imparfaite de l'urine contenue dans la vessie, sans qu'il y eût d'obstacle dans le canal de l'urèthre ; rétention qui cédoit au sommeil, et aux calmans, et que le malade sentoit être accompagnée d'une tumeur dans l'hypogastre, que le toucher ne pouvoit découvrir.

(30) Bordeu a vu aussi chez une femme hystérique, que dans l'accès de ses vapeurs, la matrice se gonfloit extrèmement ; et que de grosses tumeurs qu'elle avoit à la glande thyroïde, devenoient énormes.

Une dilatation analogue du tissu des organes extérieurs a pu causer ce que M. Pomme a vu ; que des femmes vaporeuses mises au bain, y surnageoient jusqu'à la fin de leurs accès.

M. Pomme rapporte par exemple (*a*) qu'une Dame âgée de cinquante ans, avoit un tremblement continuel et convulsif dans les jambes, qui l'avoit réduite à garder le lit pendant vingt-sept ans; et que son corps desséché et racorni étoit devenu si léger, qu'ayant été mise dans le bain, elle y surnagea. Ce phénomène dura deux mois : au bout de ce temps, la malade put enfin s'enfoncer dans l'eau, marcha, et fut guérie.

Il est probable que des affections nerveuses avoient lieu chez des personnes qui surnageoient, lorsqu'on leur faisoit subir le jugement par l'épreuve de l'eau froide (*b*).

Il faut rapporter à une cause semblable cette tumeur des mammelles, qui se reproduit et cesse avec les règles ; que Rodericus à Castro a appelée *tumor flatuosus mammarum*, quoique vraisemblablement il n'y ait point observé de signe d'emphysème parti-

---

(*a*) Dans son Traité des Affections vaporeuses, ou Maux de nerfs, dernière Édition.

(*b*) Voyez un Mém. de M. Ameilhon, dans les Mémoires de l'Académie des Belles-Lettres, T. XXXVII.

culier. J'ai été consulté sur un gonflement
très-considérable du sein, produit par une
cause nerveuse; qui se renouveloit par des
attaques de plusieurs jours, à des intervalles
qui n'avoient rien de périodique.

(31) Il ne faut pas dire avec Borelli (*a*),
que la situation naturelle de l'articulation
est d'être un peu fléchie; et que dans cette
situation ni l'extenseur, ni le fléchisseur
n'agissent. Car le *degré* de flexion d'une articulation, qui est observé dans le sommeil,
ne peut être *déterminé* par la seule forme
de connexion des os articulés : mais ce qui
le fait aussi *varier* est l'action relative des
parties mobiles, ou des cordes musculeuses
qui assujettissent chaque articulation.

L'on reconnoît dans le sommeil, que les
fléchisseurs de la cuisse et de la jambe ont
plus de force tonique que leurs extenseurs.
Mais la résolution des forces peut être si
grande (comme il arrive dans des fièvres
de mauvais caractère), que ces fléchisseurs
perdant leur avantage relatif de force tonique; les articulations qu'ils plient, restent

____

(*a*) *De Mot. Animal. Part. I, Prop.* 129, *et
Prop.* 131.

étendues, comme au hazard. De même, lorsque les jambes sont constamment étendues par une affection convulsive (ainsi qu'il arrive dans le tétanos, le mal vertébral, etc.), la supériorité des forces toniques des muscles fléchisseurs ne peut plus se manifester.

Il faut rapporter à l'action des forces toniques des muscles durant le sommeil, un fait très-commun, et qu'il paroît qu'on n'a point bien vu. A la suite d'un épuisement de forces radicales par un excès de fatigue, les hommes qui ne sont pas très-robustes passent la nuit dans un sommeil laborieux, dont ils sortent ayant le corps rompu, ou comme meurtri. Les efforts toniques habituels qui affectent les muscles dans ce sommeil sont imparfaits, peu durables, interrompus, renouvelés à plusieurs reprises : ce qui fatigue et froisse le tissu de ces muscles, et ne peut que les rendre ensuite souffrans au moindre mouvement.

(32) C'est ce que je vais développer en considérant diverses affections paralytiques des muscles de la face.

Dans la paralysie de la moitié de la face,

lorsqu'il y a rétraction d'un angle ou coin de la commissure des lèvres vers le côté paralysé ; par exemple de l'angle gauche de cette commissure vers la joue gauche paralysée (*a*) ; cette rétraction (qui n'a pas lieu dans tous les hémiplégiques) peut être produite par différentes causes , qu'il faut considérer séparément.

1°. Lorsque toute la moitié gauche de la face est frappée d'une paralysie *complète*, l'angle gauche de la commissure des lèvres doit être retiré vers ce côté malade ; si les muscles zygomatique et buccinateur qui tirent cet angle des lèvres , ont conservé une force de contraction tonique très-supérieure

---

(*a*) On voit que cette affection dont je parle , est une *tortura oris* entièrement différente de celle où la bouche est tournée d'un côté , par un effort convulsif des muscles qui tirent la bouche de ce côté ; effort qui l'emporte sur les muscles du côté opposé , qui se trouvent être paralysés , ou trop peu résistans par leurs forces toniques. Stoll a fait cette remarque, qu'il paroît avoir trop généralisée. D'ailleurs, il dit avec raison que dans ce cas, c'est sur les muscles en convulsion qu'il faut appliquer des topiques appropriés.

à celle de la moitié gauche du constricteur orbiculaire des lèvres, qui ferme la bouche.

Il faut donc principalement voir dans cette distraction paralytique de la bouche, l'effet de l'inégalité des forces toniques, qui subsiste entre les différens muscles des lèvres du côté gauche paralysé de la face. Car ce ne peut être l'effet de la seule cessation d'équilibre, que la paralysie de ces muscles introduit entre eux, et les muscles correspondans du côté droit de la face. C'est ce que Jaeger a prouvé par une expérience très-simple (a).

S'il falloit, dit Jaeger, dériver la distraction de la bouche, de la cessation seule de l'équilibre qui existe toujours naturellement entre les muscles symmétriques des deux côtés de la face; il faudroit nécessairement que dans un homme sain, les muscles de la joue gauche élevassent et tordissent l'angle gauche de la bouche; toutes les fois qu'en déprimant la joue droite, et la pressant avec la main vers l'angle opposé, je

______

(a) Dans sa Dissertation de *Antagonismo musculorum*, §. II.

ferois

ferois cesser toute *réaction* de ce côté droit
de la face, pour imiter l'affection hémiplé-
gique. Mais quelque souvent que je répète
cette expérience, il ne se produit aucun effet
semblable à la distraction paralytique de la
bouche.

Cette expérience de Jaeger prouve que
dans l'état sain, les muscles des lèvres d'un
côté venant à cesser d'agir ou de faire équilibre par rapport aux muscles symmétriques de l'autre côté; ceux-ci par leurs forces
toniques suffisent pour assujettir les lèvres
dans leur position naturelle.

Mais cette expérience ne prouve nulle-
ment, que lorsque les muscles des lèvres du
côté gauche sont paralysés, la partie gauche
des lèvres ne doive être entraînée en quelque degré vers la joue droite, dont les
muscles ont toutes leurs forces toniques
naturelles. Cet entraînement quoique peu
marqué, doit donc se combiner avec le
mouvement de rétraction, lorsque celui-ci
a lieu dans la commissure gauche des lèvres;
et même l'affoiblir un peu.

2°. Lorsque la moitié gauche de la face
est affectée d'une paralysie *imparfaite dans*

Tome I. G g

plusieurs des muscles nombreux des lèvres,
la *synergie* ou le concours d'action de ces
muscles, qui existe dans les efforts que le
malade fait pour parler, cracher, etc.; ne
peut plus avoir lieu que très-irrégulière-
ment : et dans cette confusion, une rétraction plus forte et encore plus difforme de
l'angle gauche des lèvres, peut être produite
par la supériorité que les forces toniques
des muscles abducteurs des lèvres ont sur
celles de leur muscle orbiculaire.

3°. Si par rapport à l'état le plus naturel,
la force tonique de la moitié gauche de l'orbiculaire des lèvres est surmontée par les
forces toniques supérieures des muscles
abducteurs des lèvres ; cette partie de l'orbiculaire peut d'autant moins résister à l'action des forces toniques des muscles abais-
seurs des lèvres (ou du triangulaire et du
quarré) ; dont l'action se combine alors
avec celle des abducteurs. C'est ce qui fait
que l'angle gauche des lèvres est alors tiré
vers le côté gauche et vers en bas.

J'observe que c'est par une cause analogue, que chez des personnes affoiblies
par l'âge, sans qu'il ait précédé d'affection

paralytique ; les coins de la bouche sont un peu béans, et laissent échapper la salive, sur-tout durant le sommeil.

4°. L'exemple que je viens d'exposer dans un grand détail, n'est pas le seul où l'on reconnoît dans la paralysie d'une moitié de la face, des effets produits par l'inégalité des forces toniques que conservent les muscles affectés par cette paralysie.

Ainsi l'œil du côté paralysé est généralement plus petit que l'œil sain, étant plus couvert par les paupières ; parce que le plus souvent l'orbiculaire des paupières de cet œil malade conserve plus de force tonique, que n'en retiennent le releveur de la paupière supérieure, et l'abaisseur de la paupière inférieure.

(33) J'ai trouvé deux exemples de cette maladie. L'un est celui d'un esclave dont a parlé Porphyre, que l'on guérit en le nourrissant avec de la chair de vipère : l'autre est rapporté dans la Préface du Dictionnaire de Médecine de James.

(34) J'ai vu un semblable ramollissement des chairs de l'un et de l'autre deltoïde,

dans une paralysie imparfaite des bras, qui suivit une colique de Poitou. Ce ramollissement fut guéri en même temps que cette paralysie.

(35) Cette décomposition peut accidentellement donner au visage d'un malade une ressemblance singulière avec celui d'un de ses aïeux : et c'est dans des cas analogues qu'un tel changement a pu être regardé comme un signe funeste (a).

(36) Dans les personnes qu'ont fait périr des alènes de Macassar (empoisonnées avec le suc qui distille d'une espèce d'Ahouai), leurs chairs se corrompent tellement dans l'espace d'une heure, qu'on peut désosser leurs corps. Bontius, qui l'atteste, laisse ce problême à résoudre aux médecins futurs.

Des faits analogues sont ceux que rapporte M. Arckenholtz (b), sur l'effet ordinaire du poison dit *l'aqua tofana*, qui fait que les membres se séparent après la mort, et du

____

(a) Voyez Th. Bartholin, *Cent. IV, Hist. An. 31*; et l'Observation communiquée à Rivière par Pacheque, Méd. de Lunel.

(b) Dans son Voyage d'Italie.

moment où le corps a perdu sa chaleur naturelle. On a observé le même phénomène
sur un boulanger de Chartres, dont parle
M. de Bomare (a).

Le P. Cotte raconte qu'un fossoyeur étant
frappé de la vapeur infecte qui s'exhala d'un
cadavre à demi-consumé, tomba mort dans
le moment : qu'on ne put le rappeler à la
vie : qu'on lui ouvrit la veine, et qu'il en
sortit quelques gouttes d'un sang noir et
corrompu.

(37) La chair des animaux tués par le
froid s'attendrit et se corrompt avec beaucoup plus de rapidité qu'après une mort
ordinaire (b). La chair est pénétrée alors
par un fluide qui dans sa congélation, aussi
bien que dans la première application de
la chaleur qui précède le dégel, fait un
effort qui désorganise le tissu des muscles.

(38) Xénophon a observé (c) que ceux
qui s'exerçoient sans cesse au saut et à la

(a) Dict. d'Hist. Nat., Art. *Exhalaisons*.

(b) Suivant l'observation de M. La Roche, *Fonctions du Systéme nerveux*, T. II, p. 331.

(c) Dans le Symposion, ou le Banquet.

Gg 3

course, étoient amaigris depuis la tête jusqu'aux hanches ; mais que la partie inférieure de leur corps acquéroit une grosseur
prodigieuse.

Dans les Scholies sur Théocrite (*a*), il
est dit que les Athlètes se fortifioient les
parties supérieures du corps, par le travail
du *bécher*.

Dion Chrysostome (*Orat. XXXII*) fait
mention d'un des exercices publics des
Grecs ; qui consistoit à étendre les mains
en haut (τω χειρε ανατεινοντες), sans doute
fortement et à plusieurs reprises. Il n'est
pas douteux que par cet exercice, on for-
tifioit singulièrement les bras et le haut de
la poitrine.

Sénèque (*b*) parle de la force que les organes prennent par l'exercice qui leur est
propre : et il en donne entr'autres exemples,
celui de la vigueur que prennent les muscles des bras chez les soldats, par l'habitude
de lancer des javelots (*c*).

(*a*) *Id.* IV , v. 10.
(*b*) *De Providentia* , *C. IV.*
(*c*) Voyez Juste-Lipse , *De Militia* , *ubi de*
Pilis.

Il me paroît que c'est à l'effet de l'habitude, plutôt qu'à une force primitive extraordinaire, qu'il faut rapporter ce qu'on a remarqué : que les anciens Suisses se servoient, il y a trois siècles, d'épées si pesantes que les hommes de notre âge ont de la peine à les mettre en mouvement.

Oughtred, Mathématicien Anglais, étant âgé de quatre-vingts ans, manioit d'une main très-sûre ses lunettes d'approche, et ses autres instrumens ; ce qu'il attribuoit en partie à un grand usage qu'il avoit fait de l'exercice de l'arbalête (a).

(39) Stace (b) a peint d'après nature un lion qui venant de se rassasier du sang, et de la chair des moutons dont il a fait un grand carnage, frappe encore l'air par les mouvemens répétés à vide, qu'il donne à ses mâchoires :

> *Ubi sanguine multo*
> *Luxuriata fames, mediis in cædibus astat*
> *Æger hians, victusque cibis —*
> *Tantum vacuis ferit aëra malis.*

L'ancien Scholiaste de Stace regarde ces

(a) Dictionn. de Chauffepié.
(b) Dans sa Thébaïde, L. II, v. 678.

mouvemens inutiles des mâchoires de ce
lion, comme un signe de son avidité féroce
qui subsiste après la satiété. Mais je pense
qu'ils sont produits par son instinct; qui
empêche que les muscles des mâchoires,
après les grands efforts qu'ils ont faits pour
déchirer et mâcher, ne soient saisis d'une
rigidité nuisible, qu'ils contracteroient dans
un repos absolu qui succéderoit immédiatement à ces efforts. Il me paroît que l'instinct
ne les fait revenir à ce repos, qu'en leur
imprimant des contractions répétées et rendues graduellement plus foibles.

(40) Les Chinois sont très-habiles dans
cet art (Osbeck), dont Grosse a donné une
description très-détaillée.

Forster (a) dit que dans l'île de Taïti, les
filles délassent parfaitement un homme fa-
tigué par un excès du marcher; en frottant
de leurs mains ses bras et ses jambes, et en
pressant doucement ses muscles entre leurs
doigts.

Forster ajoute que cette opération em-

(a) Observations sur le Voyage dans l'Hémisphère
Austral, du Capitaine Cook, T. I, p. 384-5.

pêche que les membres ne s'engourdissent, et qu'il n'y survienne des crampes et des convulsions dangereuses ; que non-seulement elle dissipe la lassitude, mais encore qu'elle donne de la vigueur, et rafraîchit singulièrement. On assure encore qu'elle affecte les Orientaux si voluptueusement, qu'ils s'évanouissent presque de plaisir.

Voyez aussi Niebuhr (*a*).

(41) Je vais indiquer des développemens de cette théorie de la crampe, fondés sur la considération des phénomènes et des causes sensibles de cette affection, et des moyens les plus efficaces qu'on emploie pour y remédier.

I[ment]. Lorsqu'une partie des fibres du muscle gastrocnémien, par exemple, est frappée d'un refroidissement qui affoiblit leurs forces toniques ; l'équilibre de ces fibres avec les autres du même muscle est rompu subitement (de sorte qu'elles ne peuvent plus s'accorder pour la force et la direction des contractions qui doivent être communes à tout ce muscle). Ce désaccord des diffé-

---

(*a*) Voyage en Arabie, T. II, p. 276.

rentes fibres du muscle le fait entrer dans un état convulsif; qui peut, dans des crampes durables, nécessiter l'usage des anti-spasmodiques.

On peut souvent remédier à cet effet du froid, qui a affoibli les forces toniques d'une partie des fibres du muscle pris de la crampe; en exposant à un froid semblable le muscle entier, dont les fibres restantes sont pareillement affoiblies par ce moyen dans leurs forces de mouvemens toniques.

L'inégalité de forces toniques, que la cause de la crampe produit dans une partie des fibres d'un muscle qu'elle affecte, peut aussi être puissamment corrigée par l'excitation générale de ce muscle, que produit l'électrisation.

II[ment]. Les contractions violentes et irrégulières d'une partie des fibres d'un muscle, qui ont lieu dans la crampe, produisent très-généralement, sur-tout quand elles vont jusqu'à causer un degré de torsion dans ces fibres, le tiraillement du tendon de ce muscle; particulièrement quand ce tendon vacille dans sa gaîne, par l'effet de la vieillesse ou de quelque maladie.

On connoît l'utilité singulière qu'ont
pour résister à cette contraction des tendons que causeroit la crampe, les ligatures
plus ou moins larges et serrées qu'on applique au poignet, et au bas de la jambe;
qui fortifient et assujétissent les tendons,
comme font les ligamens armillaires du
carpe et du tarse.

Ces ligatures paroissent avoir encore un
avantage plus général ; celui de préserver
de la crampe le muscle qui y est sujet, en
tendant ce muscle entier dans le sens de sa
direction naturelle ; plus qu'il n'est tendu
dans son état ordinaire : ce qui prévient le
désaccord des contractions des diverses
fibres de ce muscle, et les effets de ce désaccord.

Souvent le corps du muscle affecté par la
contraction de la crampe fait une bosse.
Loubet dit que, lorsqu'il avoit la crampe;
il en abrégeoit la durée en appuyant fortement la main sur cette bosse ; et en mettant la partie dans la position qui convient
le mieux à la direction propre des muscles.

Entre les efforts qui déterminent la
crampe, il en est tel qui peut faciliter par-

ticulièrement la torsion des fibres qu'elle affecte. Cela est manifeste dans la crampe dont on est pris dans les origines des muscles gastrocnémiens, lorsque ayant les genoux fléchis, on fait un effort pour porter l'un des piés fortement en haut et en dedans.

III^meut. Ce que je dis sur l'action de la force de situation fixe qui survient aux fibres d'un muscle, contractées vicieusement dans la crampe ; a du rapport avec ce que disoit le célèbre M. Ant. Petit : que la crampe est une espèce de catalepsie particulière, et que la crampe du doigt est la catalepsie du doigt (*a*). Mais il étoit conduit à cette idée par une autre considération ; par celle des causes nerveuses même légères, comme sont une surprise, un petit saisissement, qui peuvent donner la crampe. C'est pourquoi, disoit-il, elle survient aux

---

(*a*) La crampe qui a très-peu d'étendue, peut n'être pas douloureuse. Ainsi elle prend quelquefois aux doigts sans douleur, ensuite d'une situation gênée dans ces parties. (L'Ab. de Sauvag. Dictionn. Languedocien, Art. *Rampo*.)

grands nageurs , par l'idée du danger qui les surprend quelquefois au milieu d'un fleuve : ce qui n'arrive jamais aux Nègres, quoique les plus grands nageurs du monde.

(42) Pouteau (*a*) traite de cette affection, qu'il rapporte à une luxation des muscles. Mais on ne conçoit pas en quoi consiste cette luxation. L'idée de leur déplacement a été adoptée par Theden et Ad. Murray ; mais elle a été bien réfutée par Ludwig (*b*).

On a recommandé pour le traitement de cette affection , des frictions plus ou moins fortes faites en tout sens sur la partie souffrante , des compressions et des extensions variées, et les bains. Ludwig veut qu'on y joigne à l'emploi des épithèmes et des onguens appropriés ; l'usage interne , qui lui a très-bien réussi, des anti-spasmodiques, comme du castoreum et de la suie, et celui de la décoction de la racine de garance.

(*a*) Dans ses Mélanges de Chirurgie , p. 407 et suiv.

(*b*) Dans ses *Adversaria Medico-Practica , P. IV , Art. 4.*

Tome I. *

(43) Les *tours de reins* peuvent être causés , non-seulement par une rotation violente des vertèbres fléchies ; mais sans doute aussi par un effort soudain et trop violemment poussé de l'action des muscles extenseurs d'une partie de l'épine (comme lorsque ayant le corps penché en avant, on se relève rapidement en soulevant un fardeau considérable).

Du Verney a mal expliqué les causes de ces *efforts ou tours de reins*. Mais il dit bien d'ailleurs : C'est à l'occasion de ces tours de reins, que l'endroit de l'épine qui a le plus souffert devient douloureux ; que par l'inflammation qui y survient , les cartilages se gonflent, se tuméfient; que les articles des apophyses obliques se remplissent de glaires : et ce sont là les coins dont la nature se sert pour déranger ces vertèbres, et faire un commencement de bosse, etc.

NOTES

SUR LE CINQUIÈME CHAPITRE.

(1) GAUBIUS a distingué aussi dans le solide vivant deux facultés ; l'une comme de sentiment par laquelle il perçoit en quelque manière qui lui est propre (*suo quodam modo*), l'action du stimulus ; l'autre de mouvement, par laquelle en se contractant, il oppose une force de résistance à cette action qu'il repousse pour ainsi dire (*a*).

(2) Ce que j'avois dit dans la première Édition de cet Ouvrage sur la distinction des forces sensitives et des forces motrices dans le corps vivant, a été adopté, ou plutôt suivi littéralement par un Physiologiste récent. Il répète les mêmes faits que j'avois

(*a*) *Institut. Pathol.*, N° *172.*

recueillis ici, et il en tire les mêmes raisonnemens que j'en avois déduits.

(3) Lorsque dans un cœur qui a été récemment arraché du corps d'un animal vivant, et qui a été dépouillé en tout, ou pour
la plus grande partie, du sang qu'il renfer-
moit auparavant ; les mouvemens se reproduisent avec force, après avoir souffert
une longue interruption ; non - seulement
on ne peut prouver, mais encore il n'est
pas vraisemblable que les fibres de ce cœur
conservant selon toute apparence les mêmes
rapports à tout ce qui pourroit les stimu-
ler, qu'elles avoient durant la suspension
de leurs mouvemens ; leur agitation ne soit
pas renouvellée par l'action directe des
forces motrices du Principe Vital.

(4) Il paroît que même dans les parties
des Végétaux qui sont douées d'irritabilité,
elle dépend d'une sorte de sensibilité. L'on
ne pourra guère en douter, si une expérience constante confirme ce que M. De la
Métherie dit (dans ses considérations sur
les corps organisés) : Qu'on a observé à
Édimbourg que la sensitive a perdu sa sensibilité,

sibilité, lorsqu'on a eu arrosé cette plante avec des décoctions d'opium.

(5) On trouve en plusieurs endroits (a), des exemples de perte de sentiment avec conservation des mouvemens, dans une des extrémités.

(6) Je ne m'arrête point à ce qu'on pourroit conjecturer sur ces faits ; ou que le Principe Vital est alors rendu plus présent aux parties qu'il anime, par cet exercice de ses forces motrices ; ou que ces forces développent dans ces parties les forces sensitives, par une suite de la sympathie primordiale qui existe entre ces diverses facultés du Principe Vital.

(7) Meckel (b) est porté à croire que dans ces cas, c'est par elle-même, et indépendamment des nerfs, que chaque petite fibre du tissu cellulaire est extrèmement sensible; puisque les nerfs visibles ont leur trajet dans la peau même du scrotum, et lui

(a) Comme dans l'Histoire de l'Académie des Sciences, 1745.

(b) L. c., p. 25.

Tome I. Hh

sont adhérens ; mais ne sont point placés
dans la cellulosité lâche du scrotum.

M. Ad. Murray (a) a crú pouvoir rapporter uniquement aux nerfs la sensibilité
extrème, que le tissu cellulaire a montrée
dans des cas semblables. Mais pour expliquer ainsi ces faits, il a entassé des conjectures, qui manquent de vraisemblance, et
qu'il est inutile de réfuter en détail.

Je me borne à remarquer ; qu'il attribue
toujours cette sensibilité du tissu cellulaire
à un déplacement ; à une lésion par suite
d'une inflammation (dont la présence n'a
point été indiquée dans ces cas-ci) ; ou bien
à quelque autre affection des fibrilles nerveuses, qui devoient être répandues dans
tous les points de ce tissu. Il suppose toujours (ce qui est contredit par les faits) que
les nerfs sont les seules parties du corps
humain qui possèdent la sensibilité, et qui
la donnent aux autres organes.

(8) Arétée qui a observé cette variation
surprenante de la sensibilité des ligamens,
a dit que la véritable cause n'en est connue

____

(a) *De Sensibilitate ossium morbosa.*

que des Dieux. Il en a proposé en forme
de conjecture, une explication qu'on n'a
point entendue ; mais qui est assez facile à
saisir, en faisant úne légère correction au
texte.

Voici quel me paroît être le vrai sens de
ce passage d'Arétée (a), qui d'ailleurs n'est
point corrompu, comme Wigan et d'autres
interprètes l'ont pensé ; et sur lequel P. Petit
a fait inutilement un long commentaire.

Lorsque la cause qui offense le ligament
est matérielle grossière (c'est ce qu'il appelle ουσιωδες), comme est une pierre ou une
épée ; la substance de cet organe ne souffre
point : parce qu'étant dure de sa nature,
elle n'est point susceptible de cette aspérité
ou inégalité, qui survenant aux parties fait
la douleur (suivant Arétée). Mais dans cet
organe, il se fait une conversion de la sensibilité (du dedans au-dehors) ; si la *chaleur
innée* (par où Arétée entendoit la force motrice vitale) qui l'anime, est attaquée d'in-

---

(a) *De Caus. et Sign. Morb. diut.*, *L. II,*
C. 12, init.

Hh 2

tempérie, et devient souffrante par elle-même. Cette chaleur produit alors par un effet de son sentiment intérieur, une saillie dans les parties de l'organe (*ex ipso calore propter sensum internum excitatur protrusio* ; je lis ωσις pour ωτιος). Or la cause de la douleur est cet accroissement de la nature de l'organe, ou cet excédent de ses parties.

(9) **MM.** Lamure et Tandon dans leurs expériences très-nombreuses, assuroient n'avoir jamais trouvé de la sensibilité dans la substance corticale du cerveau, ni dans sa substance médullaire, ni même dans la partie supérieure de la moëlle alongée ; quoiqu'ils eussent piqué, coupé, et irrité ces parties de diverses manières : de sorte que la sensibilité à la section commençoit dans les origines des nerfs.

Wepfer (*a*) fit de nombreuses expériences sur des grenouilles, dont il mit le cerveau à découvert ; et le toucha avec de l'esprit de nitre, sans produire aucun effet convulsif.

______

(*a*) *De Cicut. Aquat.*, p. 213.

(10) On ne sera point surpris que des organes dépourvus de nerfs puissent être très-sensibles; si l'on considère la sensibilité dont jouissent les Polypes, qui sont formés d'une substance presque muqueuse; dans laquelle on n'a pu trouver de nerfs, et où on n'imagine pas qu'il en existe.

De même on diroit vainement que les Polypes qui recherchent la lumière, qui se resserrent lorsqu'on les touche, qui poursuivent et dévorent leur proie; n'ont point de sensibilité, parce qu'ils manquent des principaux organes des sens. Ces animaux ont un sens général qui paroît sûr, qui est plus étendu que le tact, et ne ressemble point aux autres sens que nous connoissons; mais qui leur donne manifestement des perceptions, des craintes, et des desirs.

(11) Hunter a dit (a) que quand la transplantation d'une dent réussit; il se fait une réunion intime entre l'alvéole, et cette

____

(a) Voyez les *Medical Commentaries, Vol. VI,* p. *191.*

Hh 3

dent qui reçoit sa nourriture des parties de l'alvéole où elle est insérée : que cette dent devient sensible ; et peut être affectée de maladie , comme toute autre dent vivante. Il ajoute qu'une dent vivante étant trans‑ plantée dans quelqu'autre partie d'un ani‑ mal (comme dans une blessure profonde de la crête d'un coq), y conserve sa vie, et y reçoit des vaisseaux qui s'y commu‑ niquent de cette partie. Il assure l'avoir vérifié une fois par l'injection de ces vais‑ seaux.

(12) Albinus (cité par M. Caldani) est le premier qui a constaté ce fait. Son assertion a été confirmée par les recherches qu'a faites M. Wrisberg en 1776.

L'Auteur d'une Dissertation *de nervis duræ matris,* soutenue à Strasbourg en 1772, sous la présidence de M. Lobstein , dit la même chose ; et observe de plus (pag. 32) qu'il ne passe pas même sur la dure-mère des filets de nerfs.

(13) Van Swieten a indiqué diverses cau‑ ses (dont la plupart sont faciles à imaginer) pour lesquelles des parties qui sont certai‑ nement sensibles, ont montré une insensi‑

bilité apparente, dans plusieurs expériences de Haller et de ses disciples.

Haller a cru pouvoir rendre raison de cette opposition entre ses expériences et celles de ses Adversaires ; en observant que des parties qui ont une insensibilité apparente dans l'état naturel , peuvent devenir sensibles dans un état d'inflammation qui succède à leur section. Mais comment seroit-il arrivé que Van Doeveren et beaucoup d'autres , opérant sur des animaux qui paroissoient sains, eussent pourtant toujours rencontré dans leurs expériences répétées plusieurs fois , l'état inflammatoire des mêmes parties, où Haller dans ses centaines d'expériences ne l'eût jamais rencontré ?

(14) Ces passages de Benefeld, de Reimar, d'Arétée, et plusieurs autres que j'ai allégués dans la première Édition de cet Ouvrage , comme relatifs aux principes qu'on doit avoir sur la sensibilité ; ont été copiés et réunis pour les mêmes fins , par quelques Physiologistes récens , qui s'approprient souvent mes découvertes , pour lesquelles ils ne me citent jamais.

(15) Cet effet de la nourriture avec les

graines d'*ervum*, qui porte souvent sur les
genoux et les jambes, a été connu des Anciens. Voyez Galien (*a*), Matthiole sur
l'*ervum* de Dioscoride, Binninger (*b*), etc.

Du pain préparé avec la farine des graines
de cet *ervum*, ou seules, ou mêlées avec du
froment; cause une si grande foiblesse des
jambes, qu'elle oblige de s'appuyer sur
des béquilles (*c*). Des chevaux qui avoient
mangé des plantes entières d'*ervum*, pouvoient à peine se tenir sur leurs piés, et
trembloient pendant long-temps dans leur
station.

Chez ceux qui ont fait pendant quelque
temps usage de pain préparé avec des graines
du *lathyrus sativus*, ou du *lathyrus cicera*;
les genoux sont constamment dans un état
de flexion roide, de manière que toute l'extrémité inférieure se meut comme d'une
seule pièce.

(*a*) *In L. II, Hippoc. De Nat. Humana.*
(*b*) *Obs. 70, Cent. V.*
(*c*) Voyez Vallisneri.

NOTES

SUR LE SIXIÈME CHAPITRE.

(1) Entre tous les Auteurs, qui ont écrit avant Haller sur l'irritabilité, j'indique particulièrement Peyer ; comme l'ayant précédé dans l'opinion, que l'irritabilité est une propriété indépendante de la sensibilité.

Mais d'ailleurs, selon Van Doeveren, Fr. Winter a été le premier des écrivains sur l'irritabilité, antérieurs à Haller. Il dit que Winter ayant recueilli ce que Glisson, Baglivi, Bellini, Hoffmann, Stahl, Gorter, avoient publié sur l'irritabilité, comme sur une force innée des parties vivantes ; il a employé ces connoissances avec le plus grand succès dans ses écrits et dans ceux de ses disciples, avant Haller et Zimmermann ; pour expliquer les phénomènes du corps vivant dans l'état de santé et dans les maladies.

(2) Une infinité d'observations prouvent que la sensibilité du Principe de la Vie excitée dans un organe, détermine souvent ce Principe à contracter sympathiquement d'autres organes auxquels le stimulus n'est point appliqué. Je citerai seulement ici à ce sujet, des expériences que M. Moreau a faites avec MM. Bichat et Burdin ; et qu'il a rapportées dans son Histoire Naturelle de la Femme, T. II, p. 123.

Ayant mis à découvert les viscères dans des femelles de cochon d'Inde prêtes à être fécondées ; et ayant appliqué le Galvanisme (au moyen de l'appareil d'une colonne de Volta) aux ovaires, aux trompes, et à la matrice ; ils ne remarquèrent dans ces organes aucun mouvement bien sensible : mais à chaque décharge, les parties qui environnoient ces organes étoient agitées de spasmes et de convulsions ; et même dans cette irritation portée sur la matrice, on vit les muscles des membres éprouver de violentes contractions.

(3) C'est à un reste d'influence que les forces sensitives ont sur les forces motrices, dans des parties encore vivantes dont la com-

munication avec le reste du corps vient d'être rompue; qu'il faut attribuer les mouvemens convulsifs divers et très-étendus, que cause l'application du Galvanisme à la tête et aux parties du tronc des animaux, et des hommes qui ont été récemment décapités.

Dans les expériences qu'ont faites sur cette application, M. Aldini et d'autres observateurs; non-seulement la vitalité n'est pas tout-à-fait éteinte dans ces parties; mais encore les forces sensitives sont violemment affectées dans un très-grand nombre d'organes, par le puissant stimulus de l'électricité Galvanique. En même temps qu'elles excitent les forces motrices de tous ces organes, elles se multiplient et s'exaltent, jusqu'à former par leur concours une sorte d'instinct, qui dirige et combine ces mouvemens; de manière à rendre des expressions de sentimens d'effroi, de fureur, de colère, etc.

Il me paroît qu'il faut considérer cette espèce d'instinct qui survit quelque temps à l'Ame pensante, dans la tête et dans le tronc d'un homme décapité; pour avoir,

autant qu'il est possible, la solution de cette
question qu'on a agitée dans ces derniers
temps ; si l'homme qui périt par le supplice
de la décollation , ressent encore après une
douleur plus ou moins durable.

Il n'est pas vraisemblable que cet homme
ressente une douleur semblable à celle qu'il
a éprouvée au moment du supplice, où son
Ame étoit encore entière. La décapitation,
en détruisant les liens de cette Ame, a fait
cesser les sentimens réfléchis et avec conscience, qu'elle avoit des lésions violentes
de son corps : et les tronçons dans lesquels
ce corps est divisé, ne peuvent plus avoir
qu'une sorte de perception de ces lésions
qui est absolument aveugle, et d'une toute
autre nature que les perceptions de l'Ame
pensante.

Mais il n'est qu'un homme dont l'imagination est malade, qui puisse s'inquiéter de
ce que pourront souffrir les parties de son
corps, qui en composent l'existence individuelle ; lorsque ces parties désunies ne for-
meront plus un tout essentiellement consti-
tutif de cette existence.

(4) Des canards et autres oiseaux aux-

quels on vient de couper la tête, marchent quelque temps ; et se défendent même avec leurs pattes (*a*).

Woodward a vu un coq d'Inde courir après avoir eu la tête coupée, rétrograder après avoir frappé contre un mur, secouer les ailes, etc.

On connoît les morsures que font les têtes coupées de la vipère, du serpent à sonnettes, etc.

Élien (*b*) dit que la tête coupée à une tortue de mer, ne meurt point ; mais voit, et ferme les yeux lorsqu'on leur présente la main ; qu'elle mord même si on l'approche trop.

(5) Rzadczinski raconte qu'une femme qui avoit eu la tête coupée, marcha l'espace d'une aune (*per ulnam*) *progressam, cum caput amisisset.*

Quoique souvent il n'y ait que le premier

(*a*) Voyez Gautier, cité par Haller, Phys., T. IV, p. 553.

(*b*) *De Animal.*, *L. IV*, *C.* 28.

pas qui coûte en fait de semblables mer-
veilles ; on peut trouver un juste milieu
entre la crédulité aveugle, et la réjection de
témoignages indubitables.

(6) Servius, sur le X.ᵉ Livre de l'Énéide,
v. 396, rapporte ces vers d'Ennius :

Oscitat in campis caput à cervice revulsum ,
Semi-animesque micant oculi , lucemque requirunt.

(7) M. Monro *jun.*, dans le Troisième
Tome des *Essais de la Société Phil. d'Edim-*
bourg, dit que quand on a coupé la tête
d'une grenouille, son cœur se meut encore
plus vîte.

Les intestins entièrement séparés du
corps sont plus irritables que lorsqu'ils y
tiennent. M. Hoffmann de Munster dit que
dans ce dernier cas la douleur de l'animal
leur donne plus de roideur. Mais on a objecté, et on assure avoir vu souvent que la
même chose a lieu dans les intestins entièrement séparés du corps; comparés avec ceux
qu'on laissoit dans le corps, après que l'animal avoit été tué.

Sans doute alors cette mort récente laissoit subsister en quelque degré, des sympathies entre les intestins et les autres parties auxquelles ils tenoient (sympathies qui affoiblissoient la sensibilité et l'irritabilité des intestins); au lieu que ces communications étoient détruites par l'extirpation des intestins.

(8) M. Caldani (*a*) dit : qu'ayant enfermé des grenouilles dans un récipient rempli de *vapeurs caustiques*, leur cœur ne battit bientôt plus, ou ne battit que foiblement; et que l'irritation même la plus forte n'y produisit que des contractions extrèmement foibles.

L'irritabilité est donc détruite, dit M. Caldani, par les mêmes causes qui *excitent* la sensibilité : car ces vapeurs caustiques appliquées à des parties sensibles auroient causé de la douleur.

Des vapeurs caustiques excitent sans doute la sensibilité; mais en même temps, elles la modifient d'une manière particu-

____

(*a*) Seconde Lettre sur l'Insensibilité et l'Irritabilité.

lière, qui la rend moins excitable par d'autres causes irritantes.

(9) On peut faire de semblables objections contre le tableau qu'a donné M. Hoff-
man de Munster, des différens degrés d'irritabilité qui sont propres aux différentes
parties du corps animal.

(10) C'est ce que j'ai dit uniquement
dans une Thèse où Haller m'a imputé constamment d'avoir *confondu* l'irritabilité avec
la sensibilité (*a*). Cette accusation a été dic-
tée par la manière de voir de Haller, qui se
rapportoit toujours à ses préjugés sur la
sensibilité et l'irritabilité ; préjugés qu'il
regardoit comme des découvertes, et qui
ont fort souvent altéré ses citations et ses
raisonnemens.

(11) Hales (*b*) dit avoir éprouvé qu'en
jettant de l'esprit de nitre sur les artères, on
ne produisoit point de convulsions ; tandis
que l'eau commune les occasionne. Haller

(*a*) Voyez sa Physiologie , T. IV, p. 456,
Note (*n*) : et sa Biblioth. Anat. , T. II, p. 583.

(*b*) *Hœmastat.* , *Exp. 21 , N. 1.*

a observé aussi que le cœur qui est moins
irrité par l'esprit-de-vin , l'est plus efficace-
ment par le sang, l'air, le lait appliqués à
sa surface intérieure.

L'œil supporte l'application du verre
d'antimoine , et non celle d'un grain de
sable.

Souvent le chatouillement le plus doux
produit des convulsions; comme par exemple dans l'éternuement , etc.

NOTES

SUR LE SEPTIÈME CHAPITRE.

---

(1) Moyse a dit dans le Lévitique (a): *Anima omnis carnis in sanguine est.*

Cette idée, que le sang a un principe de vie, se retrouve aussi dans l'Alcoran.

Cette opinion que la vie est dans le sang, a produit les Lois Mosaïques, sur la défense de se nourrir de sang (b).

M. Blumenbach prétend (c) qu'il est manifeste que les passages des Écrivains Sacrés, de Pline le Naturaliste, et des autres

---

(a) Chap. XVII, v. 14.

(b) Voyez par rapport à ces Lois, la Genèse, Chap. IX; le Chap. XV des Actes des Apôtres, et les Commentateurs.

(c) *Comment. de vi vitali sanguinis.*

Auteurs Anciens, qui ont dit que la vie est dans le sang ; ne se rapportent point à une véritable force vitale qu'ils ayent admise dans ce fluide ; mais à ce qu'on sait communément, qu'un animal cesse de vivre, quand il a perdu son sang. Cette assertion est gratuite, et entièrement invraisemblable.

Empedocle a placé le siége de l'Ame, qu'il dit d'ailleurs être immortelle, dans le sang qui est autour du cœur ; etc. (a).

Les premiers des Physiologistes Modernes qui ont reconnu dans le sang une nature vivante, sont Harvey et Glisson. Dans les derniers temps, Jean Hunter a soutenu la vitalité du sang ; et il en a donné plusieurs preuves, dont je citerai les deux qui sont les plus solides. Les autres me paroissent très-foibles, quoique les disciples de

______

(a) Voyez *Davis in L. I, Tusculan. Cap. IX.*

Sans doute c'est parce que les Anciens mettoient l'Ame dans le sang, qu'ils croyoient qu'en buvant du sang , les ombres des morts recevoient la faculté de parler. Voyez la Νεκυομαντεια d'Ulysse , dans l'Odyssée d'Homère.

Hunter ayent beaucoup écrit pour les appuyer.

(2) *Sensum qui unquam sanguini tribuere ausus fuerit memini neminem*, disoit M. Blumenbach en 1787 (*a*). Mais les réflexions précédentes, basées sur les faits, doivent donner cette confiance; particulièrement à d'autres que les Hallériens, qui veulent que toute sensibilité se rapporte à l'Ame ou au *Sensorium commune.*

(3) Dans le Journal de Physique (Frimaire an 11), on assure d'après plusieurs expériences; que la fibrine, lorsqu'elle est formée dans le sang tiré d'un animal, une ou deux minutes après sa mort; étant soumise à l'action de l'appareil Galvanique de Volta, se contracte d'une manière très-sensible.

(4) MM. Parmentier et Deyeux ont publié des observations très-remarquables sur de grands changemens, même sensi-

---

(*a*) Dans sa *Commentatio de vi vitali sanguinis*, p. 9, *Commentationum Soc. Reg. Gottingensis, Vol. IX.*

bles à la vue ; que leur a présentés , à différentes époques d'une même journée, le lait
d'une nourrice sujette à des affections nerveuses assez fréquentes; auxquelles répon-
doient ces changemens considérables dans
son lait.

(5) M. Blumenbach refuse généralement
toute force vitale au sang et aux humeurs.
Cependant il avoue qu'il est très-vraisemblable qu'il faut excepter dans cette assertion générale, la lymphe plastique; en considérant que cette humeur doit être changée en solides (qui même deviennent vas-
culeux), par une faculté formatrice (*nisu
formativo*). Il reconnoît aussi qu'il faut
admettre des forces vivantes dans les humeurs génitales de l'un et de l'autre sexe ;
et il convient que cela lui semble démontré
par les phénomènes de la formation du fœtus dans le mélange de ces deux semences.

(6) Ce que je dis de la présence du Principe de la Vie aux différentes parties de la
masse du sang contenu dans ses vaisseaux,
paroîtra d'autant plus manifeste ; si l'on
observe que ce Principe peut même influer
sur des portions de sang qui ne participent

plus au mouvement de la circulation. C'est
ce qui résulte d'un fait, que M. De la Roche
a observé avec sagacité : que dans les anévrismes où le sang est si fort en repos qu'il
devient susceptible de coagulation, on n'observe jamais qu'il se corrompe, ou soit
attaqué de putréfaction ; aussi long-temps
qu'il est contenu dans des vaisseaux sanguins.

(7) La combinaison d'un degré de putridité avec la fermentation vitale imparfaite
dans les fluides, prend un caractère particulier dans divers organes qui renferment
ces fluides. Telle paroît être la cause de
l'odeur spécifique de la sanie des ulcères
avec carie des os.

J'ai déduit ailleurs de cette Théorie, celles
de l'action des remèdes anti-septiques, et des
anti-scorbutiques (ces remèdes devant à la
fois fortifier la fermentation vitale, et corriger la putride).

(8) Il me paroît qu'on ne peut entendre
complètement ce qu'a dit Hippocrate (a) :

(a) *De Natura Humana.*

que tout le corps de l'homme est *conspirans et confluens* (συμπνουν και συρρουν); qu'en reconnoissant qu'il a pensé que dans le corps humain, la Vie fait sympathiser les mouvemens de tous les solides, et ceux de tous les fluides.

(9) Quelqu'un a répété ce que j'ai dit ici, qu'Hoffmann et Stahl ont observé que les effets qu'ont sur tout le sang, des médicamens anti-septiques, anti-phlogistiques, astringens; ne sont pas proportionnés aux petites doses qu'on employe de ces remèdes.

Il me cite comme ayant fait cette remarque après Stahl et Hoffmann. Mais lorsque j'ai cité Hoffmann et Stahl sur ces observations, j'ai été le premier qui en aie tiré une preuve de la vitalité du sang et des humeurs.

Hoffmann n'a rien soupçonné de relatif à la conclusion que je tire de ces observations. Quant à Stahl, son opinion sur ce sujet est entièrement opposée à la mienne. Car il n'a admis l'action de l'Ame (qui suivant sa Théorie vicieuse est le Principe Vital de l'Homme) que sur les solides, et non sur les fluides du corps humain.

(10) J'ignore où Bodin a pris ce qu'il a

dit (*a*) : *Sanguis Scytharum fibris plenus est, ut in apris ac tauris : unde robur et audaciam ingenerari tradunt.*

(*a*) Dans sa *Methodus Historica*, *Cap. V*, *p. m. 85.*

NOTES

SUR LE HUITIÈME CHAPITRE.

(1) LES faits rendent sans doute très-vraisemblable que la chaleur et la lumière sont des affections d'un même Élément. On peut voir là-dessus s'Gravesande (*a*), qui dit qu'on ne peut presque pas douter qu'on ne doive attribuer à la même Cause la Chaleur et la Lumière; quoique cela ne puisse être démontré complètement.

(2) Il n'importe, 1°. que l'on observe à ce sujet (comme a fait Juncker (*b*),) qu'entre les corps qui se ressemblent par la petitesse de leurs masses, et le degré de leur pénétra-

(*a*) *Physices Elementa Mathematica*, *L. IV*, *Cap. 8 et 9.*

(*b*) *Conspectus Chemiæ*, *T. I*, *p. 191-2.*

bilité; à la suite de l'impulsion de corps d'un
certain genre, les autres de même genre sont
disposés à recevoir des formes de mouvemens semblables : ni, 2°. qu'on fasse entendre
(comme a fait aussi Juncker) que ce mouvement verticillaire doit être produit le plus
généralement, d'autant qu'il doit avoir lieu
toutes les fois qu'un mouvement imprimé
en ligne droite à un corpuscule ne se dirige
point à son centre, mais plus près ou plus
loin de ce centre.

(3) Une remarque générale sur le mouvement oscillatoire supposé par Macquer,
ainsi que sur le mouvement verticillaire
admis par Stahl, dans les particules de tout
corps qui s'échauffe ; est que si on n'accu-
mule point ensuite les hypothèses les plus
arbitraires, ces mouvemens une fois admis
ne peuvent expliquer les phénomènes connus et les causes manifestes de la production de la chaleur.

(4) Les expériences principales dont je
parlerai dans cette section, sont très-curieuses en elles-mêmes. Mais on en a tiré
des conclusions beaucoup trop générales.
Ces conclusions présentent des difficultés

sans nombre, que ne peuvent résoudre pleinement toutes les hypothèses qu'on a faites sur le fluide calorique, ni même sur la cause essentiellement productive de la chaleur.

On peut sans doute appeler cette cause le *Calorique*, en désignant ainsi uniquement une qualité occulte ; dont les modifications sont déterminables par l'expérience, et dont le nom peut servir comme étant une expression générale des faits.

Mais on doit s'attacher sur tout à connoître les causes sensibles des mouvemens inconnus des parties intégrantes du corps, auxquelles est liée la production de la chaleur; entre lesquelles causes sont spécialement les frottemens et les percussions; et les causes sensibles qui en fixant un plus grand repos de ces parties, y enrayent les mouvemens quelconques calorifiques.

Toutes les hypothèses qu'on peut proposer sur la nature essentielle de ce *calorique*, peuvent être facilement réfutées : et dès-lors elles ne font plus que rappeler ce mot connu que Fontenelle disoit à quatre-vingts ans : *Je suis effrayé de l'horrible certitude que je trouve à présent par-tout.*

(5) On peut dire du Principe de la Vie, qui produit la Chaleur Vitale par les agitations intimes qu'il donne aux parties du corps animal; ce qu'Ovide a dit (a) de l'esprit divin qui anime les poëtes , *agitante calescimus illo*.

(6) Cette opinion que la Chaleur Animale est en grande partie produite et entretenue (contre l'application des causes frigorifiques au corps vivant), par des mouvemens intimes des fibres des solides mous; peut être portée au plus haut degré de vraisemblance par des observations analogues à celles qu'a faites à Édimbourg M. Silvestre , Médecin de Genève , et qu'il a bien voulu me communiquer.

Une de ces observations qui est singulièrement remarquable , porte sur le phénomène suivant que M. Silvestre m'a dit, s'être constamment renouvellé dans toutes les expériences que lui et d'autres Médecins de ses amis ont faites sur les effets du bain froid.

(a) *Fastor. Lib. VI , v. 5.*

Non-seulement ils ont éprouvé, après avoir pris un bain froid (continué assez long-temps) cette espèce d'endolorissement des parties musculeuses, qu'on exprime en Latin par le mot *dedolatio*, et qui accompagne un exercice forcé : mais aussi leurs urines ont présenté, dix à douze heures après ce bain, un sédiment rouge-orangé abondant, précisément semblable à celui que M. Silvestre a eu occasion d'observer fréquemment après de violens exercices. Il a pensé qu'on ne pouvoit se refuser à croire que l'attrition des fibrilles a lieu dans les mouvemens par lesquels la chaleur vitale est excitée, quand on voit ce *detritus* ainsi produit.

(7) Jean Hunter a expérimenté qu'un thermomètre plongé dans le tronc d'un arbre bien sain, marque constamment une chaleur supérieure de quelques degrés à celle de l'atmosphère ; tant que celle-ci reste au-dessous de la 56e division du même thermomètre de Fahrenheit : mais aussi que la chaleur végétale, dans un temps plus chaud, s'est toujours montrée inférieure de

quelques degrés à celle de l'atmosphère (*a*).

Hunter a éprouvé encore que la sève de l'arbre, hors de la plante, se gèle constamment au 32° ; tandis qu'elle peut, sous un froid très-rigoureux, avoir 15° de chaleur de moins dans le corps du végétal, sans y subir de congélation.

(8) Je ne m'arrête point à considérer la lumière phosphorique que donnent diverses parties du corps de l'Homme et des Animaux après la mort.

M. Martin a donné (*b*) une collection bien ordonnée des observations et des expériences, qui ont été faites sur la lumière que répandent dans les ténèbres les chairs des cadavres des divers animaux, et particulièrement des poissons de mer.

(9) Dans le *Gottingische Magasine*, Année

(*a*) Transactions Philosophiques, Vol. LXV et LXVIII : et Mém. sur la Chaleur des Animaux et des Végétaux, dans le Journal de Physique, ann. 1781.

(*b*) Dans les Mémoires de l'Académie de Suède, 1761, Trim. III, N° 7.

5ᵉ, p. 28 et suiv., on peut voir des observations curieuses de M. George Forster ; qui sont relatives à la lumière phosphorique du ver luisant, de l'espèce que Linnæus appelle *Lampyris splendidula.*

Forster dit (*a*) que la production de cette matière phosphorique n'est pas plus merveilleuse que tant d'autres sécrétions dans certaines parties du corps animal ; comme par exemple, celle de la matière électrique dans certaines parties de la torpille qui sont formées pour cet effet , etc.

(10) La lumière que donnent les yeux du chat dans les ténèbres de la nuit , au milieu desquelles cet animal voit très bien ; est une lumière phosphorique , dont le développement est produit par l'agitation intérieure des parties du globe de l'œil ; agitation qui peut dépendre de l'effort que le chat fait pour mieux voir les objets dans la nuit.

Le serpent à sonnettes, qui a les yeux étincelants , peut y exciter et augmenter encore la lumière ; au moyen de deux tu-

____

(*a*) L. c. p. 278.

niques, qui se rapprochent et jouent l'une contre l'autre (a).

(11) Comme on se frotte les yeux pour fortifier la vue, lorsqu'on craint de n'avoir vu les objets qu'à demi : de même les animaux qui voyent durant la nuit à l'aide d'une lumière foible, pour se donner une vision plus parfaite, électrisent les globes de leurs yeux en les tournant ou les pressant contre les orbites, fortement et à plusieurs reprises.

Telle paroît être la cause du tournoiement des yeux, qu'emploient pour mieux fixer les objets (suivant la remarque de M. l'Abbé Richard) ; les Nègres blancs (dont la vue est très-foible) ; les chouettes qui en prennent sans doute l'habitude de tourner fréquemment la tête, et de faire beaucoup de mines, etc.

(12) Ce phénomène a été vu souvent dans les soldats animés par la chaleur du combat. C'est ce que Florus a dit des Romains combattant avec les Samnites ; et ce que Julien

______

(a) Bomare, Dictionnaire d'Hist. Natur., Art. *Boiciningua.* Voyez Marcgrave.

disoit

disoit de ses soldats (au rapport d'Ammien Marcellin). Nic. Olaüs dit que des enne-mis d'Attila, attestèrent avec serment, que dans une bataille qu'il leur livra devant Aquilée, les yeux d'Attila avoient dardé des rayons de feu semblables à des éclairs.

(13) Scheiner attribuoit ce phénomène à la pression du crystallin, et Kepler à la friction des filets colorés de l'iris. Mais il paroît qu'il est produit par une affection de la rétine. Porterfield dit même que chez ceux à qui on doit faire l'opération de la cataracte, il faut auparavant faire cette expérience ; et s'assurer si par l'effet d'un semblable frottement de l'œil, ils y voient des couleurs vives : d'autant que s'ils n'y en voient pas, cela indique l'insensibilité de la rétine : et dans ce cas l'opération de la cataracte seroit inutile.

(14) Dans les *Nova Acta Phys. Med. Naturæ Curiosorum*, Vol. viii, N° 47 ; on rapporte le fait suivant. Depuis plusieurs années, le D^r. Schoepf étoit sujet à ressentir de temps en temps, lorsque son sommeil avoit été rendu difficile par diverses circonstances, au moment où il étoit près de

s'endormir ; en apparence bien avant dans le cerveau, un bruit semblable à celui d'une explosion électrique : et au même moment, il voyoit une foule d'étincelles qui sembloient s'élancer de ses yeux. Ce phénomène se terminoit par une commotion subite, et cependant douce, de tout le corps.

Salmuth rapporte (a) que deux hommes, l'un lorsqu'il avoit bu, et l'autre quoiqu'il fût toujours sobre ; étoient sujets à voir dans la nuit des étincelles et des traits de lumière.

Hagendorn (b) dit qu'une femme épileptique voyoit avant chaque accès, beaucoup d'étincelles devant ses yeux, et comme si tous les objets contenus dans la chambre étoient en feu. Ces lumières cessoient avec l'accès, mais les bulbes des yeux restoient endoloris.

Tho. Bartholin (c) cite un exemple pris chez Marcellus Donatus, et en rapporte un

---

(a) *Cent. I , Obs. 57-58.*
(b) *Hist. 15 , Cent. I.*
(c) *Cent. III , Hist. 45.*

autre sur la foi de son ami Treubler ; de personnes qui après avoir vu (ou cru voir) sortir de leurs yeux des étincelles, des petites boules de feu, et enfin de très-grandes quantités de feu, furent prises de convulsions épileptiques.

(15) C'est à cette cause qu'il semble qu'on peut rapporter le fait suivant.

Henckel dit (dans la huitième Dissertation, à la suite de sa Pyritologie), qu'un de ses amis d'un tempérament sanguin, après avoir beaucoup dansé, sua beaucoup et pensa mourir : que pendant qu'on le déshabilloit, on aperçut des traînées de flamme phosphorique qui laissoient sur sa chemise des taches jaunes, rouges, comme celles du résidu du phosphore brûlé ; et que cet effet fut long-temps visible.

(16) Une personne qui jouit d'ailleurs d'une bonne santé, et qui est très-digne de foi, m'a certifié que dans une saison où le froid étoit vif, il s'échappoit sans aucun frottement, de différentes parties de son corps, des étincelles qu'accompagnoit une crépitation qui se faisoit entendre d'assez loin.

(17) On connoît l'électricité singulière dont les cheveux sont susceptibles (Th. Bartholin (a) a recueilli diverses observations d'étincelles qu'ils ont données, en les peignant, etc.); et celle des poils de divers animaux, particulièrement des chats, des hermines, et d'autres animaux du genre des belettes (*mustelini generis*).

M. Pallas a observé que les plumes de tous les oiseaux récemment tués, et encore chauds, sont si électriques, qu'elles adhèrent à d'autres corps par leurs petites fibres cotonneuses ; et que cette vertu peut être ressuscitée par la chaleur et le frottement, dans ces plumes, lorsqu'elles ont été arrachées depuis long-temps.

(18) De tels faits sont rapportés dans l'*Histoire de l'Académie des Sciences, pour l'année 1777*, et dans le *Journal des Savans du mois de Mai 1781*.

Dans les *Mémoires de l'Académie de Pétersbourg, pour l'année 1779, T. III, P. I, Art. XV*; M. Oseretscousky a fait voir

---

(a) *Cent. III, Hist. 37.*

(contre l'opinion de Gaubius) qu'il est des hommes exempts de toute maladie manifeste, qui sont disposés à une électricité qui n'est pas dans l'ordre naturel.

Il en a donné pour exemple un habitant de Tobolsk, qui étoit électrique par lui-même dans certains temps (sur-tout en hiver), et dans certaines circonstances ; à tel point que celui qui le touchoit ou lui tiroit ses bas de soie subitement, étoit frappé d'un coup fort sensible.

M. Oseretscousky ajoute que la femme de cet homme, par son commerce avec son mari, participoit dans l'hiver à la même vertu ; de sorte que lorsqu'ils se faisoient des baisers mutuels, ils étoient repoussés réciproquement par un coup électrique.

On voit qu'il n'est pas sûr de rejetter absolument comme fabuleux, un fait qui a dû le paroître jusqu'ici, et qui est raconté par Borel (a); qu'il étoit une femme dont les baisers donnoient du feu (et à qui il en sortoit aussi des parties sexuelles, *ex pudendo*).

(a) *Obs.* 69 , *Cent. 11.*

(19) La lumière peut ainsi que la chaleur, être produite par les frottemens violens des corps mous, et même des liquides.

Hawksbée a produit de la lumière dans le vide, par l'attrition d'un morceau d'étoffe de laine sur un autre.

D'après les observations de M. Bajon, Médecin à Cayenne, il paroît que le frottement est la principale cause des feux, et particulièrement des étincelles qu'on observe sur la surface de la mer (quoique d'ailleurs on puisse attribuer en partie ces feux à des insectes lumineux (Nollet); et à une matière phosphorique huileuse, que l'air, ou même d'autres liqueurs, comme l'esprit-de-vin, peuvent mettre en déflagration (Le Roi)).

En effet, ces étincelles, dit M. Bajon (cité par M. de Bomare), n'ont réellement lieu qu'aux endroits où l'on reconnoît un frottement marqué; toutes les fois sur-tout que des vagues qui sont élevées viennent à se partager, à s'ouvrir, et à glisser sur les vagues inférieures. C'est autour, et particulièrement au derrière du navire qui fait un sillage rapide, et dont la marche occasionne des bouillonnemens, des remoux, des tourbillons, et autres mouvemens à l'eau de la mer ; que les lumières ou étincelles sont le plus variées, nombreuses, et éclatantes.

(20) On peut observer qu'en général les animaux exposés à l'intempérie extrême du chaud, meurent plus promptement que ceux que fait périr l'excès du froid.

Ainsi dans les Pays Méridionaux, des hommes frappés par l'ardeur du Soleil, peuvent tomber morts soudainement. Linings en rapporte des exemples, qu'on a vus à Charles-Town (a).

Si un animal à sang chaud est successivement exposé à une suite indéfinie de degrés de froid, qui aillent toujours en croissant ; l'action productive de sa chaleur vitale augmentera comme l'intensité du froid, jusqu'à une limite déterminée : mais au-delà de cette limite, cette chaleur diminuera par degrés à mesure que le froid sera lui-même augmenté ; jusqu'à ce que la vie de l'animal s'éteigne (Douglas).

_____

(a) Transact. Philos., N° 487.

(21) De Haën a trouvé la chaleur très-
forte dans des mourans, un peu après leur
mort.

Roederer a observé qu'il renaît une chaleur qui n'est pas médiocre, dans des morts;
au moment où ont cessé entièrement les
mouvemens de la *poitrine* et du pouls.

Ce fait (pour le dire en passant, et comme
quelqu'un l'a remarqué) ne peut s'accorder
avec les théories qu'on a proposées récemment sur la production de la Chaleur animale par la respiration.

Wrisberg rapporte que chez une femme
morte; une heure et demie après que le
froid mortel avoit occupé toutes les parties
du corps, les extrémités des piés et des
mains commencèrent à se réchauffer; et se
refroidirent successivement, en remontant
vers le dos, où cette chaleur prit fin.

Sans doute ces augmentations irrégulières de la Chaleur animale sont excitées dans certaines parties, immédiatement
après la mort; parce que la force du Principe Vital qui y produit la chaleur, cesse
d'être modifiée par ses sympathies avec les

forces analogues de ce Principe dans d'autres organes.

(22) Le Dr Fordyce s'exposa avec quelques amis, pendant plus d'un quart-d'heure,
à une chaleur égale, et même fort supérieure (dans d'autres expériences) à celle de
l'eau bouillante ; sans que leur propre température en fût sensiblement augmentée,
et sans aucun mauvais effet.

A l'instant où ils entrèrent dans l'étuve ,
le mercure du thermomètre qui y étoit placé,
descendit de quelques degrés (à cause que la
chaleur de l'air ambiant les pénétroit, et
tendoit à l'équilibre). Mais le mercure d'un
thermomètre placé dans leur bouche, ne
monta point au bout de plusieurs minutes.

Le pouvoir frigorifique qu'observèrent
alors en eux-mêmes Fordyce et ses amis, ne
peut s'expliquer par l'effet du froid que peut
laisser l'évaporation de leur transpiration
augmentée : car ils ne transpirèrent point
extraordinairement , ni proportionnelle-
ment à la supériorité de température de
l'air de l'étuve.

Crawford a observé d'ailleurs que le résultat des expériences sur la faculté frigorifique des animaux vivans, est le même; soit qu'on retienne ces animaux dans un air sec et extrèmement chaud, soit qu'on les plonge dans de l'eau extrèmement chaude.

Boerhaave a donné sur les effets de l'air excessivement chaud d'une raffinerie, des observations qui ne s'accordent point parfaitement avec celles de Fordyce ; mais dont les différences ont pu être causées par les qualités particulières de l'air non renouvelé, et corrompu par les exhalaisons, etc.

(23) Polybe dit que les *Gæsatæ*, habitans des bords du Rhône, combattirent nus contre les Romains.

César, Sénèque, Tacite, attestent que les Germains, habitant dans des climats très-froids, ne portoient que des vêtemens fort courts, faits de peaux ; et qu'ils étoient accoutumés à être toujours nus d'une grande partie du corps. — Pomponius Mela dit que chez les Germains, les enfans demeuroient nus jusqu'à ce qu'ils eussent atteint l'âge de puberté.

Les habits des femmes des Germains, dit Tacite, n'avoient point de manches; mais elles étoient nues des bras, des épaules, et des parties voisines de la poitrine. Il est difficile, dit Falconer, de concevoir comment elles avoient choisi cette forme d'habillement, dans un pays froid. On peut trouver singulier que les Françaises affectent aujourd'hui la mode de s'habiller de même.

Hérodien dit que les habitans de la Grande-Bretagne traçoient sur leurs corps des peintures diverses, et de diverses formes d'animaux; et que ne voulant pas couvrir ces peintures, ils ne portoient point de vêtemens (a).

Le Sauvage Canadien est très-légèrement vêtu dans ses chasses d'hiver. Les Paysans de la Norwège, dans leur climat non moins rigoureux, travaillent avec la poitrine découverte; tandis que leurs cheveux sont chargés de frimats (Zimmerman).

Don Ulloa dit que les habitans de la haute partie du Pérou, qui sont bergers ou

(a) *Hist. Rom., Lib. III.*

pâtres ; vivent sur les sommets des monta-
gnes, où le froid et les neiges règnent presque continuellement, quoiqu'ils ne soient
que très-peu vêtus ; et qu'ils s'y accou-
tument sans en éprouver d'incommodité.
Il croit que la texture épaisse de leur peau
sert beaucoup à les garantir de l'impression
de cette température rigoureuse.

Les habitans de la Terre de Feu, où le
froid est insupportable aux Européens,
vivent tout nus au milieu de l'hiver (a).

Le peuple qui habite les Terres du dé-
troit de Magellan, où le froid est très-vif,
a à peine quelques vêtemens (b).

M. de la Billardière a trouvé dans la
Nouvelle-Hollande, des Sauvages qui sont
d'un noir peu foncé ; qui vivent sous un
climat où le froid se fait vivement sentir,
sur-tout pendant la nuit ; et qui cependant
ne connoissent pas l'usage des vêtemens.

(24) Les Suédois et autres hommes du

(a) Voyageur Franç., T. XII, p. 437.

(b) Suivant le rapport de M. de Bougainville,
dans son Voyage autour du Monde.

Nord sentent beaucoup moins le froid en temps sec, qu'en temps humide, où ils ont peine à se réchauffer : sans doute parce que l'humidité qui abreuve et relâche leurs fibres, en rend difficile l'agitation tonique vitale qui doit conserver la chaleur.

(25) Boerhaave (a) observe que des Hollandais qui hivernèrent dans le Spitzberg, ceux qui se renfermèrent dans une cabane périrent tous; ne pouvant se réchauffer par le feu qu'ils faisoient : et ceux au contraire qui se livrèrent à la chasse ou à d'autres exercices dans un air libre, se maintinrent en santé.

(26) Je pense que le Principe de la Vie dans les Plantes doit aussi ou exciter en elles, ou enrayer les mouvemens intimes qu'il donne à leurs fibres ; lorsqu'il y produit (comme l'ont prouvé les observations de M. J.[n] Hunter) des degrés de chaleur intérieure, ou supérieurs à ceux d'une atmosphère très-froide, ou inférieurs à ceux d'une atmosphère brûlante.

(a) *Prœlect. Haller., Phys., T. II.*

(27) Smith rapporte (*a*) qu'ayant exposé le cœur d'une grenouille (récemment extirpé), à un degré de chaleur marqué par le 100ᵉ degré du thermomètre de Fahrenheit, les mouvemens de ce cœur furent arrêtés ; que ces mouvemens se renouvellèrent, quand la chaleur fut réduite à un degré inférieur; et qu'ils furent arrêtés de nouveau, lorsqu'on revint au 100ᵉ degré. Il assure que les mêmes effets eurent toujours lieu, dans la répétition de ces expériences.

D'où il paroît que , lorsque le cœur est exposé au 100ᵉ degré de chaleur et au-dessus ; les contractions toniques des fibres du cœur sont rendues tellement fixes , qu'elles empêchent , et enfin arrêtent leurs mouvemens musculaires de contraction et d'extension alternatives.

(28) Gmelin a remarqué (*b*) que les habitans de Jenisea furent fort étonnés de voir tomber et périr des oiseaux ; lorsque le

---

(*a*) Dans sa Dissert. *de Actione Musculari*, *Edimb. 1767.*

(*b*) Dans la Préface de sa *Flora Sibirica*, p. *LXXV-VI.*

mercure *descendit* dans le thermomètre de
Fahrenheit à plus de 120 degrés au-dessous
de zéro.

J'observe cependant que cette expérience
a dû être fautive ; parce que le mercure ne
peut descendre graduellement , mais doit se
prendre en masse dans le thermomètre, lorsqu'il y est parvenu au point de sa congélation. Or, ce point est à 39° seulement au-dessous de o du thermomètre de Fahrenheit
(suivant les expériences exactes que M. El-
terleins a faites en 1780) et même M. Achard
assure avoir obtenu la congélation du mercure à 31° au-dessous du o.

Mais d'ailleurs Gmelin conclut avec raison de la surprise de ces Sibériens, que puisqu'il n'est pas rare d'avoir en Sibérie un
froid qui fasse descendre le mercure dans ce
thermomètre très-près du point de sa congélation ; les oiseaux de ce pays-là doivent
être disposés par l'habitude à supporter
un degré de froid beaucoup plus grand
que celui que peuvent souffrir ceux des
mêmes espèces en Allemagne ; où Gmelin
les a vu tomber périssant de froid, quoique
le mercure n'y fût jamais descendu au-

dessous de zéro dans le thermomètre de Fahrenheit.

Il faut remarquer que (suivant l'observation de Zimmerman) les oiseaux ont une chaleur qui va jusqu'à 111 degrés du thermomètre de Fahrenheit, et par conséquent bien supérieure à celle de l'homme.

(29) Galien a dit ailleurs (*a*) conformément à la doctrine d'Hippocrate ; que l'homme est très-chaud dans le premier âge de la vie, et qu'il est froid dans la vieillesse. Mais cette opinion, qui est toujours celle du vulgaire, doit être rapportée à cette espèce de chaleur que les Anciens disoient être innée à l'homme vivant (*Calidum innatum*, το θερμον εμφυτον) ; qui se développoit dans les premiers temps de la vie, et s'affoiblissoit graduellement à sa fin.

Baldinger a été fondé à dire (*b*) que si l'on examine de près la théorie du *Calidum innatum* des Anciens ; il est évident que ce

---

(*a*) *De Hippoc. et Plat. Decret.*, *L. VIII*, *Cap. 7.*

(*b*) Dans ses *Opuscula Medica*, p. 64 et suiv.

nom

nom leur a servi à désigner ce Principe caché de la vie, qui est la source et l'origine des fonctions de l'Économie Animale.

(30) Il semble qu'on doit expliquer d'après ma théorie de la chaleur vitale, un fait extraordinaire que rapportent Diogène Laërce, et Sextus Empiricus (a). Ils disent qu'un certain Démophon, Maître-d'Hôtel d'Alexandre, étoit saisi de froid lorsqu'il s'exposoit au soleil, ou lorsqu'il prenoit un bain chaud.

Il y a beaucoup d'apparence que cette singularité étoit dans une sensation comme de froidure, que cet homme éprouvoit alors. Cependant il n'est pas impossible que ce refroidissement ne fût réel. Le Principe Vital de cet homme pouvoit souffrir une aberration (ou primitive, ou contractée par quelque habitude bizarre); qui lorsqu'il falloit résister à une forte chaleur extérieure, lui faisoit abaisser soudainement le degré de la chaleur vitale, fort

______

(a) *Pyrrhon. Hypotyp.*, *p.* 22, Edit. de Fabricius.

au-dessous de celui où elle auroit dû rester fixée.

(31) Les loirs, les hérissons, les marmottes, les chauve-souris ont (a) le sang moins chaud que la plupart des animaux de leurs classes. Buffon pense qu'il n'est pas étonnant qu'ils tombent dans l'engourdissement ; dès que cette petite quantité de chaleur intérieure cesse d'être aidée par la chaleur extérieure de l'air : ce qui arrive lorsque le thermomètre n'est plus qu'à 10° ou 11° au-dessus de la congélation. C'est là, dit Buffon, la vraie cause qu'on ignoroit, et qui s'étend sur tous les animaux qui dorment pendant l'hiver.

Mais je remarque entre autres objections

(a) Voyez les Observations de Pallas, *De Calore Animalium Hybernantium*, dans les *Nov. Commentar.* de l'Académie de Pétersbourg, T. XIV, Vol. I.

M. Geoffroy s'est assuré que le sang du hamster, comme celui des chauve-souris, n'a que dix degrés de chaleur dans son état naturel. (V. M. Silvestre, Rapport des Travaux de la Soc. Philom. de Paris, pag. 111.)

qu'on peut faire contre cette opinion de Buffon; qu'on devroit en conclure, que les animaux qui tombent le plutôt dans l'engourdissement, par le froid de l'hiver, doivent être ceux dont la chaleur propre est la moindre, et par conséquent cesse plutôt d'être aidée par la chaleur extérieure de l'air. Or c'est ce qui est contraire à l'expérience. Car, comme on l'a observé, la grenouille, le crapaud, la salamandre qui ont le sang froid, ne s'engourdissent qu'à un degré inférieur, et beaucoup plus voisin du terme de la congélation, que n'est le degré de froid auquel s'engourdissent les loirs.

(52) M. Blumenbach (qui cite là-dessus Gleditsch et autres) dit que les Animaux qui sont sujets à s'engourdir durant le froid de l'hiver, soit amphibies, soit animaux à sang chaud ; peuvent se passer en entier de ce sommeil, si on les tient dans une chambre chaude pendant toute la durée de l'hiver. Il ajoute que s'ils sont une fois livrés à ce sommeil, on ne peut, sans danger pour leur vie, les en retirer avant le temps où il doit finir.

Réciproquement M. Pallas dit (*a*) : qu'il a souvent enfermé pendant l'été dans une glacière, le loir et d'autres animaux qui dorment pendant l'hiver, tels que le hérisson ordinaire et la musaraigne ; et que ces animaux n'ont jamais manqué de s'y engourdir au point de devenir entièrement insensibles.

Ainsi l'on voit que l'engourdissement léthargique, auquel ces animaux sont sujets, a pour cause déterminante, l'action du froid extérieur dans l'hiver.

Mais d'un autre côté, une chose très-digne d'attention, est qu'un engourdissement semblable est déterminé à Madagascar, dans le Tanrec (espèce de hérisson) par la chaleur excessive de l'atmosphère ; et qu'il ne se dissipe qu'avec le retour d'une température plus fraîche (*b*).

(53) On a vu des exemples rares d'ani-

(*a*) Voyag., T. I, p. 176.

(*b*) Voyez un des Discours de Clôture du Cours de Zoologie, par M. de La Cepède, p. 43.

maux à sang froid, qui ont pu être rendus à la vie ; après que leurs solides et leurs liquides avoient été gelés.

Dans le Voyage d'Ellis à la Baye d'Hudson, il est dit que les Anglais dans des Factoreries au Nord de l'Amérique ont vu des grenouilles gelées, dont les chairs étoient devenues aussi dures que de la glace, qui reprenoient la vie par l'effet de la chaleur qu'on leur appliquoit ; mais qui étant ensuite exposées au froid, y mouroient sans retour (probablement par l'effet d'une désorganisation préparée, ou commencée imparfaitement dans leur première congélation, et achevée dans la seconde).

Fabricius (*a*) dit que le *Salmo rivalis* hiverne dans le limon, où il reste endurci sans mouvement. Il a vu ce poisson revivant en partie dans l'eau qui dégeloit, avoir ses intestins encore durcis, et dans un état de coalition entr'eux, qui ne donnoit passage à aucun aliment.

Une semblable congélation peut être pro-

____

(*a*) *Fauna Groenland.* , *Spec. 127.*

L l 3

duite par le froid de l'hiver dans des chrysalides de quelques insectes, dont cependant la vie peut être rétablie par leur exposition à la chaleur. Ainsi Réaumur a vu que des chrysalides de la chenille du chou ayant été parfaitement gelées en hiver (de manière que lorsqu'on les laissoit tomber sur un vase de porcelaine, elles rendoient le même son qu'une petite pierre), reprirent leurs mouvemens, après avoir été exposées à une chaleur douce; et donnèrent des papillons au mois de Mai.

On sait d'ailleurs que la force pour résister au froid glacial de l'atmosphère est beaucoup plus grande dans les œufs des insectes, que dans les insectes même.

Bonnet (a) dit : Des insectes dans l'état de germe, supportent sans périr un froid extraordinaire. Le ver-à-soie dans son œuf résiste au froid énorme de 24° au-dessous de o du thermomètre de Réaumur; et dès qu'il a pris un certain accroissement, il périt au froid médiocre de 7 degrés. Spal-

----

(a) Contemplat. de la Nature, T. II, p. 116-7.

lanzani a fait des observations analogues sur les œufs des insectes.

(34) On peut avec Darwin (a) regarder les faits suivans comme analogues à la mortification des membres gelés, qu'on réchauffe tout-à-coup.

Des gens qui étant sur la mer étoient presque morts de faim, sont morts bientôt après avoir pris une quantité de nourriture égale à celle qu'ils prenoient auparavant pour un repas ordinaire.

Une inflammation (ou fièvre) mortelle survient quelquefois à l'usage de l'eau-de-vie de genièvre, ou du vin avec du poivre, donnés dans le frisson de la fièvre.

Darwin croit avec une grande vraisemblance qu'un trop grand usage du vin, et l'application trop légère des vésicatoires, ont fait périr beaucoup de personnes, qui avoient des fièvres accompagnées d'une grande foiblesse ; cette foiblesse étant augmentée à la suite d'une trop grande stimulation.

______

(a) *Zoonomia*, *p. 70.*

(35) Busbecq rapporte (*a*) que dans son Ambassade en Turquie, il vit auprès de Bude , une source chaude , dont l'eau bouillonnoit à sa surface ; et au fond de laquelle nageoient des poissons qu'on eût cru ne pouvoir en retirer que cuits.

Des observations semblables ont été faites par Cocchi (*b*) ; et par M. Broussonet qui remarque qu'il est des poissons qui vivent dans les eaux thermales de Balaruc.

M. Sonnerat a vu dans l'île de Luçon, l'une des Philippines ; des poissons se mouvoir dans une eau chaude au 69e degré du thermomètre de Réaumur.

M. Strange a dit (*c*) qu'une grande quantité d'une espèce de Buccins fluviatiles vivoit dans les eaux thermales d'Apono, dont la chaleur est de 88 degrés au thermomètre de Fahrenheit.

Le charançon (comme l'a observé M. Du

(*a*) *Epistola I , p. 17.*
(*b*) *Bagni di Pisa.*
(c) Transact. Philos. , Vol. LXV, p. 45.

Hamel), et une espèce de chenille dont a parlé Schoeffer, ne périssent point, lorsqu'on les expose à une chaleur égale à celle de l'eau bouillante.

(36) Rigby a pensé que la chaleur animale doit son origine non-seulement à la respiration; mais encore et principalement à la digestion.

On doit dire en général que les fonctions du corps humain vivant peuvent directement par leur exercice mécanique, influer plus ou moins sur le degré de la chaleur qui est généralement répandue dans ce corps : mais que le Principe Vital détermine primitivement (suivant des lois qui lui sont propres) dans les solides et dans les fluides, le degré de mouvement de chaleur avec lequel ces fonctions doivent s'exécuter.

(37) On a remarqué que cette assertion générale, que la chaleur propre à chaque espèce d'animaux est en proportion avec la grandeur de leurs poumons, ou de leurs vaisseaux aëriens ; doit être bornée à la comparaison des espèces d'animaux qui

sont d'une même classe, et non de classes différentes.

Ainsi M. Blumenbach observe qu'en comparant une chauve-souris de telle espèce, avec une grenouille de telle espèce, qui lui est égale en grandeur (comme par exemple un *vespertilio marinus* avec une *rana bombina*); les poumons de la grenouille ont plus d'étendue que ceux de la chauve-souris ; mais leur sont extrèmement inférieurs quant au très-petit nombre de leurs cellules, comme quant au nombre et aux divisions de leurs vaisseaux sanguins.

(38) M. De Buffon a pu prendre cette idée d'Aristote, qui a dit que la respiration fait l'effet d'un soufflet, qui peut exciter et entretenir la flamme du cœur.

Mais Aristote a dit aussi en même temps (*a*), que le poumon qui respire, fait sur-tout la fonction d'un éventail (*flabelli* a-t-il dit, πʃυου ou ριπιδος); non-seulement en ce qu'il tempère la chaleur par le mélange d'une

---

(*a*) Voyez et comparez les Chapitres VII et XXI de son Livre *De Respiratione.*

portion d'air; mais encore en ce qu'il pro-
cure, par l'expiration, l'expulsion des fu-
liginosités du sang, etc. D'où il me paroît
qu'Aristote a cru que l'air inspiré rafraîchit
le poumon en passant, comme l'air rafraîchit le tuyau d'un soufflet, par lequel il est
chassé; et cependant va exciter la flamme
du cœur.

(39) Ma doctrine sur ce point est entièrement contraire à la théorie aujourd'hui
fort répandue chez les nouveaux Chimistes,
qui expliquent (avec de grandes variations) la production de la Chaleur Animale , par les effets de la décomposition de
l'air qu'opère la respiration. Je crois que
cette nouvelle Théorie est susceptible d'objections très-difficiles à résoudre.

J'ai vu naître cette théorie dans le sein
de l'Académie Royale des Sciences de Paris,
où j'avois l'honneur d'occuper une des
Places d'Associé Libre. Je témoignai dès-
lors à plusieurs Académiciens célèbres, que
je voyois dans cette théorie peu de crédibilité, et des sujets de doute sans fin :
que quand même elle seroit solidement
établie, elle expliqueroit seulement une

des causes de la Chaleur de l'Animal ; mais qu'elle seroit entièrement insuffisante pour rendre raison des phénomènes principaux de la Chaleur Vitale, et pour avancer la découverte des lois de cette chaleur.

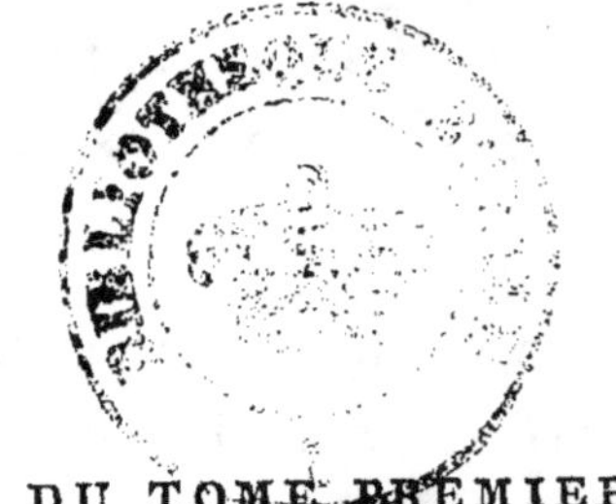

FIN DU TOME PREMIER.

TABLE DES CHAPITRES

CONTENUS DANS CE VOLUME.

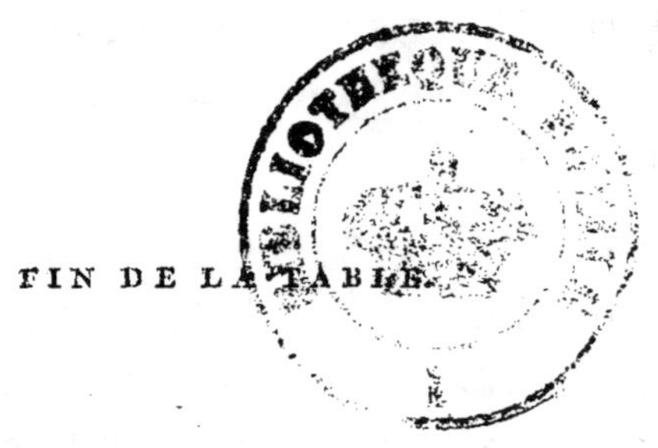

FIN DE LA TABLE.